Advanced Side Reader
おさえておきたい全身疾患のポイント

高杉嘉弘

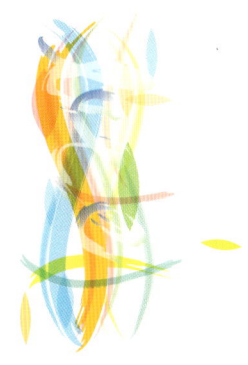

学建書院

はじめに

　全身疾患とは，急性，慢性を問わず「全身に影響を及ぼす疾患」をいう．
　しばしば致死的である心筋梗塞や脳卒中などの重大な危険因子となる高血圧，糖尿病，肥満，脂質異常症に代表される生活習慣病の患者数は，1,400万人以上といわれる．生活習慣病やメタボリックシンドロームとの関連が深く，腎不全に発展する可能性の高い慢性腎臓病（CKD）の患者数は，1,330万人と推測される．喫煙をおもな原因とする慢性閉塞性肺疾患（COPD）の潜在患者数は，530万人以上と推計され，死亡順位が9位（2012年）で，今後，確実に順位を上げると予測されている．
　医療現場では，さまざまな疾患を有する患者への対応が求められる．十分に管理されていない全身疾患を有する患者では，身体への侵襲が小さいと考えられる局所的な処置・治療であっても，全身状態を悪化させ，重大な結果を招くことも決してまれではない．疾患について理解し，患者が正常な状態であるか，病的な状態であるかを知る必要がある．
　疾患については，数多く出版されている内科学書に詳しい．しかし，これから広く疾患について学ばなければならない初学者にとってはハードルが高い．本書は，疾患の理解を容易にするために多くのイラストや表を用いて，代表的な疾患について，①疾患を理解するためにおさえておきたい正常な解剖や生理，②疾患発症の機序と治療法，③全身疾患をもつ患者への対応について解説した．
　本書は，全身疾患を理解するための入門書として著した．さまざまな疾患について学ぶ初学者の疾患への理解に役立つことを切望する．既刊『歯科診療で知っておきたい全身疾患の知識と対応』（学建書院）により，さらに理解を深めていただきたい．

2014年6月

高杉　嘉弘

もくじ

1 循環器疾患
1. 高血圧 ……………………………………… 2
2. 虚血性心疾患 ……………………………… 9
3. 心不全 ……………………………………… 16
4. 心臓弁膜症 ………………………………… 20
5. 不整脈 ……………………………………… 25
6. 大動脈解離，大動脈瘤 …………………… 32
7. 先天性心疾患 ……………………………… 36
8. 心筋症 ……………………………………… 42

2 呼吸器疾患
1. 気管支喘息 ………………………………… 48
2. 慢性閉塞性肺疾患（COPD） ……………… 53

3 脳血管障害
1. 脳卒中 ……………………………………… 59
2. 脳出血 ……………………………………… 61
3. クモ膜下出血 ……………………………… 62
4. 脳梗塞 ……………………………………… 63
   ラクナ梗塞，アテローム血栓性脳梗塞 …… 63
   心原性脳塞栓症 …………………………… 64

4 腎疾患
1. 腎炎 ………………………………………… 69
   腎盂腎炎，慢性糸球体腎炎 ……………… 69
2. 腎不全 ……………………………………… 70
   慢性腎臓病（CKD） ………………………… 70

5 代謝・内分泌疾患
1. 糖尿病 ……………………………………… 76
   メタボリックシンドローム ……………… 84
2. 甲状腺疾患 ………………………………… 86
   甲状腺機能亢進症，バセドウ病 ………… 87
   甲状腺機能低下症，慢性甲状腺炎（橋本病） …… 88
3. 副腎疾患 …………………………………… 90

6 血液疾患・凝固異常
1. 貧血 ………………………………………… 96
   鉄欠乏性貧血 ……………………………… 96
   巨赤芽球性貧血，再生不良性貧血，溶血性貧血 …… 97
   骨髄異形成症候群，続発性貧血 ………… 98
2. 出血性疾患 ………………………………… 100
   血小板減少症 ……………………………… 100
   血友病 ……………………………………… 102
3. 血栓性疾患 ………………………………… 104
   動脈血栓症 ………………………………… 104
   静脈血栓症 ………………………………… 105

7 消化器疾患

1. 肝疾患 ……………………………… 111
   - 肝障害 ……………………………… 112
   - 慢性肝炎, 肝硬変 ………………… 113
2. 消化器疾患 ………………………… 114
   - 消化管疾患 ………………………… 114

8 免疫疾患

1. 膠原病 ……………………………… 118
   - 関節リウマチ（RA）……………… 119
   - 全身性エリテマトーデス（SLE）… 120
   - ベーチェット病 …………………… 121
   - シェーグレン症候群 ……………… 122
2. 免疫不全 …………………………… 124

9 精神疾患

1. うつ病 ……………………………… 126
2. 統合失調症 ………………………… 127
3. 不安障害 …………………………… 128
4. 認知症 ……………………………… 129
5. てんかん …………………………… 130
6. アルコール・薬物依存症 ………… 131

10 神経・筋疾患

1. パーキンソン病 …………………… 135
2. 多発性硬化症 ……………………… 136
3. 重症筋無力症 ……………………… 137
4. 筋萎縮性側索硬化症（ALS）…… 138
5. 筋ジストロフィー ………………… 139

11 小児・高齢者・妊婦

1. 小児 ………………………………… 142
2. 高齢者 ……………………………… 143
3. 妊婦 ………………………………… 144

和文索引 ……………………………… 149
欧文索引 ……………………………… 156

循環器疾患

高 血 圧
虚血性心疾患
心 不 全
心臓弁膜症
不 整 脈
大動脈解離, 大動脈瘤
先天性心疾患
心 筋 症

1 高血圧 / 基礎知識

血圧を決定する5つの要因

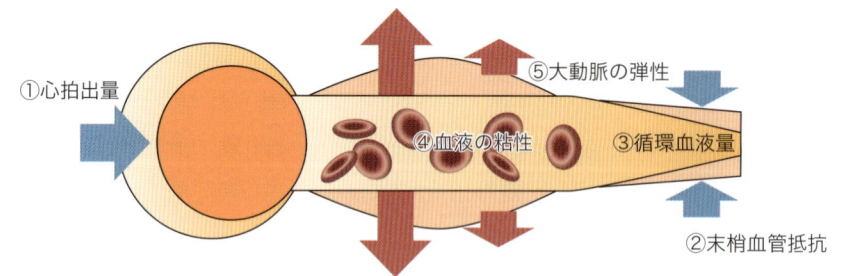

自律神経による循環の制御

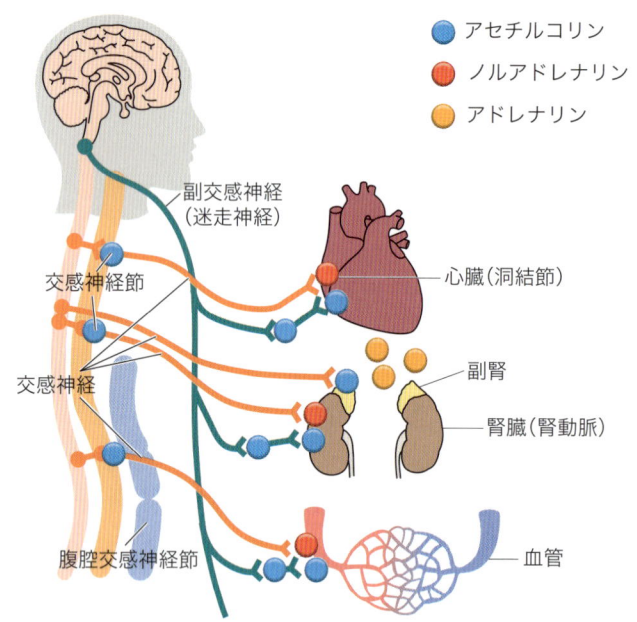

血圧
血液が血管壁を内側から押し広げる圧力をいう．

心臓のポンプ作用の増加，末梢血管の収縮，循環血液量の増加，血液の粘度の上昇，動脈硬化によって，血圧が上昇する．

交感神経
脊椎の前外側を下行する神経節で節後ニューロンに交代して効果器に至る．

副交感神経（迷走神経）
延髄を出て，効果器の近傍の神経節で節後ニューロンに交代して効果器に至る．

交感神経，副交感神経ともに，神経節ではアセチルコリンによって伝達される．交感神経節後神経からはノルアドレナリンが，副交感神経節後神経からはアセチルコリンが効果器に放出される．

副腎には交感神経の節前神経が入り，アドレナリンが血中に放出される．

血圧を決定する5つの要因
心拍出量：輸液，交感神経刺激，甲状腺機能亢進症などで増加し，出血や脱水による循環血液量の減少，副交感神経刺激，不整脈などで減少する．
末梢血管抵抗：交感神経緊張で増加し，交感神経の弛緩や副交感神経の緊張で減少する．
循環血液量：ナトリウムの増加，輸液や輸血，腎機能低下による水分排泄の障害，妊娠などで増加し，出血や脱水，アナフィラキシーショックなどで生じる血液の血管外への漏出などで減少する．
血液の粘度：多血症や脱水などで赤血球などの血球（固形）成分の割合が多くなる，血中コレステロール値が上昇するなどで高くなる．

大動脈の弾力：動脈硬化により低下する．

自律神経の循環への作用
ノルアドレナリン（交感神経から放出）は，アドレナリン受容体に作用して，心拍数の増加（β作用），心収縮力の増加（β作用），末梢血管の収縮（α作用），冠血管と骨格筋血管の拡張（β作用）などの効果を現す．交感神経は副腎髄質に働いて，アドレナリンを分泌し，アドレナリン受容体に作用する．

アセチルコリン（副交感神経から放出）は，アセチルコリン受容体（ムスカリン受容体）に作用して，心拍数・心収縮力の減少，末梢血管の拡張，冠血管と骨格筋血管の収縮など，交感神経と反対の効果を現す．

1 高血圧 / 基礎知識

レニン・アンギオテンシン系

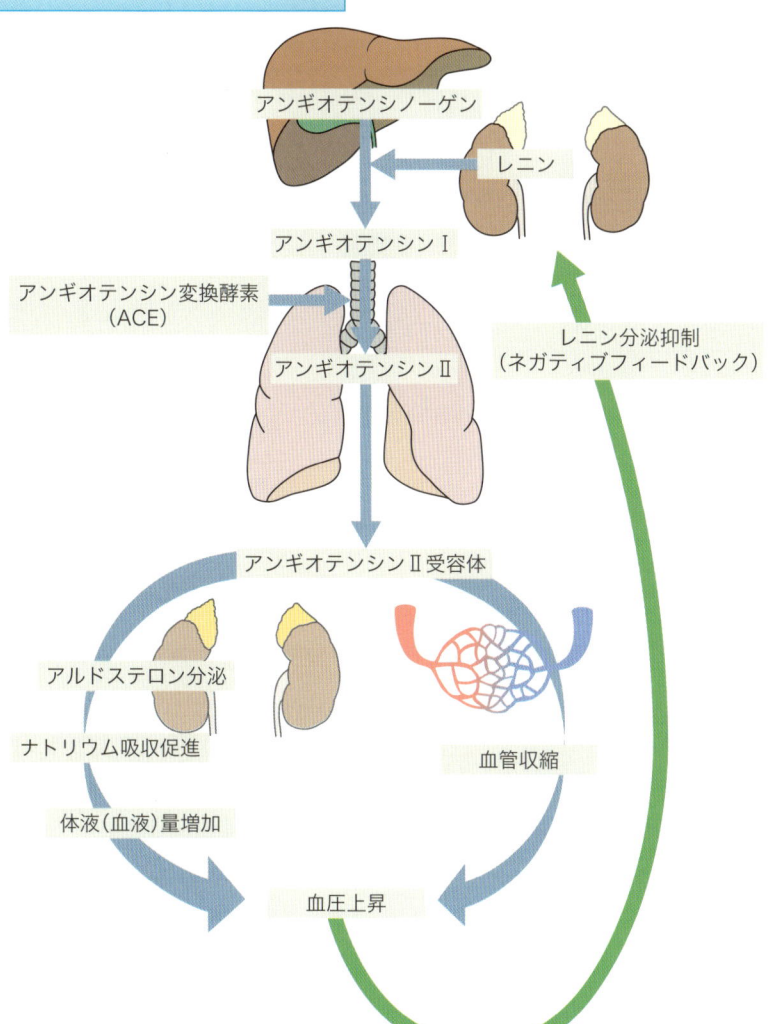

アンギオテンシノーゲンは肝臓で合成される.

腎血流量が減少すると，これが刺激となって腎臓の傍糸球体装置からレニンが分泌される.

アンギオテンシン変換酵素（ACE）は肺毛細血管に存在する.

アンギオテンシンⅡは，血管を収縮させると同時に，副腎皮質からアルドステロンを放出させる.

血液循環量の増加，血圧上昇は，レニンの分泌を抑制して，レニン・アンギオテンシン系の働きを低下させる.

レニン・アンギオテンシン系

　水はナトリウムによって生体内に保持される．ナトリウムの喪失は，水・電解質（ナトリウムイオン）バランスを崩して細胞の機能を障害する．このため，陸上生物は腎臓でナトリウムを再吸収して，ナトリウムの喪失を防ぐ仕組みをもつ．この系を「レニン・アンギオテンシン系」または「レニン・アンギオテンシン・アルドステロン系」という.
① 腎臓から分泌されるレニンは，アンギオテンシノーゲンをアンギオテンシンⅠに変換する.
② 血流とともに肺に達したアンギオテンシンⅠは，アンギオテンシン変換酵素（ACE）によってアンギオテンシンⅡに変換される.
③ アンギオテンシンⅡは，強力な血圧上昇作用物質であると同時に，副腎皮質にあるアンギオテンシンⅡ受容体に結合して，アルドステロンを放出させる.
④ アルドステロンは尿細管に作用して，体内へのナトリウムの再吸収を促進させることで水分を貯留させ，血液量を増やし，血圧を上昇させる.

　レニン・アンギオテンシン系は，塩分が不足して脱水にならないように調節するシステムであるが，塩分が慢性的に過剰になると，レニン・アンギオテンシン系の調節能が低下し，塩分を排泄することができなくなり，血圧はつねに上昇する.

循環器疾患　3

1 高血圧 / 分類と診断

高血圧の分類

診察室血圧に基づく血圧の分類

分類		収縮期血圧(mmHg)		拡張期血圧(mmHg)
正常域血圧	至適血圧	<120	かつ	<80
	正常血圧	120〜129	かつ/または	80〜84
	正常高値血圧	130〜139	かつ/または	85〜89
高血圧	Ⅰ度高血圧	140〜159	かつ/または	90〜99
	Ⅱ度高血圧	160〜179	かつ/または	100〜109
	Ⅲ度高血圧	≧180	かつ/または	≧110
	(孤立性)収縮期高血圧	≧140	かつ	<90

家庭血圧に基づく血圧の分類

分類	収縮期血圧(mmHg)		拡張期血圧(mmHg)
正常域血圧 正常血圧	<125	かつ/または	<80
正常域血圧 正常高値血圧	125〜134	かつ/または	80〜84
高血圧	≧135	かつ/または	≧85

(日本高血圧学会：高血圧治療ガイドライン 2014 より作成)

本態性高血圧とおもな症候性高血圧

本態性高血圧（一次性高血圧）		生活習慣や遺伝的な体質が関係する.
症候性高血圧（二次性高血圧）	腎実質性高血圧	糖尿病性腎症，慢性糸球体腎炎，腎硬化症，多発性囊胞腎
	腎血管性高血圧	腎動脈の動脈硬化によるものが多い.
	原発性アルドステロン症	副腎皮質からアルドステロンが過剰に分泌される.
	褐色細胞腫	副腎髄質からアドレナリンやノルアドレナリンが過剰に分泌される.
	クッシング症候群	副腎皮質からコルチゾールが過剰に分泌される.

診察室血圧と家庭血圧で診断が異なるとき，診察室血圧ではなく家庭血圧による診断を優先する[1].

家庭血圧
2 回あるいは 3 回の血圧測定の平均で評価する.

高血圧の 90% 以上は，明らかな異常がみられない本態性高血圧（一次性高血圧）である.

症候性高血圧（二次性高血圧）の 3/4 は腎疾患による.

褐色細胞腫
著しい高血圧，頭痛，発汗過多，代謝亢進，高血糖を特徴とする.

褐色細胞腫，クッシング症候群，副腎腺腫による原発性アルドステロン症の治療は，外科的に腫瘍を摘出する.

診察室血圧と家庭血圧

血圧が 140/90 mmHg を超えると，脳卒中のリスクが増加するという疫学調査の結果から，高血圧は，血圧が持続的に 140/90 mmHg 以上に上昇した状態と規定されている[1].

しばしば診察室での血圧（診察室血圧，随意血圧）は，家庭で測定する血圧（家庭血圧）より収縮期血圧で 20〜30 mmHg，拡張期血圧で 10 mmHg も高くなる場合がある．このため家庭血圧は 135/85 mmHg 以上を高血圧とする.

本態性高血圧と症候性高血圧

高血圧の 90% 以上は，明らかな異常がみられないのに血圧が高い本態性高血圧（一次性高血圧）であり，生活習慣や遺伝的な体質が関係している．残りの 10% は，腎臓病やホルモン異常など，明らかな原因疾患があって生じる症候性高血圧（二次性高血圧）で，40 歳以下の若い人に多く発症する.

症候性高血圧の原因となる疾患のなかで最も多いのは腎疾患で，症候性高血圧の 3/4 を占める．このほか，甲状腺，下垂体，副腎などからのホルモンの分泌異常，大動脈弁閉鎖不全症や動脈管開存症，脳腫瘍などの中枢神経疾患，妊娠高血圧症候群（妊娠中毒症），薬物による高血圧などがある.

1 高血圧 / 緊急症と切迫症

高血圧緊急症

乳頭浮腫を伴う加速型―悪性高血圧
高血圧性脳症
急性の臓器障害を伴う重症高血圧
  アテローム血栓性脳梗塞
  脳出血
  くも膜下出血
  頭部外傷
  急性大動脈解離
  急性左心不全
  急性心筋梗塞および急性冠症候群
  急性または進行性の腎不全
脳梗塞血栓溶解療法後の重症高血圧
カテコラミンの過剰
  褐色細胞腫クリーゼ
  モノアミン酸化酵素阻害薬と食品・薬物との相互作用
  交感神経作動薬の使用
  降圧薬中断による反跳性高血圧
  脊髄損傷後の自動性反射亢進
収縮期血圧≧180 mmHg あるいは拡張期血圧≧120 mmHg の妊婦
子癇
手術に関連したもの
  緊急手術が必要な患者の重症高血圧
  術後の高血圧
  血管縫合部からの出血
冠動脈バイパス術後高血圧
重症火傷
重症鼻出血

加速型-悪性高血圧，周術期高血圧，反跳性高血圧，火傷，鼻出血などは重症でなければ切迫症の範疇に入りうる．
※ここでの「重症高血圧」は JSH2014 の血圧レベル分類に一致したものではない．各病態に応じて緊急降圧が必要な血圧レベルが考慮される．

（日本高血圧学会：高血圧治療ガイドライン 2014 より）

高血圧緊急症
迅速な診察と検査によって診断および病態の把握を行い，早急に治療を開始する必要がある．原則として，高血圧専門医のいる施設に治療を依頼する．

高血圧切迫症
一般に 1 時間程度のあいだに平均動脈圧を 20〜25％ほど低下させ，次いで過度の血圧低下をさけながら，2〜6 時間以内に収縮期血圧を 160 mmHg 程度まで，拡張期血圧を 100 mmHg 程度まで下げることを目標とする．切迫症は内服薬によってコントロールできる場合が多い．

子癇（しかん）
妊娠高血圧症候群の重症型で，意識喪失と反復する全身痙攣を伴う．

高血圧緊急症と高血圧切迫症
診療室を訪れる患者の多くは，緊張のため日常より高い血圧を示す．また治療に伴う痛みや不安によっても血圧が上昇する．

著明な高血圧（通常，180/120 mmHg 以上）が持続するとき，高血圧性脳症，急性大動脈解離，肺水腫を伴う高血圧性左心不全，高度の高血圧を伴う急性冠症候群（急性心筋梗塞，不安定狭心症），褐色細胞腫クリーゼなどの障害が生じる可能性がある．

高血圧緊急症：標的器官（脳，心血管系，腎臓）の障害の徴候を示す著しい血圧上昇（通常，180/120 mmHg 以上）があり，障害の急速な進行によって，しばしば致死的である状態をいう．

高血圧切迫症：急性の臓器障害の進行を伴わない著明な高血圧が持続し，上昇した血圧を数時間以内に低下させなければならない状態をいう．

術前，術中，術後の重篤な高血圧は，標的器官の障害がある，あるいは障害が予測されるときは緊急症に含まれ，臓器障害の急速な進行がないときは切迫症に含まれる．

1 高血圧 / 合併症

慢性の高血圧によって高まるリスク

 高血圧によって最もリスクが高くなるのが，脳卒中（脳梗塞，脳出血，クモ膜下出血など）である．

 高血圧は，心疾患（心筋梗塞，狭心症など）のリスクを高める．

 血圧が高いと腎臓に大きな負担がかかり，血液中のナトリウムなどを排泄できず，さらに血圧が上昇して，慢性腎臓病（CKD）の原因となる．

- 収縮期血圧（最高血圧）が10 mmHg 上昇すると，脳卒中のリスクが男性で約20％，女性で約15％高くなる．
- 男性では，収縮期血圧が10 mmHg 高くなると，心筋梗塞や狭心症の危険度が約15％増加する．
- CKD を起こすと，脳卒中や心筋梗塞による死亡率が高くなる．

診察室血圧に基づいた心血管病リスク層別化

（単位：mmHg）

リスク層 （血圧以外の予後影響因子）	I度高血圧 (140～159/90～99)	II度高血圧 (160～179/100～109)	III度高血圧 (≧180/≧110)
リスク第一層 （予後影響因子がない）	低リスク	中等リスク	高リスク
リスク第二層 （糖尿病以外の1～2個の危険因子，3項目を満たすMetsのいずれかがある）	中等リスク	高リスク	高リスク
リスク第三層 （糖尿病，CKD，臓器障害/心血管病，4項目を満たすMets，3個以上の危険因子のいずれかがある）	高リスク	高リスク	高リスク

Mets：メタボリックシンドローム　　（日本高血圧学会：高血圧治療ガイドライン2014 より）

高血圧治療ガイドライン2009 で，糖尿病やCKD 合併例などでリスクが示されていた「正常高値血圧」（130～139/85～89 mmHg）は，リスク層別化の表から削除された（高血圧治療ガイドライン2014）．

高血圧性脳症

高血圧性脳症は，急激または著しい血圧上昇により脳浮腫を生じる状態である．正常な場合，およそ160 mmHg までは，脳の血管を収縮・拡張させて，脳の血流は一定に保たれる（脳血管の自動調節能）．しかし調節能の範囲を超えると，脳血管は拡張をはじめ，血漿が脳に漏出および滲出し，脳浮腫をきたす．高血圧性脳症は，最も重篤な高血圧緊急症で，適切に治療されないと，脳出血，意識障害，昏睡，死に至る．

脳卒中

高血圧によって最もリスクが高くなるのが，脳卒中（脳梗塞，脳出血，クモ膜下出血）である．脳卒中の危険因子として，高血圧，糖尿病，心臓病，不整脈，脂質異常症，喫煙などがある．

心疾患

長期にわたり高血圧が持続すると動脈硬化を起こし，心疾患（心筋梗塞，狭心症など）のリスクを高める．

慢性腎臓病（CKD）

血圧が高いと腎臓に大きな負担がかかり，血液中のナトリウムなどを排泄できず，さらに血圧が上昇するという悪循環を起こしやすくなる．慢性腎臓病を起こすと，脳卒中や心筋梗塞による死亡率も高くなる．

1 高血圧 / 治療

高血圧治療に用いられる降圧薬

アンギオテンシンⅡ受容体拮抗薬（ARB）	血管を収縮させ，循環血液量を増加させるアンギオテンシンⅡの作用を抑える．
アンギオテンシン変換酵素（ACE）阻害薬	アンギオテンシンⅡの産生を抑えて，血圧を下げる．
カルシウム拮抗薬	血管平滑筋へのカルシウムの流入を抑え，血管を拡張させる．
β遮断薬	交感神経のβ受容体の作用を遮断して，心拍出量を減少させる．
利尿薬	尿中へのナトリウム排出を促し，循環血液量を減少させる．

第一選択薬は，カルシウム拮抗薬，ARB，ACE阻害薬，利尿薬のなかから選択し，β遮断薬は，狭心症，心筋梗塞後，心不全などの心疾患合併高血圧に対して使用する[1]．

高血圧の治療の流れ

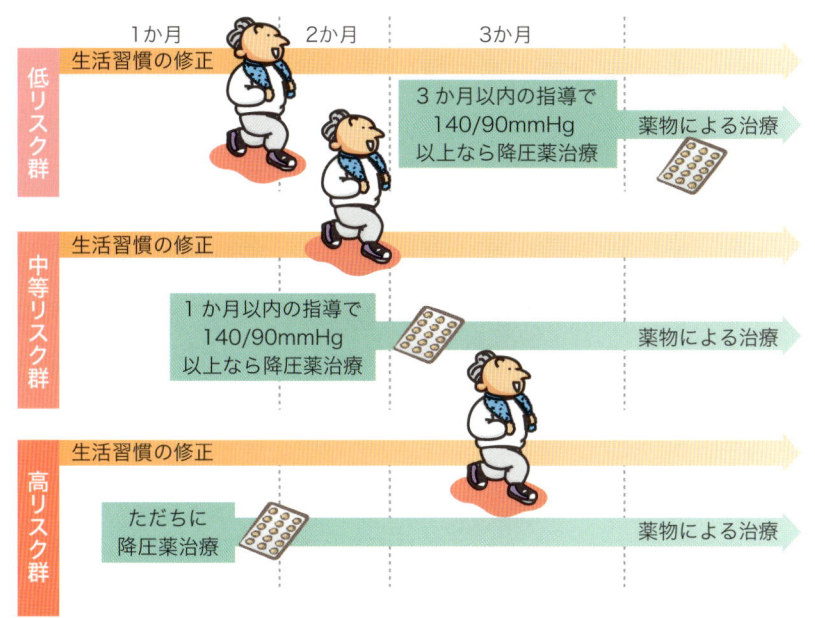

降圧目標[1]
　（　）内：家庭血圧
若年，中年，前期高齢者患者
　140/90 mmHg 未満
　(135/85 mmHg 未満)
後期高齢者患者
　150/90 mmHg 未満
　(忍容性があれば 140/90 mmHg 未満)
　(145/85 mmHg 未満)（目安）
　(忍容性があれば 135/85 mmHg 未満)
糖尿病患者
　130/80 mmHg 未満
　(125/75 mmHg 未満)
CKD患者（タンパク尿陽性）
　130/80 mmHg 未満
　(125/75 mmHg 未満)（目安）
冠動脈疾患患者・脳血管障害患者
　140/90 mmHg 未満
　(135/85 mmHg 未満)（目安）

高血圧の治療

　高血圧の治療は，リスクの程度に応じて，生活習慣の修正と薬物療法を組み合わせて行われる．
　生活習慣の修正は，高血圧の重症度を進行させないために，①塩分を控える，②飲酒を控える，③適度な運動を行う，④適正体重を維持する，⑤脂肪分の摂取を控える，⑥禁煙を基本に行う．
　薬物療法は，確実に合併症や臓器障害を防ぐために，降圧薬によって血圧を下げる方法である．生活習慣の修正だけでは血圧が下がらない場合には，薬物療法を併用する．薬物療法を行うときも，生活習慣の修正に取り組む必要がある．

高血圧の薬物治療

　高血圧の治療には，①血液量を減少させる，②心拍出量を抑制する，③末梢血管抵抗を減らす薬物が用いられる．
　従来から高血圧の薬物治療に用いられてきた利尿薬，カルシウム拮抗薬，β遮断薬に加え，近年，レニン・アンギオテンシン系阻害薬であるアンギオテンシン変換酵素（ACE）阻害薬やアンギオテンシンⅡ受容体拮抗薬（ARB）が用いられている．

1 高血圧 / 診療上の留意点

初診時，診療前に血圧を測定する
　男性では40歳代，女性では50歳代以上で約30％，70歳以上では，男女ともに約50％が高血圧である[2]．頭痛，肩こり，めまいなどの自覚症状がなくても，40歳以上の男性患者，50歳以上の女性患者の場合，高血圧の有無を確認する．

高血圧の既往，治療の有無を確認する
　高血圧患者は，精神的ストレスや痛み，血管収縮薬の投与などによって著しい血圧上昇をきたす．また肥満，脂質異常症，糖尿病などの合併や，加齢によって動脈硬化性血管病変が進行している場合には，脳卒中や心筋梗塞などの心血管系合併症を起こす危険性が高い．

局所麻酔は，血管収縮薬の使用限界量以下で行う
　循環に移行した血管収縮薬は，末梢血管を収縮させ，心臓を刺激することで血圧上昇と頻脈，ときに不整脈を引き起こす．高血圧患者に安全に行える血管収縮薬量についてのガイドラインは示されていないが，最も使用頻度の高いアドレナリンの高血圧患者への口腔内投与での使用限界量は40μg（1/80,000アドレナリンに換算して1.6mLあるいは3.2mL）と報告されている．

　フェリプレシンは，アドレナリンよりも心機能への影響が少ないとされるが，過量投与によって血圧が上昇し，さらに冠動脈の虚血をきたす可能性があることから，高血圧患者，心疾患を合併している患者に使用する際には十分な注意が必要である．

精神鎮静法下に治療を行う
　高血圧患者に対する吸入鎮静法や静脈内鎮静法は，リラックスした精神状態に保つことで血圧上昇を予防できる．

ニフェジピンの予防的投与を行う
　内科的にコントロールされ，日常は正常血圧を保っている高血圧患者であっても，受診時に高い血圧を示すことがある．血圧上昇が予測される治療を行うとき，降圧薬であるニフェジピンの予防的内服投与が有効である．血圧の正常化を確認したあと，継続して血圧を監視しながら局所麻酔，治療を行う．ただし内科医によってβ遮断薬や利尿薬を処方されている場合には，相乗効果によって過度の血圧低下をきたした症例[3]が報告されている．事前の投薬内容の確認，継続した血圧測定，昇圧薬の準備は欠かせない．

急激，または著しい血圧上昇をみたときの対応
① 治療を中断する．
② 持続した血圧上昇に対する経口降圧薬（ニフェジピンなど）による降圧をはかる．
③ 著しい血圧上昇とともに頭痛，悪心・嘔吐，意識障害，痙攣，胸痛などをきたしたときは，ただちに高血圧専門医へ紹介し，治療を依頼する．

参考文献
1) 日本高血圧学会高血圧治療ガイドライン作成委員会編：高血圧治療ガイドライン2014
2) 厚生労働省：平成24年国民健康・栄養調査報告
3) Staffurth JS, Emery P：Adverse interaction between nifedipine and beta-blockade. *Br Med J*（Clin Res Ed）282：225, 1981

2 虚血性心疾患 / 基礎知識

冠(状)動脈の走行

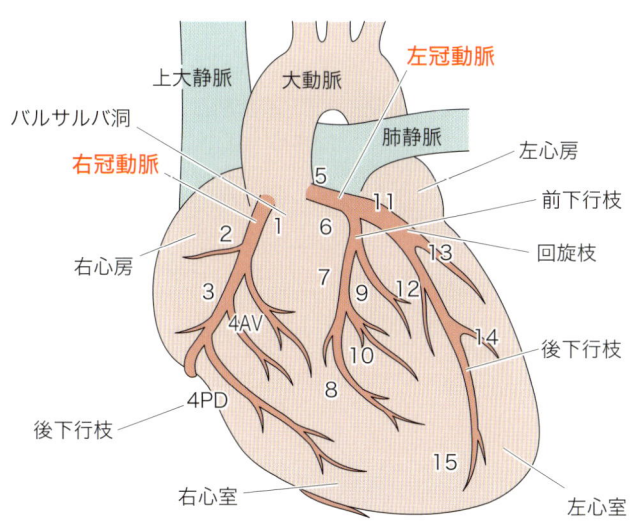

右冠動脈	後下行枝	洞結節，房室結節，右心室，心臓の後壁および下壁を栄養する．
左冠動脈	左前下行枝	心室中隔，心臓の前壁，心尖部を栄養する．
	左回旋枝	心臓の左側壁，左後壁を栄養する．

冠動脈の部位

右冠動脈（#1〜4），左主幹部（#5），左前下行枝（#6〜10），左回旋枝（#11〜15）に分類される（AHAの冠動脈区域分類）．

左右の冠動脈は，大動脈弁のすぐ上方でやや膨大するバルサルバ洞（大動脈洞）から起こる．

85％の人では，左室下壁を右冠動脈が灌流する（右優位）．左冠動脈が灌流する左優位は8％，左右の冠動脈が灌流するバランス型は7％である．

冠(状)動脈の解剖
① 心臓を灌流する血管系を冠循環という．
② 左右の冠動脈は，大動脈洞（バルサルバ洞）の冠動脈の入口から，細動脈，毛細血管を経て冠静脈に至る．
③ 冠動脈から心筋内に動脈が分枝し，心筋層での吻合がみられる．
④ 心筋組織を灌流した血液は，冠静脈を通って右心房に注ぐ．
⑤ 左右の冠動脈の間の連絡枝は少ない．

冠循環の特徴
① 心臓の重量は体重の1/200（250〜300 g）であるが，安静時の冠血流量は心拍出量の5％（75〜80 mL/100 g/分），酸素摂取率は70〜80％（腎臓，肝臓，脳では10〜20％）を占める．
② 運動時の冠血流量は，最大4〜5倍に増加し，酸素摂取率も90％近くに達する．
③ 一般に，心臓以外の組織の血流量は，心臓の収縮期に増加し，拡張期に減少するが，心室では，収縮期には左心室の血流はほとんどなく，拡張期に冠血管から多くの血液が流れる．
④ 頻拍は心筋の酸素消費量を増すが，十分な冠循環が得られず，心筋は虚血になりやすい．

2 虚血性心疾患 / 基礎知識

虚血性心疾患での血管変化

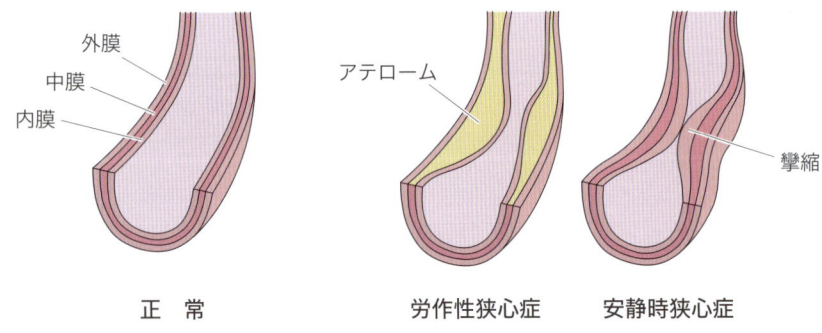

急性冠症候群

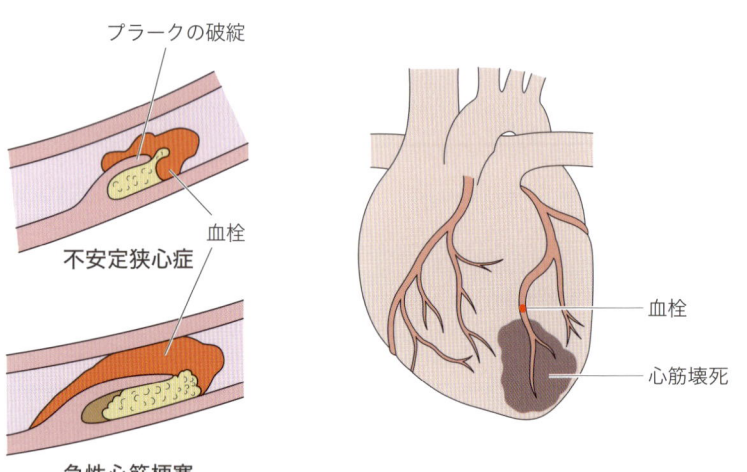

アテローム（粥腫）とよばれる沈着物（コレステロールを主成分とする脂質）が動脈の内側に蓄積することを，アテローム性動脈硬化という．

労作性狭心症
　冠動脈硬化によって内腔が正常の1/4以下の高度な冠動脈狭窄になると，労作時の狭心症状が現れる．

安静時狭心症
　一時的に冠動脈が痙攣性に収縮を起こして冠血流が少なくなる（攣縮する）ことで狭心症状を示す．

不安定狭心症
　冠動脈のプラークに突然亀裂が入り，そこに血栓が生じ，この血栓によって冠動脈の流れが突然悪くなる重症の狭心症をいう．

心筋梗塞
　完全に冠動脈の血流が途絶え，心筋の壊死が生じ，狭心症よりさらに激しい胸痛が生じる．

※プラークとは，アテロームが安定して硬くなった状態をいう．

狭心症

　狭心症は，一過性に心筋酸素需要をみたせない冠血流量の不足が生じ，胸部やその隣接部に締め付けられるような痛み（絞扼感や圧迫感），すなわち狭心症状をきたす疾患である．心筋の壊死は伴わない．
　狭心症の多くは，冠動脈でコレステロールを主成分とする脂質が沈着して生じるアテローム（粥腫）が徐々に進展して動脈硬化が進み，冠動脈が狭くなることが原因で生じる．労作時に血流量が不足するために狭心症状が現れることから，労作性狭心症という．
　日本人の狭心症の40％は，副交感神経が優位となる夜間から早朝にかけて冠動脈が急に攣縮することで発作が起こる．寝ているときなどの安静時に狭心症状が現れることから，安静時狭心症（冠攣縮性狭心症，異型狭心症）という．喫煙も原因となる．

心筋梗塞

　粥腫の破綻によって生じた血栓が冠動脈を閉塞し，心筋への血液の供給が急激に減少，または途絶して心筋の壊死が生じたものを，心筋梗塞という．

急性冠症候群

　数日から数週間のうちに急変する可能性があり，心臓突然死を引き起こす重症な病態を急性冠症候群という．不安定狭心症と急性心筋梗塞が含まれる．

2 虚血性心疾患 / 症状と分類

虚血性心疾患の症状

労作性狭心症	運動や興奮することで心臓に負担がかかると，胸痛が起こる．狭心発作は，通常数分から，長くても15分程でおさまる．
安静時狭心症（冠攣縮性狭心症，異型狭心症）	運動では胸痛が現れず，ほぼ一定の時間帯の夜間や早朝・未明の安静時に症状が起こる．狭心発作は，通常数分から，長くても15分程でおさまる．
不安定狭心症	発作の回数や強さが一定しておらず，以前は問題なかった軽い運動や安静時に発作が起きたり，持続時間が長くなったりする．
急性心筋梗塞	胸痛は狭心症よりずっと激しく，20分以上長くつづき，亜硝酸薬の舌下・スプレーもほとんど効果がない．不整脈や心不全を合併すると，動悸や息苦しさを感じる．
陳旧性心筋梗塞	心筋の壊死部分は線維化・修復され，安定状態となるが，慢性心不全による息切れなどを生じやすい．

典型的な胸痛症状を示すのは，急性心筋梗塞患者の約60％であり，糖尿病患者や高齢者では，神経障害の影響で感覚が鈍くなり，症状がまったく出ないことがある（無痛性心筋梗塞あるいは無症候性心筋梗塞）[1]．

狭心症の重症度分類（カナダ心臓血管協会：CCS分類）

Ⅰ度	日常身体活動では狭心症が起こらないもの．たとえば歩行，階段を昇るなど．しかし激しい急激な長時間にわたる仕事やレクリエーションでは狭心症が起こる．
Ⅱ度	日常生活にわずかな制限のあるもの．早足歩行や急いで階段を昇る，坂道を登る，食後や寒冷時，風が吹いているとき，感情的にストレスを受けたとき，または起床後数時間以内に歩いたり階段を昇ったときに狭心症が起こるもの．
Ⅲ度	日常生活に明らかに制限のあるもの．1～2ブロック（50～100m）の平地歩行や自分のペースで階段を昇っても狭心症が起こるもの．
Ⅳ度	不快感なしに日常生活ができず，安静時にも狭心症状があると思われるもの．

（日本心臓財団：Heart News Internet vol. 33, 2001より）

虚血性心疾患による痛みは，胸の真中から左側を中心に，背中，肩，頸，顎，左腕，腹部まで広がる（放散痛）ことがある．さらに「胸部前面の圧迫感」，「締め付けるような絞扼感」，「焼け付くような」と表現される痛みが多く，「死の不安を感じさせるような痛み」と表現され，冷や汗を伴う場合もある．

狭心症の症状

労作性狭心症では，安静や，亜硝酸薬を舌下・スプレーすることで心筋の酸素不足が改善し，通常数分から，長くても15分程で症状はおさまる．冠攣縮性狭心症の胸痛も亜硝酸薬の舌下・スプレーが痛みの緩解に有効である．

労作性狭心症や冠攣縮性狭心症が進行し，少しの動作や安静時でも発作が起こるようになり，発作の持続時間が長くなる，発作が頻回になるなど，症状の悪化を認める不安定狭心症は，急性心筋梗塞に移行する可能性がある．

心筋梗塞の症状

一般に，急性心筋梗塞の胸痛は狭心症よりさらに激しく，20分以上長くつづき，亜硝酸薬の舌下・スプレーもほとんど効果がない．また不整脈や心不全を合併すると，動悸や息苦しさを感じる．心臓突然死に至ることがある．

循環器疾患

2 虚血性心疾患 / 診断

虚血性心疾患での心電図変化

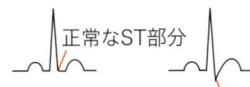

正常　正常（心拍数増加時など）

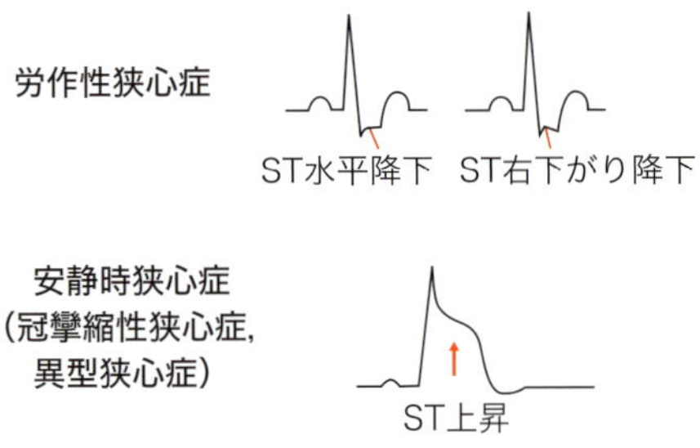

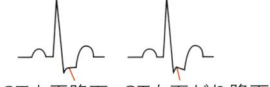

狭心症の心電図変化

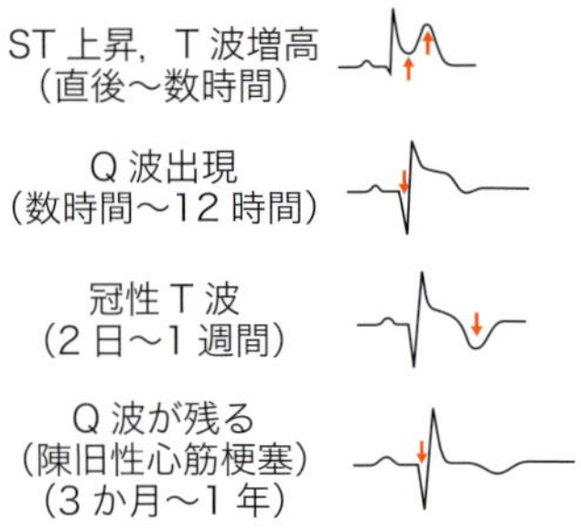

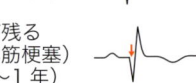

心筋梗塞の心電図変化

労作性狭心症
　ST部分の水平降下がみられる．

安静時狭心症
　発作時に冠攣縮の領域に対応した誘導にST上昇を認める．安静時に発症し，ST上昇が起こるため，異型狭心症といわれる．

心筋梗塞
　時間の経過とともに特徴的なST上昇，冠性T波，異常Q波などが現れ，異常Q波は何年たっても残る．

冠動脈造影

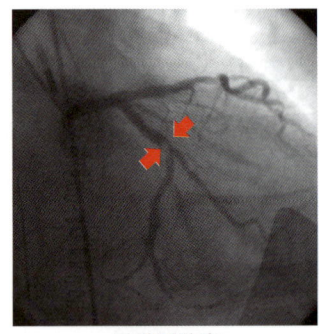
冠動脈狭窄

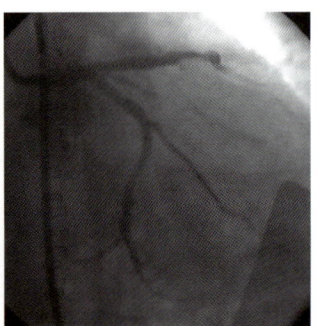
PTCA後

　冠動脈造影（心臓カテーテル）検査によって確認できた冠動脈の狭窄は，経皮的冠動脈形成術（PTCA）やステント留置術，あるいは冠動脈バイパス（CABG）によって修復される．

　虚血性心疾患が疑われるときは，血液検査，胸部エックス線検査，安静時心電図検査，負荷試験，冠動脈造影（心臓カテーテル）検査，心臓核医学検査（心筋シンチグラフィー），心臓超音波（心エコー）検査などが行われる．

心電図検査
　狭心症患者の心電図は，胸痛のないときは正常で，胸痛時にのみST変化が認められる．エルゴメーターやトレッドミル試験などで負荷を加える負荷心電図や，ホルター心電図による24時間連続測定によって，どの程度の労作で狭心症状が現れるのか，いつ発作が起こるのかを知ることができる．

　急性の心筋梗塞では，心電図上に特徴的なST上昇，冠性T波，異常Q波を示し，陳旧性心筋梗塞では異常Q波などの特徴的な所見が残る．

冠動脈造影検査
　冠動脈に選択的にカテーテルを挿入して，冠動脈に造影剤を注入しながらエックス線透視を行い，血管の狭窄や閉塞の状態，血管の流れを評価する．
　冠動脈の狭窄度は，75％以上の狭窄を有意病変とし，左主幹部の狭窄は50％以上で有意とする．

2 虚血性心疾患 / 診断

心臓超音波（心エコー）検査

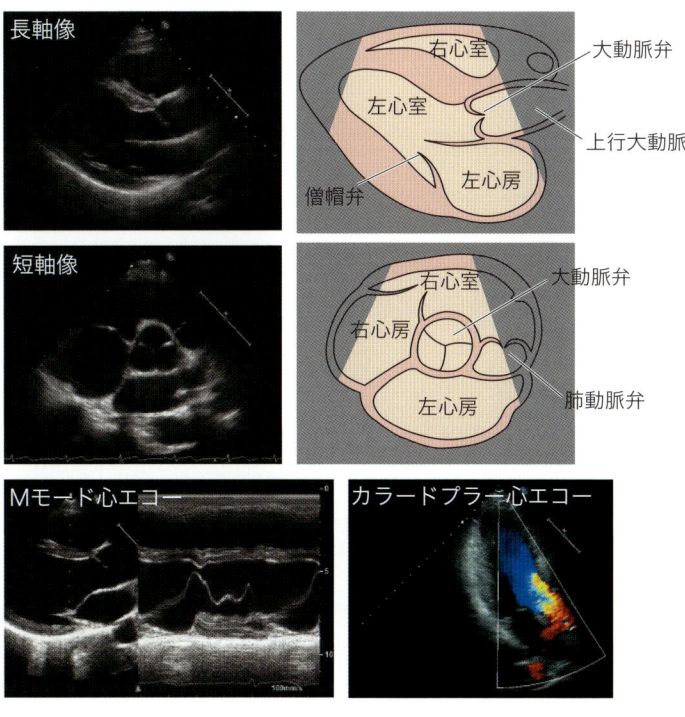

血液検査

心筋障害マーカー	トロポニン-I（TnI），トロポニン-T（TnT） クレアチンキナーゼMB分画（CK-MB） 心臓由来脂肪酸結合タンパク（H-FABP）
心不全マーカー	脳性ナトリウム利尿ペプチド（BNP） N末端プロ脳性ナトリウム利尿ペプチド（NT-proBNP）

Mモード
　横軸に時間を，縦軸に生体深度を表示する．
　心臓の弁や心室中隔などの細かい運動を観察するのに適している．

カラードプラー心エコー
　赤血球の反射波のドプラー効果を応用して，近づく血流は赤く，遠ざかる血流は青く表示される．血流の向き（逆流，シャント），速度，量を知ることができる．

心筋障害マーカー
　心筋が障害を受けると，心筋細胞から心筋障害マーカーとよばれる物質が血液中に流出する．
　トロポニンやCK-MBは，鋭敏な心筋壊死・障害マーカーであり，急性冠症候群の早期診断に有用である．

心不全マーカー
　脳性ナトリウム利尿ペプチド（BNP）などは，心臓に負担がかかった状態であることを示す．

心臓超音波（心エコー）検査

　心エコー検査の基本は，経胸壁心エコー法で，前胸部にプローブ（探触子）を当て，心臓の大きさ，動き，心臓の筋肉や弁の状態，血液の流れなどを観察する．心筋梗塞では，病変部の心臓の壁の動きが悪くなっている．
　心エコー検査の基本断面には，心臓（左心室）を長軸方向に断層した長軸断面と，心臓（左心室）を短軸方向に断層した短軸断面とがある．

心機能評価

　虚血性心疾患では，冠血流量の低下した範囲に応じて，左心室壁の運動異常から左心室の収縮力が低下し，左心室内に貯留した血液を十分に拍出できなくなる．
　心臓の収縮能（ポンプ機能）の指標として，左室駆出率 ejection fraction（EF）が用いられる．左室駆出率は，心臓が送り出す血液量（駆出量）を心臓が拡張したときの左室容積で除した値をいう．Mモード法を用いて，左室拡張末期径と左室収縮末期径を測定し，左心室を楕円形と仮定して左室容積を求める．正常値は55～80％で，機能の低下に伴って低下する．
　左室拡張期径と左室収縮期径の差が，左室拡張期径の何％にあたるかを示す左室内径短縮率（％FS）も，左心室の収縮力の指標として用いられ，EFとよく相関する．％FSの正常値は30～50％である．

循環器疾患　13

2 虚血性心疾患 / 治療

冠動脈インターベンション

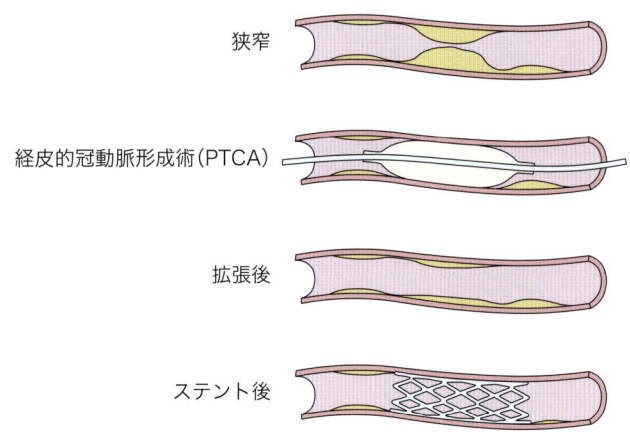

冠動脈バイパス

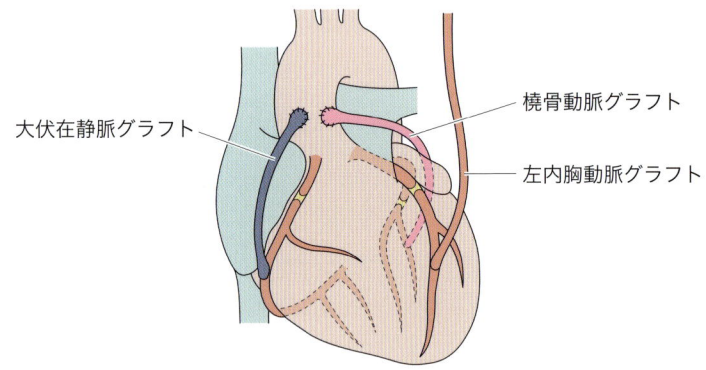

経皮的冠動脈血栓溶解療法（PTCR）
　発症後6時間以上経過すると心筋が壊死する．発症後6時間以内にPTCRを行うと成功率は70％以上とされている．

経皮的冠動脈形成術（PTCA）
　バルーンで拡張した直後に急に閉塞（急性冠閉塞）してしまう可能性や，3か月後くらいに再狭窄を起こす可能性がある．

ステント留置術
　ステントの留置によって急性冠閉塞はほぼなくなり，再狭窄の可能性も大幅に改善する．

冠動脈バイパス手術の適応
・左冠動脈主幹部に50％以上の有意狭窄
・心機能の低下した3枝病変
・左冠動脈前下行枝に70％以上の高度狭窄

薬物療法
　①冠動脈を拡張して，心筋への酸素供給を増加させる薬物［亜硝酸薬（ニトログリセリンなど）とカルシウム拮抗薬］，②心筋の仕事量を減らし，心筋への酸素消費を減少させる薬物（β遮断薬）を用いる．このほか，アスピリンやワルファリンなどの抗凝固薬，心筋梗塞による疼痛に対するモルヒネなども使用される．

冠動脈インターベンションと冠動脈バイパス
　経皮的冠動脈血栓溶解療法（PTCR）：橈骨動脈，上腕動脈，大腿動脈のいずれかから冠動脈に挿入したカテーテルを使って冠動脈造影を行いながら，冠動脈内に直接血栓溶解薬を流して血流を回復させる．

　経皮的冠動脈形成術（PTCA）：カテーテルの中を通して，先端に風船のついたバルーンカテーテルを狭窄部（閉塞部）まで挿入し，風船を膨らませて病変部を拡張し，狭窄あるいは閉塞した血管を広げる．

　ステント留置術：バルーンを使って病変部にステントという金属の網目状の筒を留置し，病変部の血管を内側から支える．

　薬剤溶出性ステント（DES）：ステントに再狭窄を予防する薬液（免疫抑制剤や抗癌剤）を染み込ませ，ステント留置後の再狭窄を予防する．

　冠動脈バイパス：狭窄や閉塞している冠動脈の先に別の血管（グラフト）をつなげ，その迂回路（バイパス）を通して血流の少ない部分に血液を流す．

2　虚血性心疾患 / 診療上の留意点

虚血性心疾患の種類，発症時期，現在の症状，投薬内容について確認する

　虚血性心疾患患者は，血管拡張薬でコントロールできている比較的軽症な患者から，冠血栓溶解療法，冠動脈インターベンションや，冠動脈バイパス術を受けている患者までさまざまである．また日常生活にほとんど支障のない患者から，日常生活が困難な患者まで，重症度もさまざまである．ワルファリン投与患者への非ステロイド性抗炎症薬（NSAIDs）やアセトアミノフェンは，ワルファリンの抗凝固作用を増強し，出血傾向を増強する．

血圧，脈拍数，心電図のモニター下に治療を行う

　血圧上昇，心拍数の増加は，心筋の酸素消費量を増加させ，狭心発作を起こす可能性がある．疼痛や局所麻酔薬に含まれる血管収縮薬の過量は，頻脈とともに血圧上昇をきたす．

　心筋酸素需要の指標として，収縮期血圧×心拍数で計算される rate pressure product（RPP）が用いられ，虚血性心疾患患者では，RPP が 12,000 を超えると虚血性心電図異常が現れ，15,000 を超えると心筋虚血が生じる可能性がある[2,3]．心筋虚血は，心電図上，ST 部分の変化として現れる．

酸素吸入，輸液セット，冠拡張薬，自動体外式除細動器（AED）を準備する

　RPP が 12,000 を超える，心電図上 ST 低下が現れるなど，心筋虚血に伴う徴候がみられたときは，心筋への酸素供給を増やす目的で，酸素吸入を行う．

　虚血性心疾患患者が胸痛を訴えるときは，冠拡張薬であるニトログリセリンや硝酸イソソルビドの舌下あるいは経口投与，ニトログリセリンスプレーなどの口腔内噴霧を行う．

　狭心症の発作が長く持続する，強くなるなどの症状がみられるときは，事態が急変する可能性のある急性冠症候群を考慮する．迅速に専門病院への搬送を要請すると同時に，急性心筋梗塞に伴う心室細動に備えて AED を準備し，抗不整脈薬の投与や，循環作動薬投与のための静脈路を確保する準備を行う．

参考文献

1) Muller RT et al.：Painless myocardial infarction in the elderly. *Am Heart J* 119：202-4, 1990
2) Klein P, Kemper M, Weissman C, et al.：Attenuation of the hemodynamic responses to chest physical therapy. *Chest* 93：38-42, 1988
3) Gobel FL, Norstrom LA, Nelson RR, et al.：The rate-pressure product as an index of myocardial oxygen consumption during exercise in patients with angina pectoris. *Circulation* 57：549-56, 1978

3 心不全 / 基礎知識

体循環と肺循環

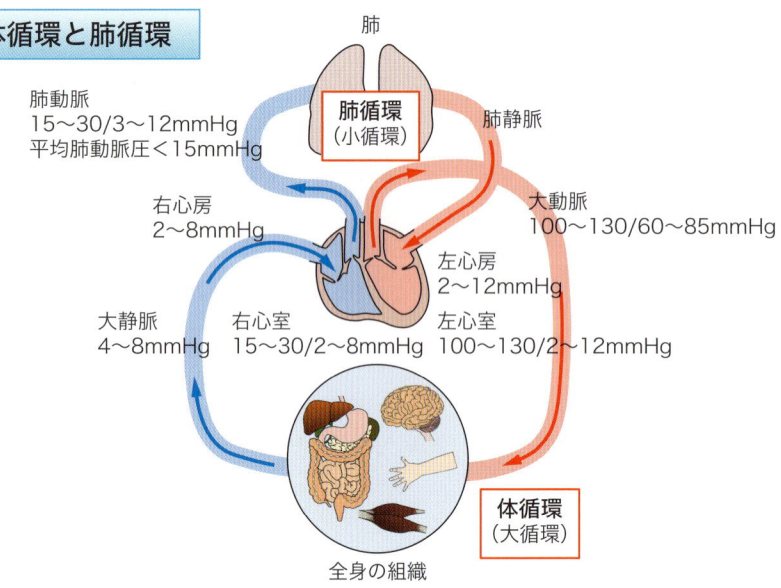

左室駆出率と左室内径短縮率

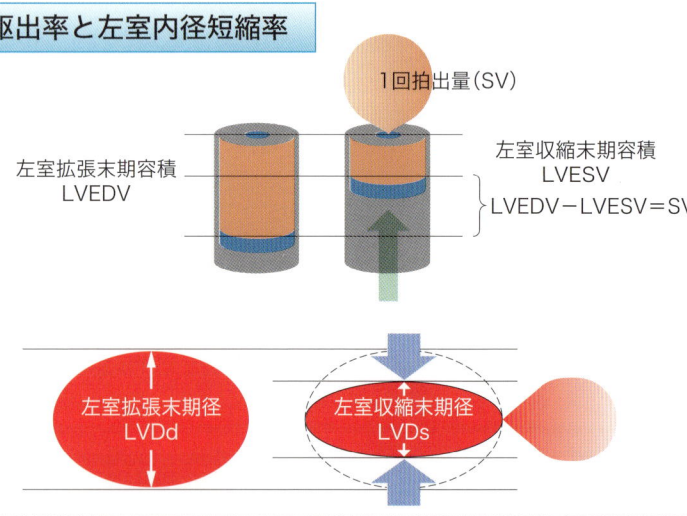

左心室は，全身に血液を送るために高いポンプ圧をもつ．右心室は，肺だけに血液を送るため，左心室の1/4～1/5のポンプ圧である．
　正常な大動脈圧
　100～130/60～85 mmHg
　正常な肺動脈圧
　15～30/3～12 mmHg

肺高血圧症
　安静時の平均肺動脈圧が25 mmHg以上になると，肺高血圧症と診断される[1]．
　肺高血圧症は，左心不全，慢性閉塞性肺疾患（COPD），肺塞栓症などの肺疾患などで生じる．

左室駆出率 ejection fraction（EF）
　基準値：55%以上
$$EF(\%) = \frac{LVEDV - LVESV}{LVEDV} \times 100$$
$$= \frac{SV}{LVEDV} \times 100$$

左室内径短縮率%
　基準値：30～50%
　fractional shortening（% FS）
$$\%FS = \frac{LVDd - LVDs}{LV_{Dd}} \times 100$$

肺循環と体循環

肺循環：静脈血をガス交換のために右心室から肺へ送り出す．肺循環系は体循環系と異なり低圧系である．右心室から駆出される血液量は，左心室からの拍出量に等しい．右心室は高い圧力に耐えられる構造ではなく，肺高血圧が持続すると，右心室の機能が低下し，肺に血液を送ることができなくなる．

体循環：脳をはじめ各臓器は並列に配置され，全身の臓器は同じ圧力で血液が供給されている．個々の臓器は，必要に応じて血管抵抗を変えることで血液量の調整を行っている．安静時，心拍出量の15～20%が骨格筋に流れるが，運動時には心拍出量の約80%が骨格筋に供給される．

左室駆出率と左室内径短縮率

心エコー検査によって求められる，左心室のポンプ機能を評価する指標である．

左室駆出率（EF）：心室が1回収縮したときに拍出される血液量の，左心室内に充満した血液量に対する割合

左室内径短縮率（% FS）：左心室が収縮するときの内径が，短縮した長さの拡張期の内径に対する割合

3 心不全 / 症状

左心不全と右心不全

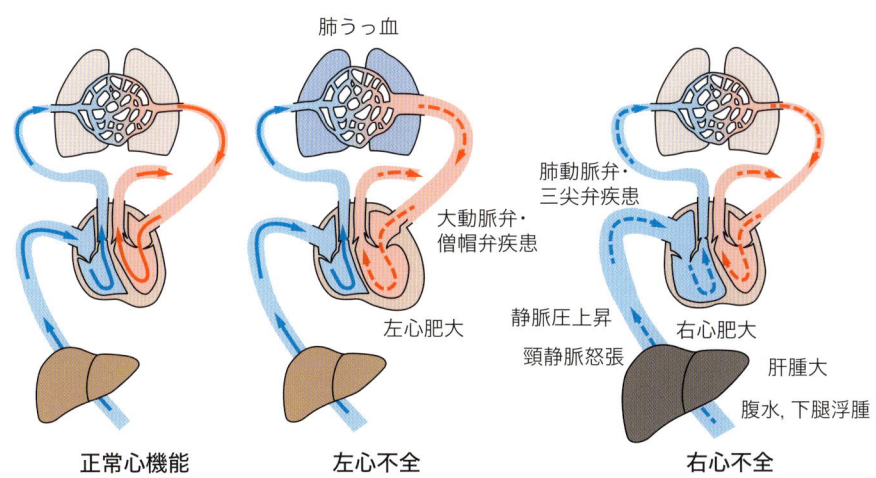

正常心機能　　左心不全　　右心不全

NYHA 心機能分類

	クラス	自覚症状	
軽症	Ⅰ度	心疾患はあるが，身体活動制限の必要はない．	日常の生活活動で，疲労，動悸，息切れ，狭心症などの症状が起こらない（心不全症状はないと考える）．
	Ⅱ度	軽度の身体活動制限を必要とする．	安静時には何も症状はないが，日常の生活活動で，疲労，動悸，息切れ，狭心症などの症状が起こるもの．
中等度	Ⅲ度	中程度ないし高度の身体活動制限を必要とする．	日常生活活動を軽度に制限しても，疲労，動悸，息切れ，狭心症などの症状が起こるもの．
重症	Ⅳ度		強度に身体活動を制限しても心不全や狭心症状が起こり，安静を守らないと症状が増悪するもの．

急性心不全

心臓に器質的および/あるいは機能的異常が生じて，急速に心ポンプ機能の代償機転が破綻し，心室拡張末期圧の上昇や主要臓器への灌流不全をきたし，それに基づく症状や徴候が急性に出現，あるいは悪化した病態をいう．

慢性心不全

慢性の心ポンプ失調により肺および/または体静脈系のうっ血や組織の低灌流が継続し，日常生活に支障をきたしている病態をいう．
慢性心不全の代償機転が短期間に破綻し，病態が急速に悪化したとき，慢性心不全の急性増悪という[2]．

チェーンストークス呼吸

小さい呼吸から徐々に1回換気量が増えて大きな呼吸になったあと，次第に呼吸が小さくなり，一時的に呼吸停止となる，という周期が30秒～2分くらいで繰り返される中枢型睡眠呼吸障害で，交代性無呼吸ともよばれる．

起坐呼吸

心不全，喘息などで，上半身を起こした姿勢で行う呼吸．臥位では肺のうっ血が増強するため，楽に呼吸ができる坐位となる．

心不全とは，心臓のポンプ機能の低下によって，体の需要に応じた血液を十分に循環させることができず，生活機能に支障をきたした状態をいう．体循環系と肺循環系のどちらかにうっ血を生じさせ，「うっ血性心不全」ともいう．心臓の左心系（左心房，左心室，大動脈）に異常があると，その上流の肺循環系のうっ血と血圧低下が生じ（左心不全），右心系（右心房，右心室，肺動脈）に異常があると，心臓に戻れない血液が体循環（静脈系や肝臓）に停滞し，うっ血症状が現れる（右心不全）．左心不全が進行すると，肺うっ血から右心不全となることも多い（両心不全）．

ほとんどすべての心臓病が，最後には心不全をきたす．肺血栓塞栓症は急性右心不全の原因となる．

心不全の症状

左心不全：頻脈，チアノーゼ，尿量低下，血圧低下，手足の冷感，意識レベルの低下，肺高血圧，胸水，労作時呼吸困難，起坐呼吸，夜間発作性呼吸困難，咳嗽，チェーンストークス呼吸，湿性ラ音など．

右心不全：静脈系の血液うっ滞による静脈圧の上昇に伴う，下腿浮腫，腹水，肝腫大，静脈怒張，体重増加など．

NYHA（ニューヨーク心臓協会）心機能分類

心不全の重症度を表す．日常の生活動作で症状（呼吸困難，疲労感，動悸，胸の痛みなど）が出るかどうかによってクラス分けされる．

3 心不全 / 診断と治療

臨床検査

胸部エックス線写真	心不全では，心拡大，肺うっ血，胸水貯留などを認める．
心エコー	心臓の形態，収縮能，拡張能，壁運動異常，弁逆流を判定する．
心電図	不整脈，心筋虚血，心肥大などを判定する．異常がみつかれば，負荷心電図，ホルター（24時間）心電図による検査を行う．
BNP，NT-proBNP	心不全の重症度に応じて，血液中のBNP，NT-proBNPが増加する．
心臓カテーテル	心不全の診断，重症度の診断，疾患の診断，治療方針の決定，治療効果の判定などを行う．
MRI，核医学	心臓の形態や心筋の性質，シネMRIによる心室の容積や収縮率，心筋の血流量などを調べる．

左心不全での左房負荷
P波の幅が増大，2相性のP（僧帽P）が心電図上にみられる．

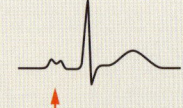

右心不全での右房負荷
P波の振幅の増大（肺性P）がみられる．

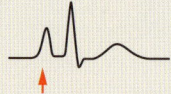

心不全の治療

薬物療法	利尿薬	肺や手足の浮腫を改善する．
	心機能増強薬	心臓の収縮を強めて，ポンプ作用を増強する．
	末梢血管拡張薬	血圧を下げ，心臓への負荷を減らす．
	β遮断薬	心拍数を減らし，血圧を下げることで，心臓の負荷を軽減する．
手術療法	両心室ペースメーカー	心臓のポンプ力を増加させる．
	左室形成術	拡張型心筋症に対して，拡張した心臓を小さくする（バチスタ手術）．
	補助人工心臓	心不全症状を改善させ，心臓移植を待つ．補助人工心臓によって，心機能が改善する場合がある．
	心臓移植	最適な内科的・外科的治療によっても強い心不全症状が残るときは，心臓移植を検討する．

心機能増強薬
カテコラミン，ジギタリス製剤，PDE Ⅲ阻害薬，心房性ナトリウム利尿ペプチド

血管拡張薬
アンギオテンシン変換酵素（ACE）阻害薬，アンギオテンシンⅡ受容体拮抗薬（ARB），抗アルドステロン薬，カルシウム拮抗薬，亜硝酸薬

心室細動などの致死的不整脈が現れるときは，植込型除細動器（ICD）を埋め込む．

心不全の診断

心不全の診断は，疲労感や息切れ，浮腫などの確認，既往，身体所見についての診察によって，①心不全の原因となる疾患の確認，②心不全以外の疾患による症状ではないかを確認，③心不全の程度の判定を行う．

心不全が疑われたときは，心電図，胸部エックス線写真撮影，心エコー検査を行う．心エコー検査は，原因と重症度を知るうえで重要である．原因を明らかにするために，さらに運動負荷試験，心臓カテーテル検査，MRI，核医学検査などが必要になることがある．

血中脳性ナトリウム利尿ペプチド（BNP）やNT-proBNPの測定は，心不全の重症度を知るマーカーとして利用される．

心不全の治療

原疾患の治療とともに，心機能の改善と，静脈うっ血の改善を目的に，強心薬，利尿薬，血管拡張薬，心房性ナトリウム利尿ペプチド（ANP），アンギオテンシン変換酵素（ACE）阻害薬，アンギオテンシンⅡ受容体拮抗薬（ARB）などによる薬物治療が行われる．

心臓のポンプ力が非常に低下し，薬物治療では心不全症状の改善や進行の予防に限界があるときは，外科的治療を選択する場合がある．

拡張型心筋症に対して，拡張した心臓を小さくするバチスタ手術や，心臓移植が行われる．心臓移植の待機患者には，補助人工心臓が用いられることがある．

3 心不全 / 診療上の留意点

心不全の症状と原因疾患を確認する

心不全の状態を評価するためには，NYHA（New York Heart Association：ニューヨーク心臓協会）心機能分類が参考になる．中等度以上の症状を示す患者に対する疼痛を伴う処置や観血的処置では，症状の悪化を考慮する．

心不全は，疾患名ではなく，心不全を起こしている原因疾患の進行に伴って生じている症状である．冠動脈疾患，心臓弁膜症，先天性心疾患，不整脈，心筋症，肺高血圧症，貧血，腎不全，高血圧をはじめ，多くの疾患が進行すると心不全症状を起こす．

心不全の治療内容，原疾患の治療内容，投薬内容について確認する

患者は，心不全に対して，利尿薬，強心薬，血管拡張薬，β遮断薬などによる薬物治療が行われている．また，重篤な不整脈があるときは，ペースメーカーや植込型除細動器（ICD）による治療が行われていることがある．

原因疾患に対する治療も行われている．冠動脈疾患，心臓弁膜症，不整脈などが原因疾患の場合には，抗凝固薬や抗血小板薬を投与されていることが多い．また，基礎疾患に糖尿病があるときは，インスリンや糖尿病薬による治療が行われている．

血圧，脈拍数，酸素飽和度，心電図モニター，酸素吸入下に治療を行う

通常の生活で，疲労，動悸，呼吸困難，あるいは狭心痛を示して身体活動が制限される心不全症状を示す患者の治療は，呼吸・循環のモニタリングとともに，酸素吸入下で行う．

静脈路確保，緊急薬物を準備する

治療によるストレスは，心不全症状を増悪させる可能性がある．静脈路確保，緊急薬物投与ができる準備とともに，主治医と緊急時の対応について協議しておく．

症状の悪化をみたときは，ただちに専門病院に移送する．

参考文献
1) 2011年度合同研究班報告：肺高血圧症治療ガイドライン，2012年改訂版
2) 2010年度合同研究班報告：急性心不全治療ガイドライン，2011年改訂版
3) 2009年度合同研究班報告：慢性心不全治療ガイドライン，2010年改訂版

4 心臓弁膜症 / 基礎知識

心臓の4つの弁

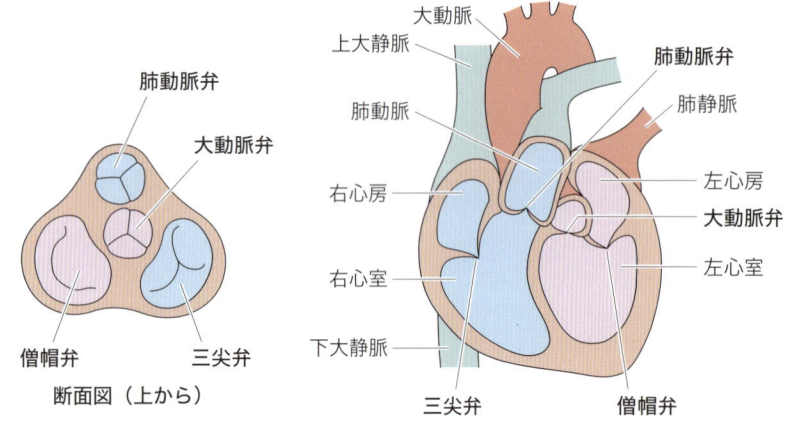

弁の狭窄と閉鎖不全

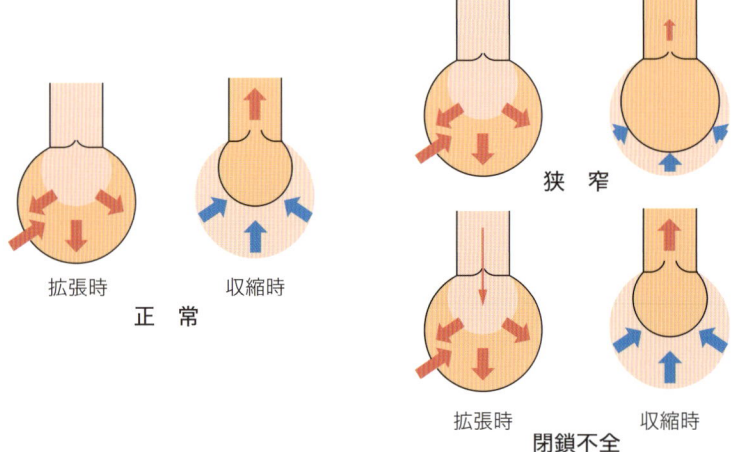

僧帽弁と三尖弁は房室弁とよばれ，大動脈弁と肺動脈弁は半月弁とよばれる．

大動脈弁
　左心室の流出部で，大動脈との間にあり，左心室が収縮すると開いて血液を大動脈へ送り出し，左心室が拡張すると閉じて血液の逆流を防ぐ．

僧帽弁
　左心房と左心室の間にあり，左心房が収縮すると開いて左心室へ血液を送り込み，左心室が収縮すると閉じて左心房への血液の逆流を防ぐ．

肺動脈弁
　右心室の流出部で，肺動脈との間にあり，右心室が収縮すると開いて血液を肺動脈へ送り出し，右心室が拡張すると閉じて血液の逆流を防ぐ．

三尖弁
　右心房と右心室の間にあり，右心房が収縮すると開いて右心室へ血液を送り込み，右心室が収縮すると閉じて右心房への血液の逆流を防ぐ．

心臓弁膜症
　弁に何らかの障害が起こり，弁の役割に不具合をきたした状態をいう．
　弁の障害には，弁の開きが悪くなり血液の流れが妨げられる狭窄と，弁の閉じ方が不完全なために血液が逆流する閉鎖不全とがある．
　心臓の4つの弁それぞれに，狭窄症と閉鎖不全症がある．心臓弁膜症は，全身へ血液を送るポンプである左心室の入口にある僧帽弁と，大動脈への出口にある大動脈弁に多く起こる疾患である．

心臓弁膜症の原因
　先天性の心臓弁膜症のほとんどは，奇形が原因となる．後天性の心臓弁膜症は「リウマチ熱」や「心筋梗塞」「動脈硬化」などの疾患が原因となって起こることが多い．
　抗菌薬の普及によって，レンサ球菌感染を原因とするリウマチ熱が減少したため，リウマチ熱による弁膜症は減少している．近年の高齢化に伴い，動脈硬化と同様に，大動脈弁が硬くなることで開かなくなる大動脈弁狭窄症や，虚血性心疾患による乳頭筋不全を原因とする僧帽弁閉鎖不全症が増加している．

4　心臓弁膜症 / 診断

心臓弁膜症の診断に用いられる検査

聴診	心雑音は，血液が障害弁を通過するときに生じる乱流音である．心臓弁膜症では，ほぼ例外なく心音異常，心雑音が聴取される．
胸部エックス線撮影	胸部エックス線所見では，弁の閉鎖不全や，狭窄の結果生じた心室や心房の拡大を認める．
心電図検査	心電図所見で特徴的なものには，僧帽弁閉鎖不全症や僧帽弁狭窄症で生じる左房肥大による二相性のP波（僧帽P），大動脈弁狭窄症での左室肥大，弁膜症患者で多く認められる心房細動での不規則なP波などがある．
心エコー検査（心臓超音波検査）	心エコー検査は，弁膜症の診断と経過観察に重要な非侵襲的検査である．心室や心房の大きさや壁の厚さ，壁の動き，弁の形態や動き，逆流の程度など弁の異常を判定する．
心臓カテーテル検査	静脈からカテーテルを挿入し，静脈血を肺に駆出する右心系の検査を行う右心カテーテル検査と，動脈からカテーテルを挿入し，心臓から動脈血を駆出する左心系を検査する左心カテーテル検査とがある．心臓カテーテル検査では，圧を測定して，狭窄の程度を判定したり，心不全の程度を詳しく評価できる．

心雑音
若年者での無害性心雑音，また貧血や甲状腺機能亢進症でも心雑音が聴取されることがある．

心肥大と心拡大
心肥大は心臓，とくに心室の壁が厚くなったことをさし，心拡大は心臓が大きいことをさす．心胸郭比（CTR：心臓の幅/胸郭の幅）が50％以上のとき心拡大という．

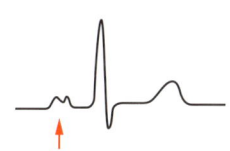

僧帽弁膜症でみられる
二相性のP波（僧帽P）

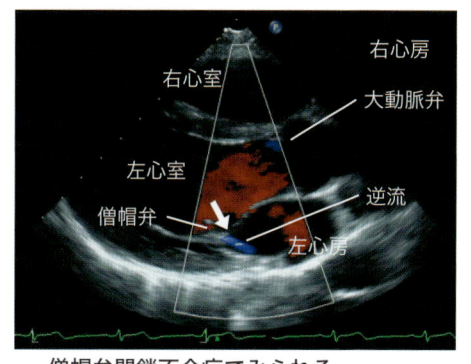

僧帽弁閉鎖不全症でみられる
心収縮期の左心室から左心房への逆流

カラードプラー法
断層エコー上で，探子に向かう血流は赤色，離れる血流は青色で表現される．正常な僧帽弁は，心室の収縮期に閉じて心房への逆流を防ぐが，僧帽弁閉鎖不全症では，カラードプラー法によって，左心室から左心房への血液の逆流が青色で示される．

　早期の心臓弁膜症患者の多くは，心臓の代償機構が働くため自覚症状がない．人間ドックや集団検診などで，偶然，心雑音やエックス線写真，心電図の異常によって発見されることが多い．正確な診断および重症度の判定は，心エコー検査および心臓カテーテル検査によって行われる．

　聴診：心臓弁膜症の進行に伴って生じる心不全の状態は，呼吸困難やむくみ（浮腫）の状態の把握，心雑音の聴取によって診断できる．

　胸部エックス線撮影：心臓が肥大し，拡大している像がみられる．心拡大は，心臓弁膜症のほか，高血圧，心筋症，先天性心疾患などでもみられる．

　心電図検査：自覚症状に乏しい患者でも，運動負荷心電図検査や24時間心電図検査（ホルター心電図検査）によって，運動耐容能や不整脈の出現状況を知ることができる．

　心エコー検査：非侵襲的な検査であり，弁の異常の有無，機能障害の重症度を評価することができ，手術の適応の有無などの判断に役立つ．病状の経過観察に有用である．

　心臓カテーテル検査：手術の適応を判断するための検査として重要である．

4 心臓弁膜症 / 症状と合併症

心臓弁膜症の症状

僧帽弁閉鎖不全症	左心室の血液の逆流のため，左心房は拡大し，左心室も拡張する．	左心室の機能が低下してくると，動作時の息切れや呼吸困難などの左心不全の症状が現れる．
僧帽弁狭窄症	左心房から左心室への血液の流れが障害され，左心房が拡大し，さらに肺うっ血が生じる．	進行すると，左心不全症状，肺うっ血による重症の呼吸困難，胸水の貯留などが現れる．左心房内に血栓が生じやすくなる．
大動脈弁閉鎖不全症	大動脈から心臓に逆流が生じて，左心室の拡張と肥大をきたす．	進行すると，急速に左心不全をきたし，起坐呼吸や夜間発作性呼吸困難を示す．
大動脈弁狭窄症	左心室から大動脈へ血液を送り出しにくくなるため，大動脈圧が低くなり，左心室が肥大する．	大動脈血流量の低下は，脳血流の減少，失神を起こす．肺うっ血をきたし，息切れ，呼吸困難，起坐呼吸などの症状を示す．
三尖弁閉鎖不全症	三尖弁を通過する右心室からの血液が右心房に逆流する．血流が心臓から静脈へ逆流する．	症状が進むと，体力低下や疲労感，頸部の拍動感，腫大した肝臓による右上腹部の不快感，腹水などの右心不全症状を示す．右心房の拡張は，心房細動の原因となる．
三尖弁狭窄症	拡張期の右心室への流入が障害される．多くは狭窄と閉鎖不全を伴う．	動悸，皮膚の冷え，疲労感などが現れる．右心不全症状が出現する．
肺動脈弁閉鎖不全症	心臓の拡張期に，肺動脈から右心室への血液の逆流を引き起こす．	慢性肺疾患，特発性肺高血圧症，肺梗塞，僧帽弁狭窄症などに合併して発症する．重度の肺動脈弁閉鎖不全症はまれである．
肺動脈弁狭窄症	肺動脈弁の狭窄によって肺への血液流量が減少する．	進行すると右心不全症状，チアノーゼ，低酸素血症などが現れる．

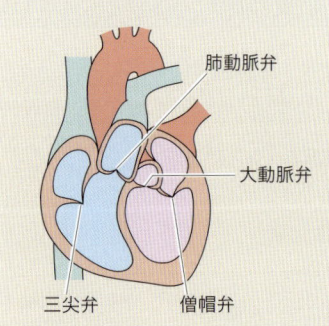

大動脈弁狭窄症
左心肥大のため運動時に冠動脈血流が増加せず，狭心痛が起こる．

肺動脈弁狭窄症
最も多い原因は，先天性心疾患である．

心臓弁膜症の症状

心臓弁膜症によって心臓の中の血流に異常が発生するとき，心臓は代償機構によって順応する．弁の狭窄があるときは，狭窄部より上流側の心房や心室が肥大して収縮力を増強させる．閉鎖不全があるときは，血液の逆流に対して，閉鎖不全部より上流側の心房や心室が肥大して，多くの血液を送り出す．

心臓弁膜症は進行性の疾患である．心臓の代償機構が働いているあいだは自覚症状がない場合が多く，病状の進行に伴って，動悸，息切れ，むくみ，呼吸困難，疲労感などの心不全症状がみられるようになる．しかし病状が緩やかに進行するため体が慣れ，症状と弁膜症の重症度とは必ずしも一致しない．

心臓弁膜症の合併症

心房細動：僧帽弁膜症では，左心房に負担がかかり，心房細動を合併することが多い．心房細動による左心房内での血栓形成は，脳塞栓症の最も多い原因である．

感染性心内膜炎：心内膜や心臓弁に，細菌集簇を含む疣腫を形成して，心臓弁の障害や菌血症をはじめ，多彩な臨床症状を示す全身性敗血症性疾患である．心臓弁膜症，人工弁置換術患者，先天性心疾患患者に多い．

4 心臓弁膜症 / 治療

人工弁置換術

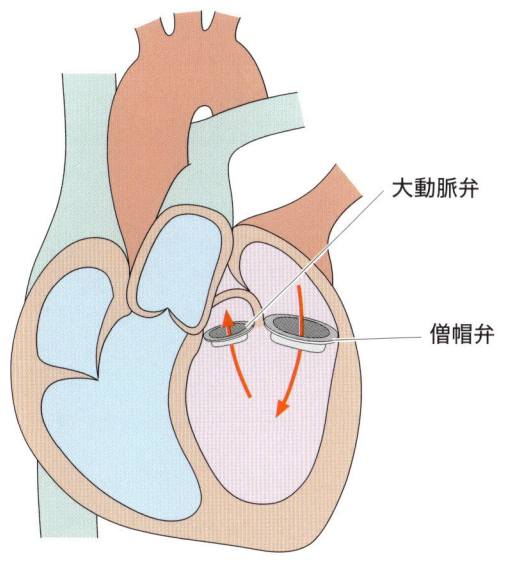

大動脈弁
僧帽弁

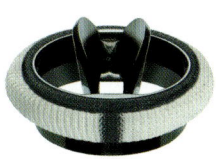

機械弁：Slimline
（日本ライフライン）

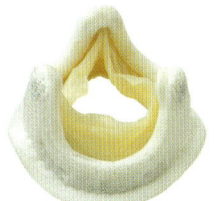

生体弁：Mosaic Ultra
（メドトロニック）

機械弁

多くは，ステンレス合金に炭素線維がコーティングされた材料でできた，半月状の2枚の弁葉の板が開閉する構造のものである．

機械弁は耐久性に優れるが，生体にとって異物であることから血栓が付着しやすく，ワルファリン投与によって凝固機能を抑える必要がある．

生体弁

ブタの大動脈弁やウシの心膜（心臓を覆う膜）からつくられた人工弁である．

生体弁は血栓ができにくく，人工弁の縫いしろの布の部分が心臓の組織に覆われてしまえば，ワルファリンの必要はなく，抗血小板薬であるアスピリンを投与する．

内科的治療

心臓弁膜症は，多くの場合，無症状で心機能も正常に保たれているあいだは，半年ごとの心エコー検査で経過を観察する．

心不全症状が強くないときは，利尿薬や強心薬であるジギタリス製剤，心臓にかかる負担を軽くするためのカルシウム拮抗薬，アンギオテンシン変換酵素（ACE）阻害薬，アンギオテンシンⅡ受容体拮抗薬（ARB）などの血管拡張薬，降圧薬による内科的治療を行う．

また，血栓塞栓症を防ぐためにはアスピリンなどの抗血小板薬やワルファリンなどの抗凝固薬の投与が，感染性心内膜炎の予防には抗菌薬の投与が行われる．

外科的治療

内科的治療によっても心不全症状が現れるときは，手術を考慮する．

外科的治療として，弁形成術や人工弁置換術が行われる．また，心房細動を合併しているときは，心房細動手術であるメイズ手術を同時に行うことがある．

機械弁は小児・若年者や透析患者に，生体弁は挙児を希望する女性，ワルファリン服用困難な患者，高齢者，出血性素因のある患者などに適応される．

4 心臓弁膜症 / 診療上の留意点

心臓弁膜症の種類，症状，治療内容を確認する

軽症の心臓弁膜症では自覚症状も少なく，日常生活への影響もほとんどない．しかし，重症になると，心不全症状や不整脈などが現れるため，弁置換術などの外科的治療が行われる．

内科的治療として，強心薬，降圧薬，抗不整脈薬などのさまざまな薬物が用いられる．

心不全の評価，心房細動，抗凝固薬投与の確認を行う

心臓弁膜症患者への治療では，主治医からの情報提供が欠かせない．心臓弁膜症は緩徐に進行するため，患者は慣れによって心不全の状態と自覚症状が一致しないことがある．

中等度以上の心不全症状を示す患者に対する疼痛を伴う処置や観血的処置では，症状の悪化を考慮する．

僧帽弁疾患患者では，しばしば心房細動を合併する．心房細動は，心腔内血栓を形成し，脳梗塞など血栓性合併症の原因となるため，抗凝固薬や抗血小板薬が投与されている．弁置換術患者に対しては，血栓予防の目的でワルファリンやアスピリンが投与されている．

抗凝固薬が投与されているときの観血的治療では，投薬，治療内容について主治医と協議する

抗凝固薬や抗血小板薬が投与されているときは，観血的処置後の止血が困難となる可能性がある．観血的処置を行うときは，ガイドライン[2-4]に沿った対応が必要である．抗凝固薬の継続，中止について，主治医との緊密な打ち合わせを行う．

治療中，血圧，脈拍，酸素飽和度を測定し，心房細動を合併している患者では，心電図をモニタリングする

心臓弁膜症の症状が進行して心不全症状が現れると，血圧低下や呼吸困難が現れる．循環モニターとともにパルスオキシメーターによる経皮的酸素飽和度の監視が必要である．

心房細動を合併している患者では，心電図を持続して観察し，頻拍になっていないことを確認する．

表に示すような症状を示すときは，脳梗塞や急性動脈血栓症を疑い，ただちに専門病院に搬送する．

致死的な経過をたどることがまれではない．急性感染性心内膜炎の原因として最も頻度が高いのは，口腔内疾患に対する処置である．観血的処置では，ガイドライン[4]に沿った抗菌薬の投与を行う．

塞栓症状

脳	舌のもつれ，めまい，手足のしびれ，脱力感，半身麻痺，眼の症状（物が二重に見える，視野の一部が欠けるなど）
腹部，腎臓	腹痛，腰痛
手，足	指先のしびれや痛み，冷たくなる，青くなる

参考文献

1) 2011年度合同研究班報告：弁膜疾患の非薬物治療に関するガイドライン，2012年改訂版
2) 2008年度合同研究班報告：循環器疾患における抗凝固・抗血小板療法に関するガイドライン，2009年改訂版
3) 日本有病者歯科医療学会，日本口腔外科学会，日本老年歯科学会：科学的根拠に基づく抗血栓療法患者の抜歯に関するガイドライン2010年版，学術社，2010
4) 2007年度合同研究班報告：感染性心内膜炎の予防と治療に関するガイドライン，2008年改訂版

5 不整脈 / 基礎知識

心臓の刺激伝導系

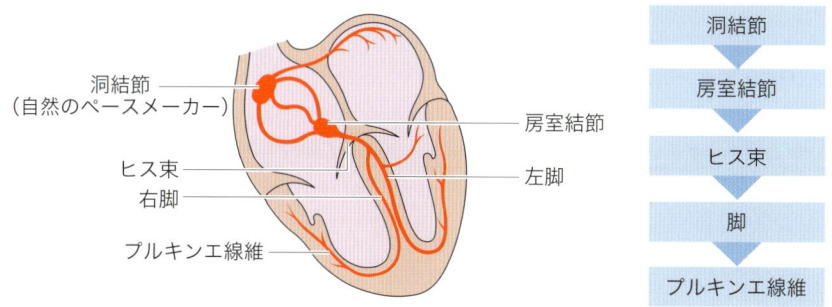

心房と心室の間に，本来の房室結節とは別に，副伝導路が存在することがある．副伝導路は，房室結節より早い伝導速度を有するため，心房からの興奮は，房室結節を通る興奮より早く心室に伝わる．

標準12誘導

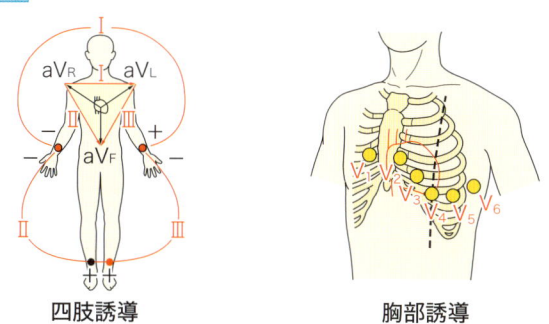

四肢誘導　　胸部誘導

四肢誘導
　双極誘導で導出し，心臓を左上（Ⅰ，aV_L：左室側壁），右上（aV_R：右房や右室の一部），下（Ⅱ，Ⅲ，aV_F：左室下壁）からみる．

胸部誘導
　単極誘導で導出し，心臓を水平にみる．

心電図の基本波形

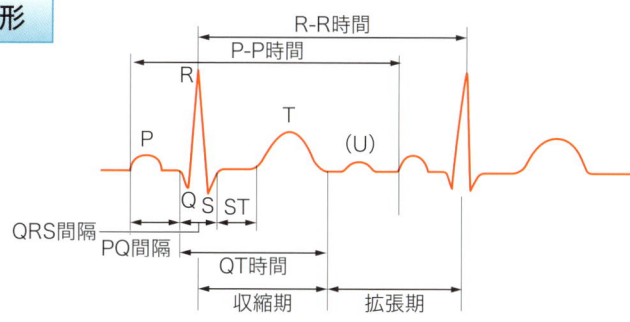

　P波は心房の興奮，QRSは心室の興奮，T波は心室の興奮がさめていく過程を示す．
　U波は興奮からの回復が終了したときに生じる．
　PQ間隔　：120〜200 msec
　QRS間隔：120 msec以下
　QT間隔　：400 msec以下

心臓の刺激伝導系

　洞結節（洞房結節）には，交感神経，副交感神経線維が分布しており，心拍数を調節する．
　自律神経の刺激を受けなくても，洞結節と房室結節は，それぞれ70回/分，40回/分程度のリズムのペースメーカーとして機能する．洞結節のリズムが早いため，通常，心臓は洞結節のリズムで拍動するが，房室ブロックや洞不全症候群などで洞結節のリズムが途絶えると，心室は房室結節のゆっくりしたリズムで拍動するため，徐脈となる．
　洞結節で発生した刺激は，心房では固有心筋，心室では特殊心筋とよばれる細胞によって伝達され，心房・心室をリズミカルに収縮させる．

右脚は左冠動脈の左前下行枝，左脚前枝は左前下行枝，左脚後枝は左回旋枝と右冠動脈によって灌流されている．

心電図

　心電図は，心臓の興奮，伝導過程の電気的変化を体表から記録したものである．
　心電図によって，①不整脈の診断と解析，②心房や心室の肥大や拡大，③心室内伝導異常（右脚ブロック，左脚ブロックなど），④虚血性心疾患や心筋疾患など，⑤電解質異常（とくに血清カリウムとカルシウム）などを知ることができる．

循環器疾患　25

5　不整脈 / 徐脈性不整脈

不整脈の分類

徐脈性不整脈	正常な洞調律だが，脈が遅くなる．	洞性徐脈
	洞結節からの信号が停止し，ときどき心臓が止まる．	洞停止
	洞結節からの信号が房室結節に伝わりにくく，ときどき心臓が止まる．	洞房ブロック
	心房から心室への興奮伝導が途絶，あるいは障害された状態	房室ブロック
頻脈性不整脈	正常な洞調律だが，脈が速くなる．	洞性頻脈
	洞結節以外での興奮の旋回によって，速い頻度の信号が発生する．	上室性・心室性頻拍，心房細動，心室細動，心房粗動，心室粗動
	洞結節とは別の場所から，やや早いタイミングで信号が発生する．	上室性・心室性期外収縮

不整脈
　正常な安静時心拍数は 60〜100 回/分，平均 70 回/分前後である．成人で 60〜100 回/分の洞調律以外の調律を総称して不整脈とよぶ．

　心拍数が 100 回以上/分のとき頻脈，60 回/分以下のとき徐脈という．脈拍の間隔が一定のものを整脈，不規則なものを不整脈といい，脈の間隔が一定でないときは，期外収縮という．

呼吸性不整脈
　幼児によくみられる．吸気時に心拍数が増加し，呼気時に減少することを繰り返す．生理的なものであり，治療の必要はない．

徐脈性不整脈

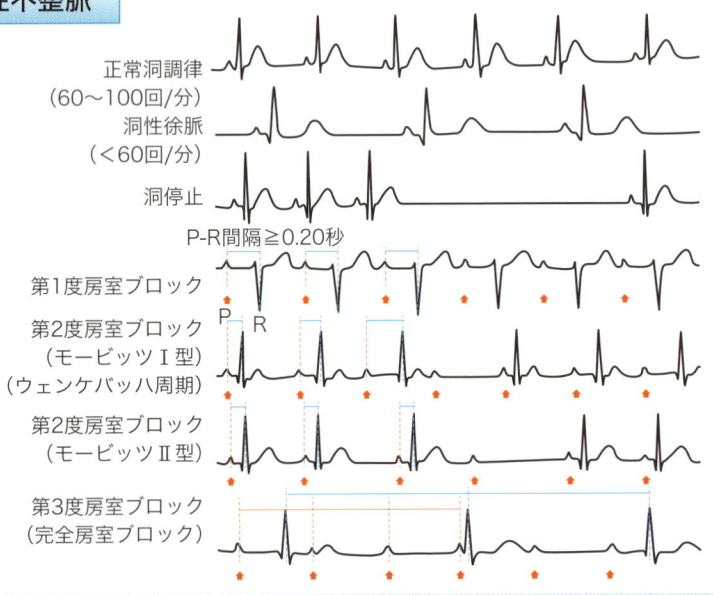

徐脈性不整脈
　洞性徐脈：正常な洞調律であるが，洞結節からの興奮が緩徐となっている．多くは一時的で，無害なもので，治療の必要はない．
　洞不全症候群：洞結節の機能障害のために，徐脈性あるいは頻脈性不整脈を起こす病態である．洞結節の機能低下は心拍出量を減少させ，さらに洞結節の機能が完全に停止すると，ときどき心臓が止まるようになる．
　　Ⅰ型：原因不明の持続性洞性徐脈
　　Ⅱ型：洞停止または洞房ブロック
　　Ⅲ型：徐脈—頻脈症候群
　房室ブロック：心房から心室への興奮伝導が，途絶あるいは障害された状態をいう．
　第1度房室ブロック：PQ 時間の延長（≧0.2 秒）を示す．
　第2度房室ブロック：房室伝導が正常に伝わらず，ときどき QRS が欠損する．
　　モービッツⅠ型：PQ 時間が心拍ごとに延長し，ついには心室に刺激が伝わらなくなり，QRS 波が欠損する（ウェンケバッハ周期）．
　　モービッツⅡ型：PQ 時間は変動しないが，突然 QRS 波が欠損する．
　第3度房室ブロック：心房から心室に刺激がまったく伝わらず，P 波と QRS 波がそれぞれ独立した間隔で現れる．

5 不整脈 / 頻脈性不整脈

頻脈性不整脈

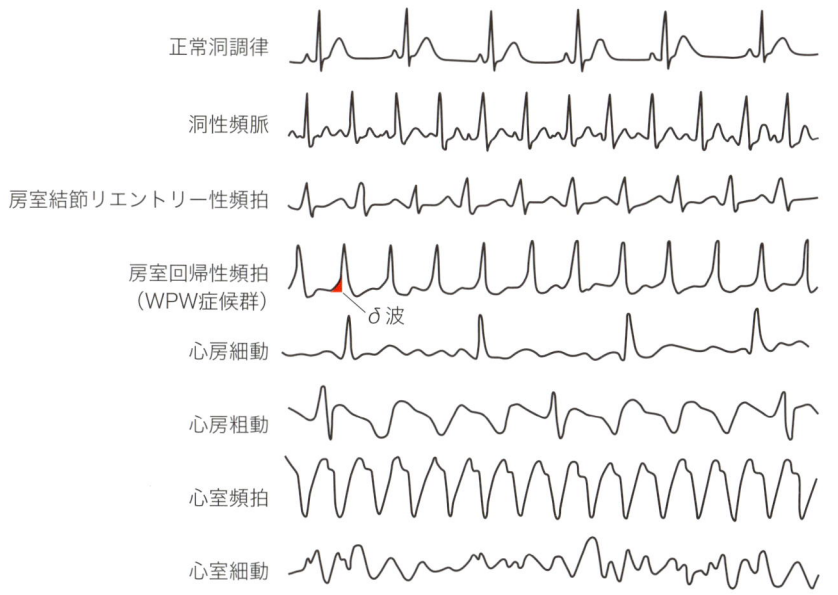

心室性期外収縮

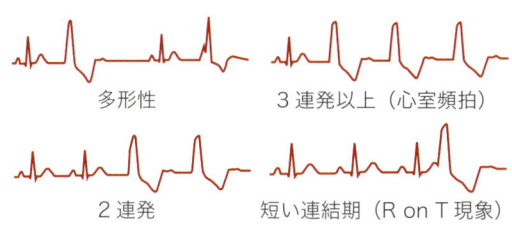

心室性期外収縮の危険度（ラウン分類）

grade 0	心室性期外収縮なし
grade 1	散発性（1個/分または30個/時間以内）
grade 2	頻発性（1個/分または30個/時間以上）
grade 3	多形性（期外収縮波形の種類が複数あるもの）
grade 4a	2連発
grade 4b	3連発（心室頻拍）
grade 5	短い連結期（R on T現象）

房室結節リエントリー性頻拍
　房室結節内に，伝導速度が異なる伝導路が2本以上存在し，これらの伝導路を信号が旋回することで，発作性上室性頻拍をきたす．

WPW症候群
　心房から心室への刺激伝導が，ケント束という副伝導路を通って興奮の旋回が起こり，発作性上室性頻拍を引き起こす．QRS波の立ち上がり部分が，斜めにゆっくり上昇するδ波が特徴的である．

心房細動・心房粗動
　心房細動では，まったく不規則な基線のゆれ（f波），心房粗動では鋸状の規則正しい基線のゆれ（F波）が現れる．

心室頻拍
　QRS間隔が広い変形した心室群が，3拍以上連続して出現する．P波はQRS波と無関係なリズムを示す．

心室細動
　QRSは幅広く，不規則な波形を示し，P波を認めない．

頻脈性不整脈

　洞性頻脈：100〜150回/分くらいの頻脈が，運動時や精神的緊張状態（不安，興奮など）などによって，交感神経優位の状態が持続するときに起こる．
　期外収縮：右心房にある洞結節とは別の場所から，やや早いタイミングで心臓が刺激されて心拍が出現する．
　発作性上室性頻拍：心房から房室結節間の興奮の旋回によって，発作的に頻拍（160〜220回/分）を生じ，しばらくつづいたあと，突然止まる．
　心房細動：心房全体からバラバラに電気興奮が起こり，心房は震えているだけの状態となる．高頻度の興奮は，房室結節で不規則に間引かれて心室に伝導され，心臓は1分間に60〜200回の頻度で，まったく不規則に興奮する（絶対性不整脈）．
　心房粗動：心房粗動は，心房内で一定の周期で興奮が旋回し，心房が規則的に高頻度で興奮する．興奮は房室結節で一定の比率（2回に1回，3回に1回，4回に1回など）で間引かれて心室に伝わる．
　心室頻拍：心室性期外収縮が3つ以上連続して現れた場合をいう．心室頻拍のリズムは，規則正しく120〜250回/分である．
　心室細動：心室は小刻みに震えるだけで，全身に血液を送ることができない．心室細動が生じると，心拍出量は0となり，心停止状態となる．

循環器疾患　27

5　不整脈／症状と合併症

積極的に治療する必要のある不整脈

強い自覚症状を伴う不整脈	不整脈そのものが命を脅かすことはないが，日常生活に大きな支障があり，QOLが低下する．	頻脈性不整脈	発作性心房細動 発作性心房粗動 発作性上室性頻拍 多発性上室性・心室性期外収縮
		徐脈性不整脈	徐脈―頻脈症候群 発作性洞停止
心不全を引き起こす危険性のある不整脈	130回/分以上の頻脈や，40回/分以下の徐脈が長時間つづくことで，徐々に心筋に負荷がかかり，心不全をきたす．	頻脈性不整脈	洞性頻脈 上室性頻拍 頻脈性心房細動・心房粗動 接合部頻拍 心室頻拍
		徐脈性不整脈	房室ブロック 洞房ブロック 洞性徐脈
準致死性不整脈	不整脈そのものは致死性不整脈ほど重症ではないが，長時間放置すると死亡することもある．	頻脈性不整脈	WPW症候群における頻脈性心房細動 肥大型心筋症における頻脈性心房細動 心房粗動の1対1伝導
		徐脈性不整脈	モービッツⅡ型第2度房室ブロック 発作性房室ブロック 急速に進展する三枝ブロック
致死性不整脈	基礎疾患の有無にかかわらず，放置すると短時間で死亡してしまう危険性が高い．	頻脈性不整脈	心室細動 持続性心室頻拍 トルサード・ド・ポアント
		徐脈性不整脈	房室ブロック 洞不全症候群
脳梗塞を引き起こす危険性のある不整脈	頻脈によって心房全体の収縮性が低下し，左心耳内に血栓ができる．	頻脈性不整脈	発作性心房細動 持続性心房細動 慢性（永続性）心房細動 心房粗動 心房頻拍

（日本心臓財団：心臓病の知識　不整脈（HP）より抜粋）

徐脈―頻脈症候群

　洞不全症候群で，徐脈性不整脈と頻脈性不整脈が交互に出現する．

　心室内の興奮伝導は，ヒス束を経て右脚と左脚前枝・後枝に分かれ，右室と左室へ伝わる．この3つの心室内伝導がブロックされる（三枝ブロック）と，完全房室ブロックになる．

トルサード・ド・ポアント

　5～20心拍を周期として，心室波（QRS）の振幅がしだいに増大したあと，しだいに減少し，ついには著しく低くなり，その後，再び増大するというリズムを繰り返す特徴的な心電図所見を示す心室頻拍である．

徐脈性不整脈

　徐脈性不整脈の症状には，めまいや眼前暗黒感（目の前が急に暗くなる感じや，血の気が引く感じ），失神などがあり，さらに，高度の徐脈がつづくと易疲労感，労作時の息切れなど，心不全症状が現れることがある．

頻脈性不整脈

　頻脈性不整脈では，1分間の脈拍が400回を超えることもある．脈拍が速すぎると，心臓は血液を効率的に送り出すことができなくなり，動悸，めまい，立ちくらみ，さらには失神，痙攣などの症状が現れる．

アダムス・ストークス症候群

　不整脈により心拍出量の急激な低下をきたし，それに伴う脳血流減少により，めまい，意識消失（失神），痙攣などの一過性の脳虚血症状を引き起こした病態をさす．アダムス・ストークス症候群を起こす不整脈には，洞房ブロックなどの徐脈性不整脈，心室頻拍などの頻脈性不整脈，洞不全症候群などの徐脈・頻脈混合型不整脈などがある．

5 不整脈 / 治療・薬物治療

抗不整脈薬の分類（ボーン・ウィリアムス分類）

Ｉa	ナトリウムチャネル抑制（膜安定化）	活動電位持続時間延長	キニジン，プロカインアミド，ジソピラミド，アジマリン，シベンゾリン，ピルメノール
Ｉb		活動電位持続時間短縮	リドカイン，ジフェニルヒダントイン，メキシレチン，アプリンジン
Ｉc		活動電位持続時間不変	プロパフェノン，フレカイニド，ピルジカイニド
Ⅱ	β遮断作用		プロプラノロールほか
Ⅲ	カリウムチャネル遮断		アミオダロン，ソタロール，ニフェカラント
Ⅳ	カルシウムチャネル遮断		ベラパミル，ジルチアゼム，ベプリジル

β遮断薬
　狭心症や高血圧が合併した場合の治療に適する．

おもな抗不整脈薬の適用

リドカイン	心室頻拍
プロカインアミド	頻脈性不整脈
ベラパミル	頻脈性不整脈
アミオダロン	生命に危険のある心室頻拍，心室細動
プロプラノロール	頻脈性不整脈，QT延長症候群
アトロピン	迷走神経性徐脈，迷走神経性房室伝導障害
ジゴキシン	発作性上室性頻拍
ジソピラミド	上室性頻拍，心室頻拍
マグネシウム	トルサード・ド・ポアント型心室頻拍

QT延長症候群
　QT間隔延長，異常T波を特徴とし，トルサード・ド・ポアントを起こして失神を繰り返す，あるいは突然死を起こすことがある．

アミオダロン
　QT延長やトルサード・ド・ポアントなどの重篤な副作用の発生頻度が高く，ほかの薬物が無効な難治性不整脈にのみ使用する．

徐脈性不整脈に対する薬物治療
　症状が徐脈によることが確認されたときは，ペースメーカー植込みの適応となる．徐脈の程度が軽く，ペースメーカー植込みの絶対的適応がないとき，アトロピン，アドレナリンなどの交感神経作動薬，テオフィリンなどによる薬物治療が行われることがある．

頻脈性不整脈に対する薬物治療
　ナトリウムチャネル抑制薬：心筋細胞膜でのナトリウムイオンの流入を抑制することで，抗不整脈効果を示す．心室性不整脈に有効である．
　β遮断薬：交感神経の興奮により誘発される上室性不整脈に効率的に奏効する．

　カリウムチャネル遮断薬：心筋の不応期を延長させることで，非常に強力な抗不整脈作用を示す．
　カルシウム拮抗薬：カルシウムイオン流入による異所性自動中枢や房室結節の興奮伝導を抑制して，抗不整脈効果を示す．上室性不整脈に有効である．
　強心配糖体（ジギタリス）：副交感神経を刺激して徐脈作用を示すため，上室性不整脈に用いられる．また房室結節の不応期を延長して，抗不整脈効果も示す．

5 不整脈 / 治療・非薬物治療

心房細動のカテーテル・アブレーション

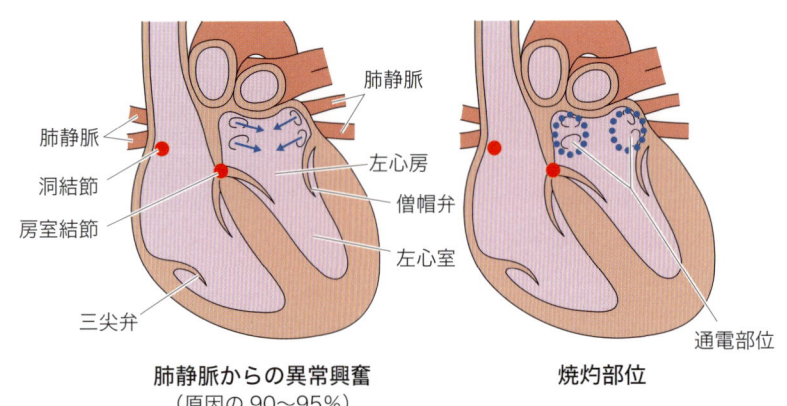

肺静脈からの異常興奮
（原因の 90～95%）

焼灼部位

心臓ペースメーカー

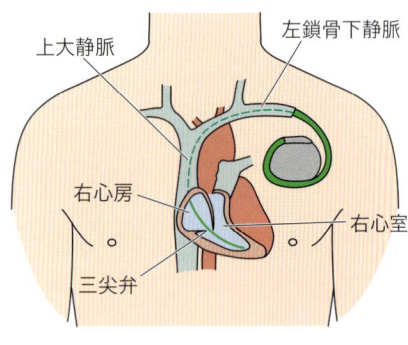

自動体外式除細動器（AED）

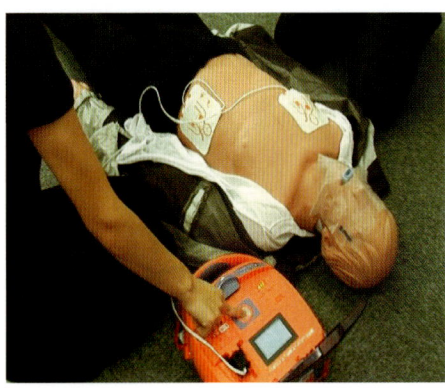

今日の不整脈治療の考え方
- 致死的な不整脈をもつ症例に対しては，積極的に植込型除細動器（ICD）の適応を検討する．
- 患者のQOLを損なう不整脈（頻拍発作など）に対しては，根治的なカテーテル・アブレーション治療の適応を積極的に検討する．
- 抗不整脈薬の使用は，自覚症状や基礎心疾患の有無，薬物の催不整脈作用を考慮しながら，その適応について慎重に検討する．

おもなペーシングモード

VVI	心臓を刺激する回数を設定し，それより心拍数が少なくならないように心室を監視する．
AAI	心房での興奮がないとき，心房でペーシングする．
VDD	心房の拍動を感知してから一定時間内に心室の拍動を感知しなければ，刺激を出して心室を拍動させる．
DDD	心房を刺激し，一定時間内に心室の拍動を感知しなければ，刺激を出して心室を拍動させる．

AEDによる除細動
一時救命処置（BLS）に含まれる．救命のためには，胸骨圧迫・人工呼吸を継続して行うことが不可欠である．

カテーテル・アブレーション（心筋焼灼術）
　異常興奮の発生場所や副伝導路を，経血管カテーテルを用いてエックス線透視下に高周波通電により焼き，頻脈性不整脈を根本から起こさないようにする方法である．
　対象となる不整脈には，心房細動，心房粗動，心房頻拍，WPW症候群，房室結節回帰性頻拍，心室性期外収縮，心室頻拍などがある．

心臓ペースメーカー
　房室ブロック，洞不全症候群，徐脈性心房細動などの徐脈性不整脈を監視して，脈拍数を正常に維持する．電気メス使用時には，ペーシングを中止したり，自発心拍が出ているにもかかわらず，ペーシングをつづけてしまう可能性があり，十分な注意が必要である．

植込型除細動器（ICD）
　致死性不整脈に対する治療を行う体内埋込型機器で，ペースメーカーとしての機能も備わり，脈が遅いときも作動する．心室頻拍や心室細動では，最大限のエネルギーの電気ショックにより心室細動を止める．

自動体外式除細動器（AED）
　胸に貼ったパッドから自動的に心電図を解析し，心室細動のときのみ音声による指示を出し，これに従って電気ショックを行う電気的除細動器をいう．

5　不整脈 / 診療上の留意点

不整脈を訴えるときは，脈を触れて確認する

不整脈の有無は，橈骨動脈の脈を触れることで容易に確認できる．徐脈の多くは一時的で無害なものが多く，頻脈は，緊張や，急いで来院したときに現れることがある．脈が抜けたり（結滞），ときどき強い脈が触れるときは期外収縮を疑う．リズムがまったく一定しないときは絶対性不整脈といい，心房細動を強く疑う．

不整脈の症状，治療内容，既往について確認する

心疾患や甲状腺疾患，貧血などの基礎疾患に伴って不整脈が現れることがあり，既往の聴取は欠かせない．

心疾患などの有無，不整脈に対する対応についての情報を得る

不整脈が心疾患などの二次的な症状であるときは，主治医から原因疾患を含めて重症度，治療の内容についての情報を得ることが重要である．また危険な不整脈をきたす可能性がある場合には，対処法について十分な打ち合わせを行う．

抗血小板薬，抗凝固薬が投与されている患者の観血的治療では，投薬，治療内容について主治医と協議する

心房細動は，脳梗塞などの血栓性合併症を引き起こす可能性が高く，頻脈に対する治療薬とともに，アスピリンやワルファリンなどの抗血小板薬，抗凝固薬を処方されている．このため，観血的処置では，止血が困難となる可能性がある．

脈拍の連続測定を行い，心房細動や心室性期外収縮が多発するときは，心電図をモニタリングする

心疾患のない患者では，不整脈が重篤な合併症に発展することはほとんどないが，動悸，めまい，立ちくらみなどの症状が現れることがあり，治療中の脈拍の監視は欠かせない．心房細動や多発性の心室性期外収縮を示す患者では，急激な脈拍数の変化や心室性期外収縮の増加は，合併症につながる恐れがある．

パルスオキシメーターは，脈拍の連続監視に有用である．

治療中に気分不快を訴えるときは，血圧，脈拍を測定する

治療中，最も多く遭遇する偶発症は，不安や痛みを誘因として，顔面蒼白，気分不良，嘔気，冷汗などをきたす神経性ショックである．これは，副交感神経の刺激によって徐脈と血圧低下，ときに数分以内に40回/分以下の徐脈と，70 mmHg以下の低血圧をきたす．神経性ショックは，まったく基礎疾患のない健康な人でも生じる．

副交感神経遮断薬であるアトロピンを静注することで治療できるが，通常は，アトロピン投与は必要とせず，水平にし，酸素を吸入させることで，まもなく回復する．

参考文献
1) 2008年度合同研究班報告：不整脈薬物治療に関するガイドライン，2009年改訂版
2) 2010年度合同研究班報告：不整脈の非薬物治療ガイドライン，2011年改訂版

6 大動脈解離，大動脈瘤 / 基礎知識

大動脈の解剖

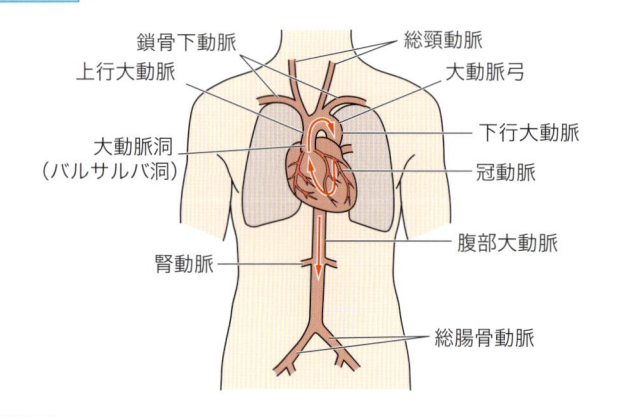

弓部大動脈からは右腕頭動脈（まもなく右総頸動脈と右鎖骨下動脈に分かれる），左総頸動脈と左鎖骨下動脈が出る．

大動脈基部である大動脈洞（バルサルバ洞）からは，心臓に血液を供給する冠動脈が出る．

大動脈解離

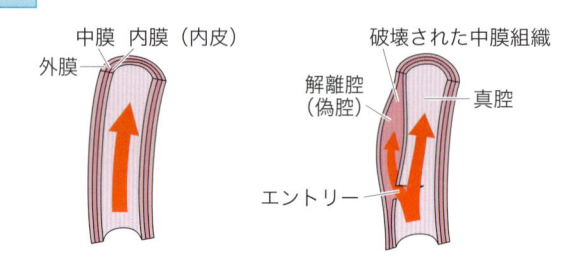

大動脈解離では，大動脈壁内に血流もしくは血腫が存在する．

大動脈瘤

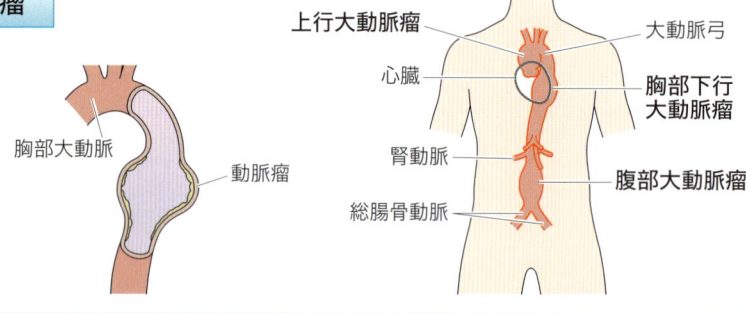

大動脈瘤

上行大動脈から総腸骨動脈分岐直前まで直径 20〜30 mm であるが，大動脈の直径が正常径の 1.5 倍（胸部で 45 mm，腹部で 30 mm）を超えて拡大したとき，「瘤」という．

大動脈瘤には，大動脈壁の脆弱化が関与している．

大動脈の解剖

大動脈は，心臓の左心室から，胸骨の裏側を頭側に向かい（上行大動脈），弓状のカーブを描きながら胸部の左後方に回り（弓部大動脈），脊椎の左側に沿って下り（下行大動脈），横隔膜を貫いて腹部に入り，臍の少し下の高さで左右の総腸骨動脈に分かれる．心臓から出たところ（大動脈基部）から腰部で左右に分岐するまでを大動脈といい，横隔膜より上の部分を胸部大動脈，横隔膜から下の部分を腹部大動脈という．

大動脈解離

大動脈解離とは，「大動脈壁が，中膜のレベルで二層に剥離し，動脈走行に沿って，ある長さをもち二腔になった状態」[1]である．大動脈解離では，大動脈壁への圧ストレスによって，硬化と脆弱化が生じた内膜の一部に亀裂（エントリー）が入り，血液が中膜に入り込み，大動脈の壁が内膜と外膜とに分離される．中膜組織は容易に破壊され，血液が勢いよく流れ込んで，中膜が竹を割るように裂ける（解離）．

大動脈瘤

大動脈瘤は，「大動脈の一部の壁が，全周性または局所性に（径）拡大または突出した状態」[1]で，胸部大動脈あるいは腹部大動脈の径が拡大し，こぶ状になったものをいう．

6 大動脈解離，大動脈瘤 / 分類と症状

大動脈解離の分類

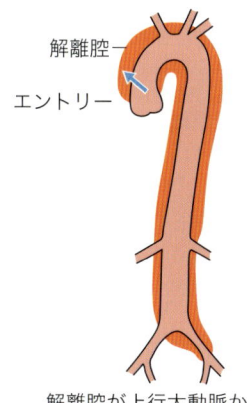

解離腔
エントリー

解離腔が上行大動脈か
ら下行大動脈に及ぶ

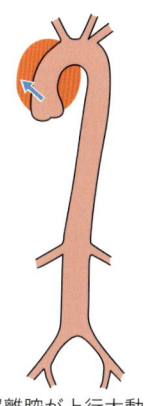

解離腔が上行大動脈
にとどまる

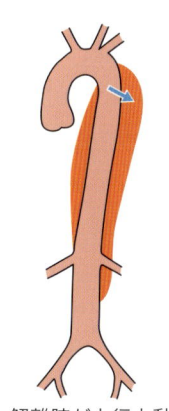

スタンフォードA型
（上行大動脈に解離が及んでいる）

解離腔が上行大動脈
にない

スタンフォードB型

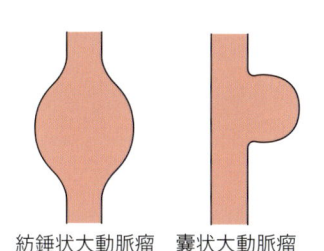

大動脈瘤の分類

壁の破壊

血腫

紡錘状大動脈瘤　嚢状大動脈瘤　　真性大動脈瘤　仮性大動脈瘤　解離性大動脈瘤

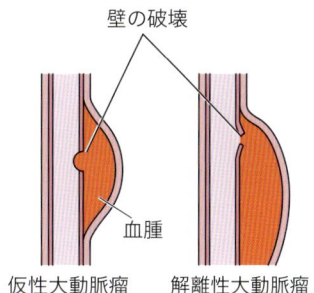

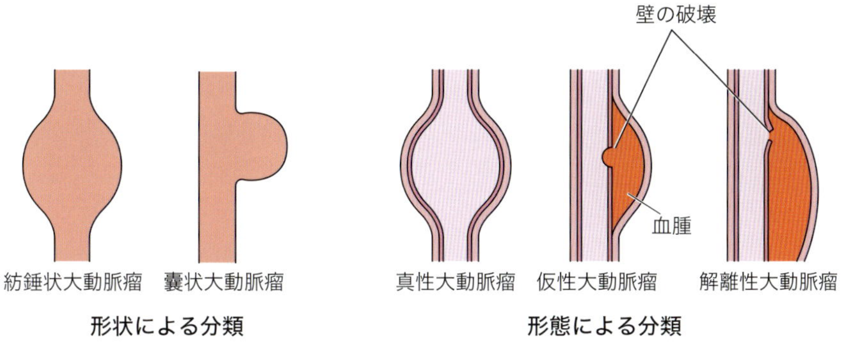

形状による分類　　　　　　　　　**形態による分類**

真性大動脈瘤
血管壁は通常の3層構造であるが，進行すると，中膜が消失し，線維組織のみが残存していることがある．

仮性大動脈瘤
出血によるもので，大動脈の壁構造がみられず，大動脈壁の外の線維性構造物が血腫を被覆する．

解離性大動脈瘤
大動脈解離によって大動脈径が正常の1.5倍以上になったものをいう．

大動脈解離

慢性に経過する大動脈解離は，ほとんど症状がない．急性の大動脈解離では，内膜の破綻部位から急激に血液が解離腔（偽腔）に流れ込み，破綻部位に相当する部分に激烈な痛みと苦しみの感覚が生じる．

内膜の破綻部位が上行大動脈にあるとき（スタンフォードA型），冠動脈入口部の圧迫による心筋虚血，大動脈弁の圧迫による閉鎖不全，心囊液貯留による心タンポナーデによってショック状態となり，急死に至る可能性が高い．

内膜の破綻部位が下行大動脈で起こるときは，突然の背部痛ではじまり，しばしば腰のほうまで痛みが進行する．腹部臓器の血行を阻害し，腹痛，下肢痛，麻痺や膀胱直腸障害などを起こす．

大動脈瘤

大動脈瘤の多くは，徐々に径の拡大が進行するため，はじめは無症状である．とくに，胸部大動脈瘤は胸の中にあるため自覚症状に乏しく，健康診断やほかの病気の検査などで偶然発見されることが多い．

大動脈の径が50〜60mmになると，血管が破裂する可能性が高くなり，いったん破裂すると，体内に大出血を起こし，急激に出血性ショックとなり，救命が困難となる．

6　大動脈解離，大動脈瘤 / 治療

人工血管置換術

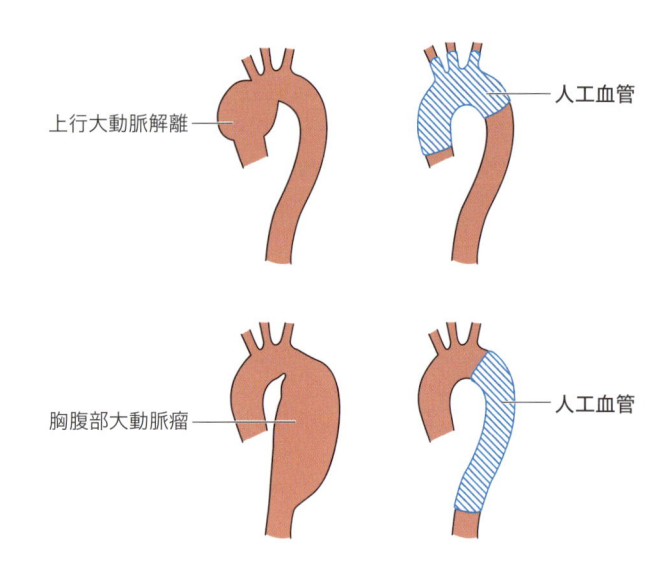

上行大動脈解離　　　　人工血管

胸腹部大動脈瘤　　　　人工血管

ステントグラフト内挿術

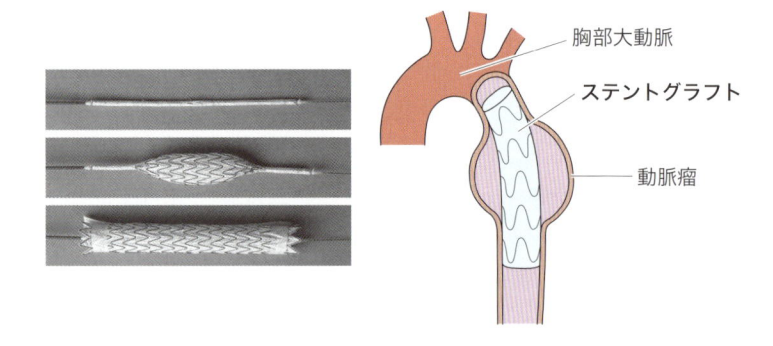

胸部大動脈
ステントグラフト
動脈瘤

大動脈瘤
　もとに戻ることはない．血圧が高いままの場合には，瘤はさらに大きくなり，やがて破裂する．大動脈の拡大が軽度なうちに発見されたときは，降圧薬によって血圧をコントロールすることで拡張する速度を遅らせ，破裂を予防することが可能である．

大動脈瘤に対するステントグラフト
　大動脈瘤はそのまま残るが，瘤の部分には血圧が直接かからなくなり，破裂の危険がなくなる．

大動脈解離
　解離腔が上行大動脈にあるときは，急速にショック状態となり致死的であることが多いため，人工血管置換術による緊急手術の対象となる．
　解離腔が下行動脈に限局しているときは，第一選択として，厳重な安静と降圧薬による内科治療が行われる．臓器の灌流障害や，破裂しそうなときは，人工血管置換術あるいはステントグラフトで修復する．

大動脈瘤
　紡錘状の大動脈瘤では，胸部で 50〜60 mm 以上，腹部で 40〜50 mm 以上の最大径，嚢状の大動脈瘤は，瘤径が 50 mm 未満でも拡大傾向があれば手術の適応となる．
　大動脈瘤に対する手術の基本は，人工血管による大動脈の置換術である．近年，大動脈瘤の治療にステントグラフト内挿術も行われている．

人工血管置換術とステントグラフト内挿術
　人工血管置換術は，大動脈を一時的に遮断して手術を行う．胸部大動脈手術では，体外循環（人工心肺），低体温，臓器冷却などが用いられる．
　ステントグラフト内挿術は，足の付け根の動脈からカテーテルを挿入し，金属のバネの部分（ステント）と，それを被覆するグラフトとよばれる人工血管の部分からなるステントグラフトを留置する方法である．

6 大動脈解離，大動脈瘤 / 診療上の留意点

未破裂の大動脈解離・大動脈瘤であるか，手術を受けているかを確認する

　症状はあるのか，どのような手術を受けたのか，現在どのような治療を受けているのか，ほかに治療を受けている病気はないか，などについて詳細に聴取する．

　大動脈解離や大動脈瘤では，内科的治療を行っていても，必ずしも安全な治療ができるとはかぎらない．

　大動脈に解離腔のない大動脈解離では，血管壁が裂けたときの激烈な痛みがあっても，内科的治療で進行の様子をみることが多い．大動脈瘤の径が小さいときは手術の必要はないが，降圧治療を行っても年に10～20％ずつ大きくなり，破裂の危険性が増す．

未破裂の大動脈解離・大動脈瘤患者では，血管の状態，薬物治療の内容，破裂の危険性について，手術を受けている患者では，手術方法，手術後の状態について，主治医より情報を得る

　大動脈解離・大動脈瘤患者への治療の前には，主治医から疾患についての詳細な情報を得る．

　一般的に，大動脈解離・大動脈瘤の手術を受けた患者は，内科的治療を受けている患者よりも安心して治療を受けることができる．

　大動脈解離・大動脈瘤の多くは，動脈硬化が原因で生じることから，脳血管障害や虚血性心疾患などの疾患を合併していることがあり，治療を行うときは，これらの疾患に対する対応も必要となる．

治療は，厳重な血圧の管理のもとに行う

　大動脈解離・大動脈瘤の破綻は，動脈壁への高い圧力によって起こるため，治療中は，血圧の上昇をさけることが必要である．治療中，胸痛，背部痛などの異常が認められたときは，ただちに主治医に連絡をとる．

　治療中は，疼痛，過剰な血管収縮薬の使用，精神的な緊張などによって血圧が上昇する．必要最小限の局所麻酔薬による確実な除痛，精神鎮静法の併用などによって血圧変動をさけ，経時的な血圧測定を行いながら治療を行う．

参考文献
1) 2010年度合同研究班報告：大動脈瘤・大動脈解離診療ガイドライン，2011年改訂版

7 先天性心疾患 / 基礎知識

心臓内の正常な血液の流れ

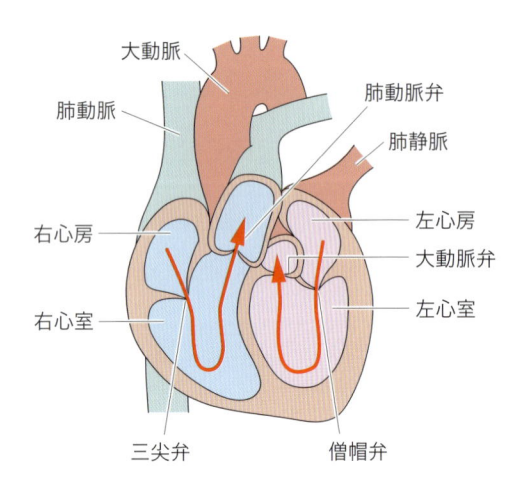

（図：心臓の構造 — 大動脈、肺動脈、肺動脈弁、肺静脈、右心房、左心房、大動脈弁、右心室、左心室、三尖弁、僧帽弁）

チアノーゼ

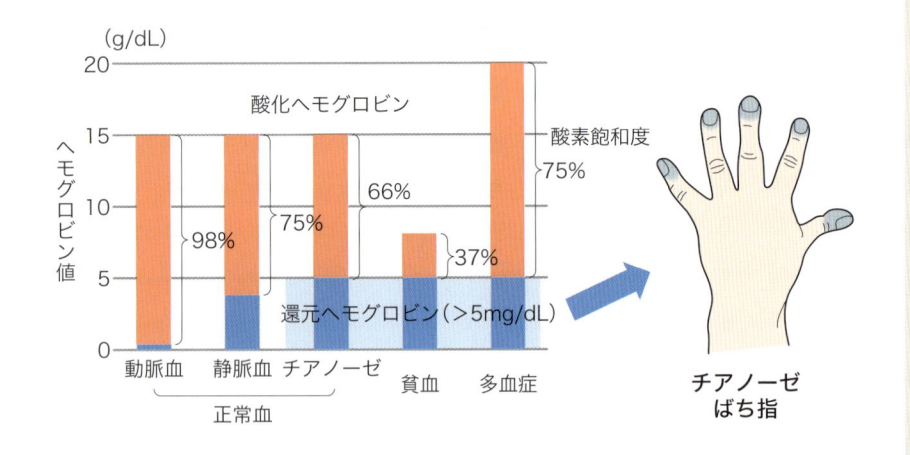

（グラフ：ヘモグロビン値（g/dL）、酸化ヘモグロビン、還元ヘモグロビン（>5mg/dL）、動脈血98%、静脈血75%、チアノーゼ66%、貧血37%、多血症 酸素飽和度75%、正常血）

チアノーゼ ばち指

多血症
わずかな酸素の不足によってもチアノーゼが生じやすい．

貧血
低酸素状態であってもチアノーゼがみられないことがある．

ばち指
血行障害によって，指先が太鼓のばちのように太くなり，爪も膨らみ，丸くなる状態をいう．心肺疾患に伴う長期の低酸素血症によることが多い．

心臓内の正常な血液の流れ

上下大静脈から心臓に還ってきた酸素の少ない静脈血（酸素飽和度75%）は，右心房，右心室を通り，肺動脈に送られる．肺で酸素によりほとんど飽和されて動脈血（酸素飽和度98%）となり，肺静脈を通って左心房に入る．さらに，左心室から大動脈を通って全身の臓器に送られる．心房中隔，心室中隔があることで，心臓の中で静脈血と動脈血が混ざることはない．

チアノーゼ

チアノーゼとは，皮膚および粘膜の青みを帯びた状態をいい，耳朶，鼻尖，頬，指爪，口唇，指趾などにみられる．全体のヘモグロビン量にかかわらず，動脈によって末梢に運ばれた毛細血管血液中のヘモグロビンの5g/dL以上が酸素と結合していない（還元ヘモグロビン）とき，チアノーゼが現れる．

血液に含まれるヘモグロビン量の基準値は，15 g/dL程度（男性13.0〜16.6 g/dL，女性11.4〜14.6 g/dL）である．大気を吸っているときの正常な動脈血の酸素飽和度は98%，静脈血の酸素飽和度は75%（還元ヘモグロビン3.75 g/dL）である．正常な静脈血より酸素飽和度がはるかに少なくなってからチアノーゼが現れる．

チアノーゼは，多血症で生じやすく，貧血では発生しにくい．

7　先天性心疾患 / 分類

先天性心疾患患者の割合

非チアノーゼ性心疾患	心室中隔欠損症 心房中隔欠損症 房室中隔欠損症 動脈管（ボタロー管）開存症など	60〜70%
チアノーゼ性心疾患	ファロー四徴症	4.5%
	完全大血管転位症	2.2%
	両大血管右室起始症	1.3%
	総肺静脈還流異常症	1.2%
	単心室症	0.6%
	左室低形成	0.6%
	三尖弁閉鎖症	0.4%
	エプスタイン奇形	0.4%
	総動脈幹遺残	0.4%

（東京女子医科大学心臓血管外科：わかりやすい先天性心疾患の解説より）

非チアノーゼ性心疾患

（東京慈恵会医科大学附属病院心臓外科 WEB より）

チアノーゼ性心疾患患者は，非チアノーゼ性心疾患患者より少ないが，チアノーゼ性心疾患に含まれる疾患は 20〜30 種類と多い．

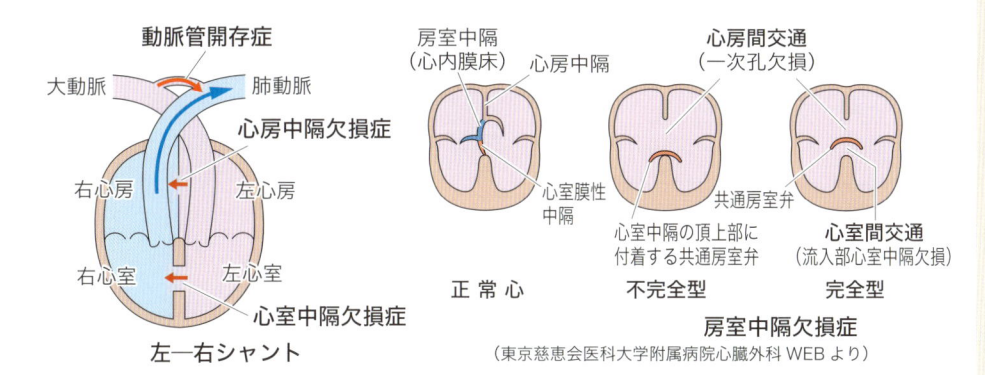

心房中隔欠損症
　1 cm 以下の小さい孔は 1 歳までに自然閉鎖することが多いが，1 歳以上で，1 cm 以上の孔は自然閉鎖しない．

心室中隔欠損症
　約半数は，生後 1 年以内に自然閉鎖する．

房室中隔欠損症
　ダウン症候群患者の 15〜20% が，房室中隔欠損症を合併する．

動脈管開存症
　未熟児に多い．

先天性心疾患
　先天性心疾患とは，生まれつき心臓内部やその周辺の発生・形成異常のあるものをいう．
　先天性心疾患は，チアノーゼをきたすチアノーゼ性心疾患と，チアノーゼをきたさない非チアノーゼ性心疾患とに大きく分けられる．患者数は，非チアノーゼ性心疾患が先天性心疾患の 60〜70% を占める．

非チアノーゼ性心疾患
　非チアノーゼ性心疾患は，心臓の形はほぼ正常であるが，心房や心室中隔の欠損，血管の交通があり，圧力の高い左心系から低い右心系に血流が短絡（左—右シャント）して，肺血流量が増える．

心房中隔欠損症：心房中隔に孔があり，肺静脈から左心房に入った血液の一部が，心房中隔の欠損孔を通って右心房に流れる．

心室中隔欠損症：心室中隔に孔があり，左心房から左心室に入った動脈血の一部が，心室中隔の欠損孔を通って右心室に流れる．

房室中隔欠損症：胎児期に心臓ができるときの中心部分である心内膜床の欠損によって，心房と心室に孔があくだけでなく，三尖弁閉鎖不全や僧帽弁閉鎖不全などを合併する．

動脈管（ボタロー管）開存症：通常，肺呼吸をはじめると，誕生後数時間で自然に閉じる動脈管が閉鎖せず，肺動脈と大動脈間に交通ができている状態をいう．

7 先天性心疾患／分類

チアノーゼ性心疾患

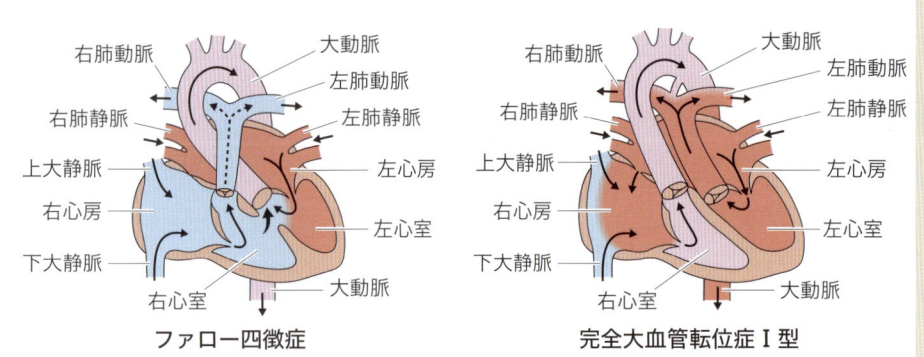

ファロー四徴症

完全大血管転位症Ⅰ型

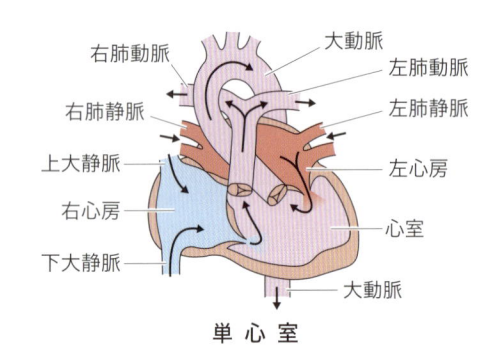

単心室

（白石　公：公益財団法人循環器病研究振興財団発行「知っておきたい循環器病あれこれ」73号．子どもの心臓病先天性心疾患の場合より一部加筆）

ファロー四徴症の4つの形態的特徴
心室中隔欠損：右心室と左心室の間の欠損孔
肺動脈狭窄：右心室の出口（漏斗部）の狭小化
右室肥大：右心室壁の肥厚
大動脈騎乗：本来左心室から出ている大動脈が，右心室と左心室の両方にまたがって出る．

完全大血管転位症
　心臓から出る大動脈と肺動脈が入れ替わって，左心室から肺動脈が，右心室から大動脈が出る．心房中隔欠損，心室中隔欠損，動脈管開存などのシャントによって，肺で酸素化された血液が混ざる必要がある．

単心室症
　心室が1つになっており，体循環と肺循環を，1つの心室で行う．

チアノーゼ性心疾患
　チアノーゼ性心疾患は，心房，心室の大きさや構造が正常と大きく違い，数も少ないものがある．また，肺動脈や大動脈の形状，心臓の部屋とのつながりも正常と異なることがある．
　チアノーゼ性心疾患では，全身から戻ってきた酸素の少ない静脈血が，心臓内で動脈血に混ざって全身に送られるため（右－左シャント），動脈血中の酸素量が少なくなり，チアノーゼが現れる．
　チアノーゼ性心疾患患者は，手術をしないと24時間チアノーゼの状態となり，常時70〜80％くらいの酸素飽和度を示し，泣いたりすると50〜60％にまで低下することがある．

ファロー四徴症：右心室の酸素含量の少ない静脈血が，肺動脈狭窄と心室中隔欠損のため，肺動脈に流れず，左心室を経由して大動脈へ流れ込むため，動脈血中の酸素含量が低下して，チアノーゼが生じる．
完全大血管転位症：全身から戻ってきた血液が，また全身へ，肺から戻ってきた血液が，また肺へと流れるため，生存できない．心房中隔欠損，心室中隔欠損，動脈管開存など，なんらかのシャントによって肺で酸素化された血液が混ざる必要がある．
単心室症：全身から戻ってくる酸素濃度の低い血液と，肺から戻ってくる酸素濃度の高い動脈血が1つの心室で混ざるため，出生直後からチアノーゼを認める．

7 先天性心疾患 / 症状

非チアノーゼ性心疾患の経過

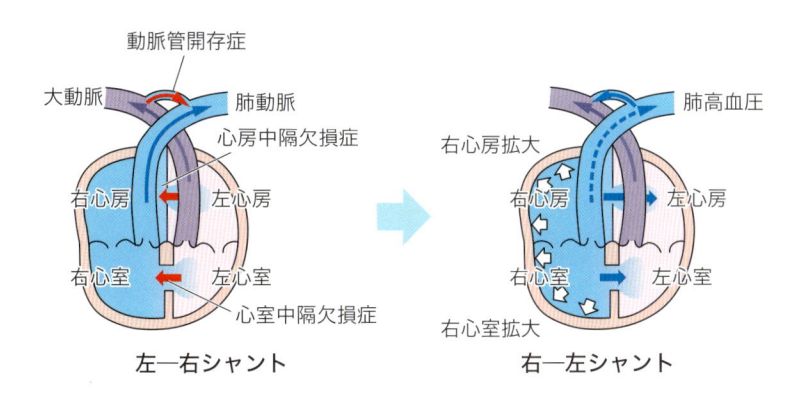

動脈管開存症
大動脈　肺動脈
心房中隔欠損症
右心房　左心房
右心室　左心室
心室中隔欠損症
左─右シャント

肺高血圧
右心房拡大
右心房　左心房
右心室　左心室
右心室拡大
右─左シャント

チアノーゼ性心疾患の経過

心臓内の形態異常
静脈血が動脈血に混ざり全身に送られる
心不全　チアノーゼ
肺高血圧
肺うっ血
起坐呼吸
ショック

赤血球増加
↓
血液の粘稠性の増加

脳血管障害（脳血栓）
糸球体硬化症

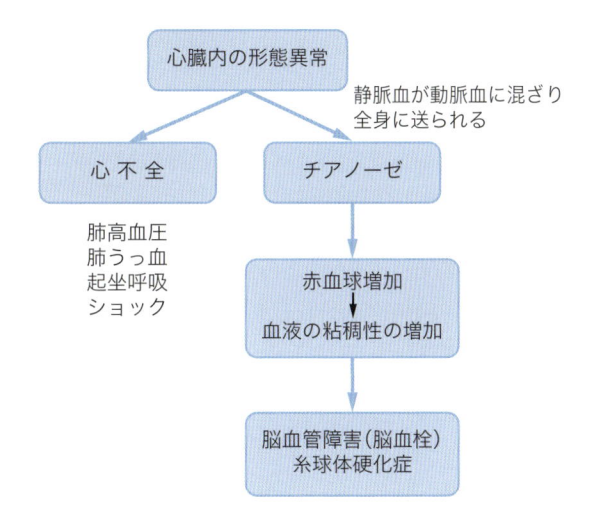

アイゼンメンガー症候群

　肺高血圧があるためにシャントを通って静脈血が動脈側に流れ込み，チアノーゼが出現した状態をいう．非チアノーゼ心疾患で，高度の肺高血圧から肺動脈の器質的閉塞性病変が進行して発症する．
　症状は，労作性呼吸困難，頭痛，喀血，失神を起こす．予後不良で，心不全などにより死亡する．

ファロー四徴症

　乳児期には，泣いたり運動時にだけみられていたチアノーゼが，しだいに安静時にもみられるようになる．
　立っている姿勢よりも体血管抵抗が大きくなり，肺血流量が増加して症状が軽くなるため，腰をおろし，上体を正した姿勢（いわゆる相撲の蹲踞の姿勢）でしゃがみこむ．
　また，一過性の肺動脈狭窄によって肺血流量が減少し，無酸素発作（スペル発作）とよばれる呼吸困難，チアノーゼ増強，痙攣，意識消失が生じることがある．

非チアノーゼ性心疾患

　肺血流量が増加し，やがて肺高血圧となる．肺動脈に十分に血液を送れなくなると，右心系の圧が高くなり，左心系の圧力よりも大きくなる．右心系から左心系へと血液が流出（右─左シャント）するようになる．
　乳幼児期に心不全症状が現れないこともあるが，シャントがある程度大きいときは，適切な時期に短絡路を閉鎖する手術を受けないと，軽い労作でも息切れや呼吸困難などの心不全症状が生じるようになる．

チアノーゼ性心疾患

　チアノーゼ性心疾患に共通する症状に「チアノーゼ」と「心不全」とがある．チアノーゼがつづくと，赤血球が増加し，血液が粘稠となるため，脳血管障害や腎障害が現れる．心臓の形態学的な異常から，肺うっ血，心不全をきたしやすく，ショックとなることもある．肺うっ血のため，頻呼吸，起坐呼吸を示し，また，肺炎を併発しやすい．
　チアノーゼや心不全の症状が軽いときは，しばらくは普通に育つこともあるが，必ず症状は進行する．適切な時期に手術などの治療を行わないと，肺高血圧などによって手術ができなくなる．

7 先天性心疾患 / 治療

非チアノーゼ性心疾患の手術

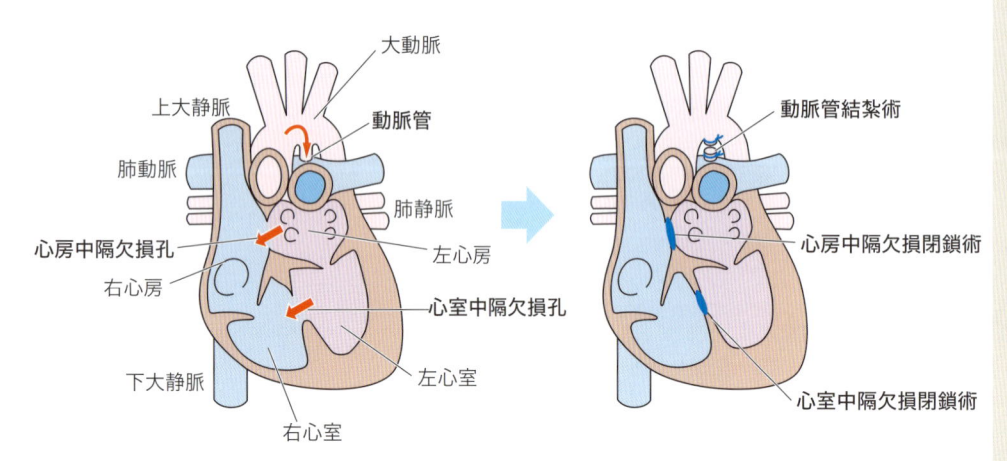

心房中隔欠損閉鎖術や心室中隔欠損閉鎖術では，人工心肺を用いて，パッチとよばれる人工の布で欠損孔を塞ぐ．

近年，開心術を用いないで，太ももの血管から入れたカテーテルを用いて，折り畳み傘のような装置で，孔の両側から挟み込んで閉じる手術も行われるようになっている．

動脈管開存症に対して，開胸あるいは胸腔鏡下での閉鎖術（動脈管切断術や動脈管多重結紮術），カテーテル治療によるコイル塞栓術が行われる．

チアノーゼ性心疾患（ファロー四徴症）の手術

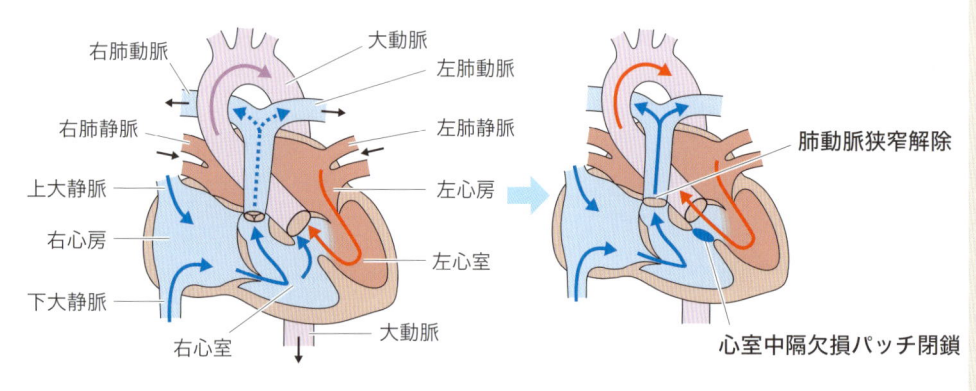

乳幼児期のチアノーゼ性心疾患で，肺動脈狭窄によって肺血流量が減少しているときは，人工血管を用いて鎖骨下動脈と肺動脈との間にシャントを作成するブラロック・タウシグ手術などで肺血流を増やして成長を待ち，根治手術を行うことがある．

非チアノーゼ性心疾患

欠損孔が小さく，ほとんど症状がないときは，治療を必要としない場合がある．しかし，欠損孔が大きいときは，肺血流量がさらに増加して，肺高血圧と心不全が生じるため，短絡路の閉鎖手術が必要である．肺高血圧になると手術がむずかしく，手術後も肺高血圧が改善しない．適切な時期に手術を行う必要がある．

チアノーゼ性心疾患

チアノーゼ性心疾患には，ほとんど症状のないものから，生まれてすぐに手術をしなければならないものまである．一般に，重症なものが多く，心臓の形が正常からかけ離れると，手術もむずかしい．

ファロー四徴症：根治手術は，心室中隔欠損のパッチ閉鎖，肺動脈狭窄の解除（右室流出路再建）という2つの手術を同時に行う．

完全大血管転位症：一般的に，新生児期に大動脈と肺動脈を本来あるべき位置に入れ替え，冠動脈も移し替える大動脈スイッチ手術（ジャテネ手術）を行う．

単心室症：治療は，静脈血と動脈血が混じらないように，静脈血が心臓に戻る上大静脈と下大静脈を，直接肺動脈につなぎ，心臓には肺からの動脈血だけが戻るようにする機能的根治手術（フォンタン手術）を目標に進める．

40　循環器疾患

7　先天性心疾患 / 診療上の留意点

小児期に行われた動脈管開存症，心房中隔欠損症などの単純先天性心疾患に対する根治手術では，成人後の経過観察を必要としない．しかし先天性心疾患手術を受け，小児期に順調に経過した患者が，成長とともに合併症，残遺症，続発症を伴うようになり，心機能悪化，心不全，不整脈など，さまざまな問題が生じることも少なくない．

事前に，主治医に心疾患の状態，治療内容について情報提供を求める

情報提供と心疾患に関連する合併症への対応が決まるまでは，先天性心疾患患者の治療は，簡単な治療や対症療法にとどめる．また，侵襲の大きな治療が必要で，重篤な合併症が予測されるときは，対応可能な医療施設に治療を依頼する．

観血的な処置を行う場合には，主治医と相談のうえ抗菌薬の予防投与を行う

感染性心内膜炎は，弁膜や心内膜，大血管内膜に細菌集簇を含む疣腫（ゆうしゅ）を形成する全身性敗血症性疾患である．歯科治療後，とくに，抜歯後の菌血症は，感染性心内膜炎の大きな誘因となる．

感染性心内膜炎は，心房中隔欠損（二次孔欠損型）を除くほとんどの先天性心疾患患者の予後を悪化させ，適切な治療が奏効しない場合，死に至ることもある．ガイドラインに沿った抗菌薬の投与が必要である[2,3]．

治療は，経皮的酸素飽和度を測定しながら行う

チアノーゼ性心疾患患者に対しては，低酸素状態を悪化させないことが重要で，顔色や唇の色をつねに観察するとともに，パルスオキシメーターによって持続的に経皮的酸素飽和度を測定する．

疾患によっては，高濃度の酸素を吸入することによって意識が障害されるなど，酸素投与に伴う合併症を起こすことがある．治療中の酸素吸入について，主治医と十分な打ち合わせを行う．

心機能低下や不整脈のある先天性心疾患患者に対する治療は，血圧，脈拍，心電図のモニター下に行う

手術を受けていない患者だけでなく，幼児期に根治手術を受け，通常の生活を送っている先天性心疾患患者であっても，成人になると心機能の低下，不整脈，肺機能の低下などを伴うことがある．

血圧，脈拍，心電図のモニタリングは，心機能がふだんの状態に維持できているかを知り，早期に偶発症をみつけ，対応するために必要である．

参考文献

1) 2010 年度合同研究班報告：成人先天性心疾患診療ガイドライン，2011 年改訂版
2) 日本有病者歯科医療学会，日本口腔外科学会，日本老年歯科学会：科学的根拠に基づく抗血栓療法患者の抜歯に関するガイドライン 2010 年版．学術社，2010
3) 2007 年度合同研究班報告：感染性心内膜炎の予防と治療に関するガイドライン，2008 年改訂版

8 心筋症 / 分類

心筋症の分類

特発性心筋症	特定心筋症
拡張型心筋症	虚血性心筋症
肥大型心筋症	弁膜症性心筋症
拘束型心筋症	高血圧性心筋症
不整脈原性右室心筋症	代謝性心筋症
分類不能型心筋症	全身疾患に伴う心筋症
	筋萎縮性心筋症
	アルコール性心筋症
	薬物や放射線障害に伴う心筋症
	産褥性心筋症
	ミトコンドリア心筋症

特発性心筋症

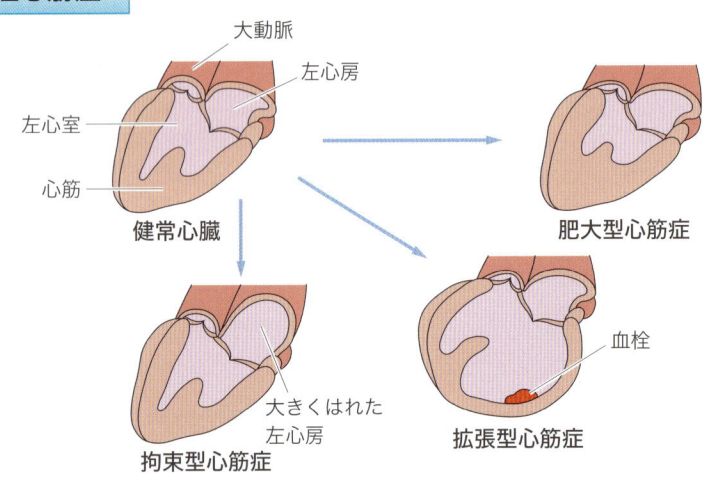

(駒村和雄：公益財団法人循環器病研究振興財団発行「知っておきたい循環器病あれこれ」62 号，心筋症って怖い病気ですか？ より一部改変)

特定心筋症
心臓の病気，あるいは全身性疾患によって引き起こされた心筋疾患を，特定心筋症，あるいは特定心筋疾患という．

アルコール性心筋症
長期間のアルコール多飲（例：日本酒なら 1 日に 4〜5 合以上を 10 年以上）後に，拡張型心筋症に類似の左心室の拡大，壁運動の低下を認める．早期の断酒により，もとに戻ることもあるが，末期では改善しない．

心筋症とは，心筋細胞が変性して心臓の壁が厚くなる，あるいは薄くなることで心臓の働きが障害され，心不全や心臓突然死を起こす病気である．

心筋症には，原因や全身疾患との関連がはっきりしている特定心筋症（続発性心筋症，二次性心筋症）と，原因不明の特発性心筋症とがある．一般的に，心筋症とは，特発性心筋症をさす．

拡張型心筋症
心室の心筋収縮が低下し，心室内腔が拡大する．拡張型心筋症では，徐々に心機能が低下し，うっ血性心不全に進行する．

肥大型心筋症
不均等な心筋の変性，壊死および線維化を伴う心筋肥大が生じ，左心室の拡張障害をきたす．心臓の収縮期に左心室から血液が出ていく部位（流出路）が狭くなるものを閉塞性肥大型心筋症，流出路の狭窄のないものを非閉塞性肥大型心筋症とよぶ．

拘束型心筋症
心室の拡張や肥大はなく，心筋の収縮力も正常であるのに，おもに心内膜の変性によって左心室が硬くなり，拡張できなくなる（左心室拡張障害）．平均発症年齢は 30 歳後半で，子どもに比較的多く発症する．

8 心筋症 / 症状と治療

心筋症の症状と治療

	症　状	治　療
拡張型心筋症	進行すると，うっ血性心不全を起こし，運動時の動悸や安静時の息切れ，夜間呼吸困難（夜間発作性呼吸困難）などが現れる．さらに進行すると，両下肢や顔面の浮腫，不整脈が生じる． 致死性不整脈である心室性頻拍は突然死の原因となり，心房細動による心腔内での血栓形成は，脳梗塞の原因となる．拡張型心筋症の長期予後は不良である．	心不全に対する薬物治療が行われる．不整脈に対して，抗不整脈薬，植込型除細動器（ICD），カテーテル・アブレーションなどによる治療が行われる． 内科的治療に反応しない重症例は，拡大した心臓の一部を切除して心室を縮小させる左室部分切除術（バチスタ手術），心臓移植が適応となる．
肥大型心筋症	多くは無症状である．重症になると，心臓からの1回拍出量が低下して，動悸やめまいを生じたり，冠血流量が減少することで胸痛が生じるなどの胸部症状が現れることがある． 左室流出路の狭窄によって心臓からの血液の拍出が低下すると，眼前暗黒感，失神などの脳症状が現れる． 肥大型心筋症は，自覚症状がなくても，不整脈や心拍出量の著しい低下が原因となって，突然死を引き起こすことがある．	心不全，左心室の流出路の狭窄を軽減する目的で，β遮断薬，カルシウム拮抗薬，抗不整脈薬などが用いられる． 外科的治療として，肥大した心筋を切除する心筋切除術，ペースメーカー，経皮的中隔心筋焼灼術などが行われる． 心臓のポンプ作用が高度に低下している場合には，心臓移植が適応となることがある．
拘束型心筋症	拘束型心筋症が進行すると，心不全症状，不整脈などが現れる．また，心臓の内腔壁に血栓ができ，脳梗塞，腎梗塞，肺梗塞などの原因となる．	うっ血性心不全，不整脈に対して薬物治療が行われる．心房細動に対しては，カテーテル・アブレーションやペースメーカーが用いられる． 血栓症には，抗血小板療法やワルファリンによる抗凝固療法が用いられる． 二次性拘束型心筋症に対しては，原因疾患の治療が原則であるが，有効な治療法がないことも多い．

たこつぼ心筋症

災害などの強い精神的ストレス，手術などの身体的なストレスがきっかけで発症する，可逆性の重症左室機能不全をきたすストレス心筋症を，たこつぼ心筋症という．左心室下部の収縮が弱くなり，上部だけが収縮するため，超音波などの画像診断で，たこつぼのような形にみえる．

日本国内で心臓移植を待つ患者の80％が，特発性拡張型心筋症患者である．

欧米では年間約4,000件の心臓移植手術が行われている[1]．小児に対する心臓移植手術は，欧米を中心に毎年500人前後の重症心不全患者に行われ，近年の5年生存率は74.4％（2000〜2005年）と報告され[2]，患者の約半数が16年間生存する[3]とされている．

心筋症の多くは無症状で，通常の日常生活での問題はほとんどないが，進行すると不整脈や動悸，易疲労感などが現れ，心不全に至ることがある．内科的治療の発展によって心筋症患者の生存率は延びているが，薬物治療の効果が得られないときは，心臓移植の適応となる．

薬物治療

心機能の維持，症状の緩和を目的に，βブロッカーやカルシウム拮抗薬などの循環器系の治療薬を使った内科治療が行われる．

外科治療

拡張型心筋症に対するバチスタ手術，肥大型心筋症に対する心筋切除術，ペースメーカー，経皮的中隔心筋焼灼術などが行われているが，いずれも根治手術ではない．

心臓移植

心臓移植は，あらゆる内科的治療を行っても改善しない重症の心不全症状のある心筋症の根治手術である．

8 心筋症 / 診療上の留意点

心筋症の種類,症状,発症時期,治療について確認する

心筋症患者は,初期には症状がなく,普通に日常生活を送っている.心不全症状がない,あるいは軽度の心筋症患者に対する一般的な治療は,ほとんど問題なく行うことができる.しかし心筋症の症状は,重症度によってさまざまであり,治療内容も症状,原因疾患によってさまざまである.

心不全の程度,原因疾患の有無,治療内容についての情報を得る

症状のある心筋症患者では,ストレスのかかる治療が心不全症状を増悪させる可能性があり,循環器主治医からの疾患についての情報が欠かせない.

不整脈や動悸,易疲労感などの症状のある心筋症患者の治療は,心電図モニター下に行う

心筋症患者での不整脈や動悸,易疲労感は,心機能の低下によって生じる.治療中,心電図波形の変化や頻脈が認められるときは,病態の悪化を示す可能性がある.治療を中断して経過を観察し,症状の悪化が認められるときは,主治医からの指示を受ける必要がある.

特定心筋症では,原因疾患に応じた対応を行う

虚血性心疾患や高血圧,代謝性疾患などに伴う特定心筋症患者に対しては,心筋症に対する注意とともに,原因となる疾患についての管理が必要である.

参考文献

1) Balsam LB, Robbins RC：Current trends in heart transplantation. *Scand J Surg* 96(2)：125-130, 2007
2) 福嶌教偉：心臓移植患者と QOL 移植 43(4)：254-258, 2008
3) Kirk R, Edwards LB, Kucheryavaya AY, Benden C, Christie JD, Dobbels F, Rahmel AO, Stehlik J, Hertz MI：The Registry of the International Society for Heart and Lung Transplantation：Fourteenth Pediatric Heart Transplantation Report--2011. *J Heart Lung Transplant* 30(10)：1095-1103, 2011

呼吸器疾患

気管支喘息
慢性閉塞性肺疾患(COPD)

呼吸器 / 基礎知識

気道の解剖

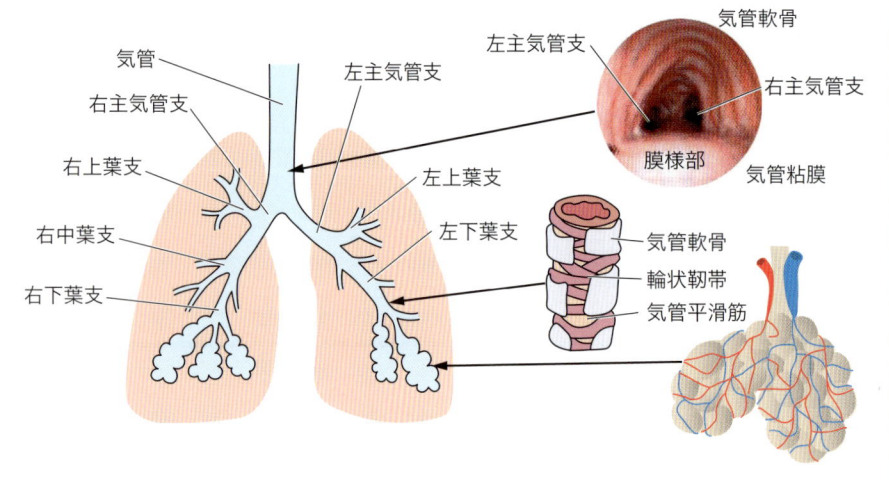

肺胞
直径 0.1〜0.2 mm の小さい袋状で，およそ 8 億個あり，表面積は約 70 m² である．

呼吸運動

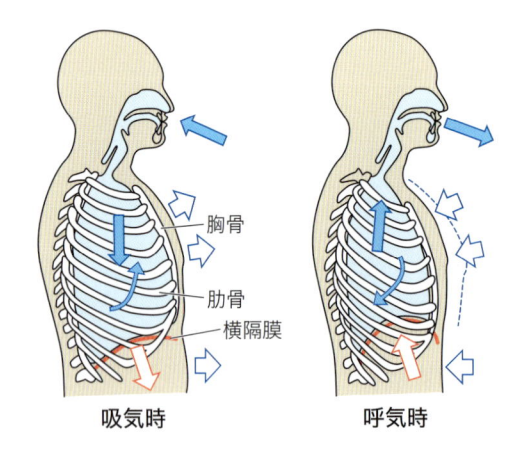

吸息運動
吸気時の外肋間筋の収縮による胸郭の拡張，横隔膜の緊張によって，肺は受動的に拡張し，空気を吸入する．

呼息運動
呼気時には，内肋間筋の収縮，横隔膜の弛緩によって胸郭が小さくなり，呼出する．

気道

気道は，鼻腔－副鼻腔－咽頭－喉頭－気管－気管支からなり，鼻腔－下咽頭までを上気道，喉頭から先を下気道という．

気管は，長さ約 10〜11 cm，直径約 2.0〜2.5 cm，胸骨の中央あたりで 2 つに分枝して気管支となる．気管，気管支の前壁および側壁は，気管軟骨（馬蹄形の軟骨）が一定の間隔で並ぶ．気管後壁は，気管軟骨を欠く平滑筋の膜性壁（膜様部）で構成される．気管支末梢になるに従って，軟骨はしだいに減る．

気管支は 16 回分岐して，しだいに細くなり（小気管支－細気管支－終末細気管支），ガス交換を行う呼吸細気管支－肺胞管－肺胞嚢－肺胞に至る．

呼吸運動

呼吸運動は，延髄を中心とする呼吸中枢によってコントロールされる．肺が伸展すると求心性迷走神経が興奮し，これにより吸息性神経の活動を抑制する（ヘーリング・ブロイエル反射）．

頸動脈小体，大動脈小体は，動脈血中の酸素分圧（PaO_2），二酸化炭素分圧（$PaCO_2$），pH の変化を感知し，呼吸中枢に入力する．延髄化学受容器は，脳脊髄液や脳組織中の pH を感知する．呼吸抑制による PaO_2 の低下，$PaCO_2$ の上昇，pH の低下は呼吸中枢を刺激して肺胞換気量を増大させる．

呼吸器 / 基礎知識

スパイログラム

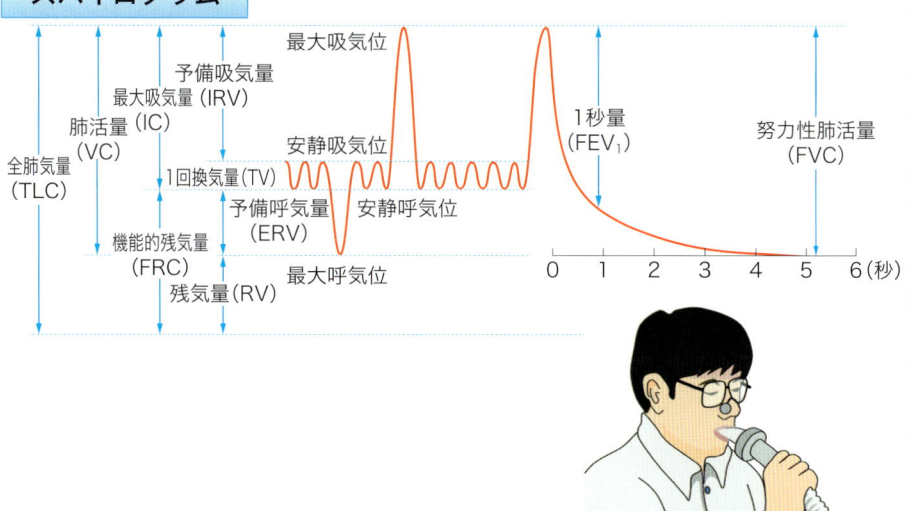

図中ラベル：全肺気量（TLC）、最大吸気量（IC）、肺活量（VC）、予備吸気量（IRV）、最大吸気位、安静吸気位、1回換気量（TV）、予備呼気量（ERV）、安静呼気位、機能的残気量（FRC）、残気量（RV）、最大呼気位、1秒量（FEV₁）、努力性肺活量（FVC）

残気量（RV）
息を吐ききったあと，なお肺内に残っている空気量

残気量は呼出されないため，全肺気量，機能的残気量，残気量を，スパイロメーターで測定することはできない．

酸素飽和度

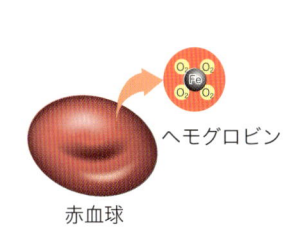

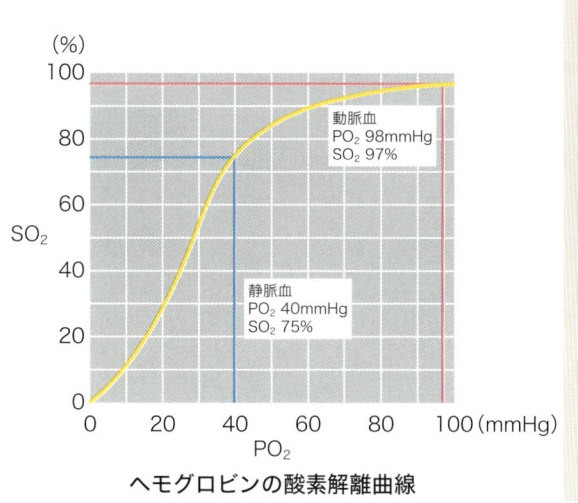

ヘモグロビンの酸素解離曲線

- 動脈血 PO₂ 98mmHg　SO₂ 97%
- 静脈血 PO₂ 40mmHg　SO₂ 75%

酸素解離曲線
赤血球に含まれるヘモグロビン1分子は，4分子の酸素と結合する．

酸素分圧（PO₂）と酸素飽和度（SO₂）との関係は，直線的な比例関係ではなくS字カーブを描く．

酸素飽和度を知ることで，動脈血中酸素分圧を推定できる．

スパイロメトリー（肺機能検査）

スパイロメーターを用いて，次のような項目（肺気量分画）について調べ，肺機能を診断する．

肺活量（VC）：息を最大限吸い込んだあと，肺から吐き出せる空気量

%肺活量（%VC）：年齢や性別から算出された予測肺活量（基準値）に対する実測した肺活量の比率

努力性肺活量（FVC）：胸いっぱいに息を吸い込み，一気に吐き出した空気量

1秒量（FEV₁）：努力性肺活量のうち，最初の1秒間に吐き出された空気量

1秒率（FEV₁%）：努力性肺活量に対する1秒量の比率

酸素飽和度

肺で血液に取り込まれた酸素の多くは，赤血球中のヘモグロビンに含まれる鉄分子と結合して組織に運搬される．すべてのヘモグロビンが酸素と結合したとき酸素飽和度が100%であるという．正常な動脈血の酸素飽和度は97～98%で，静脈血では75%程度まで低下する．

正確な酸素飽和度は，血液ガス分析装置で測定する．経皮的酸素飽和度計（パルスオキシメーター）は，指先につけた小さなプローブで連続して酸素飽和度を知ることができる．

1 気管支喘息 / 基礎知識

換気障害の分類

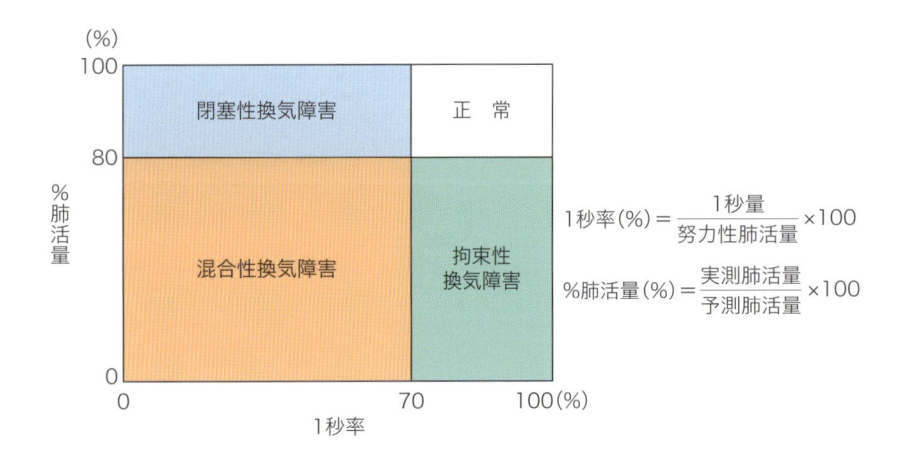

$$1秒率(\%) = \frac{1秒量}{努力性肺活量} \times 100$$

$$\%肺活量(\%) = \frac{実測肺活量}{予測肺活量} \times 100$$

ピークフロー（PEF）値

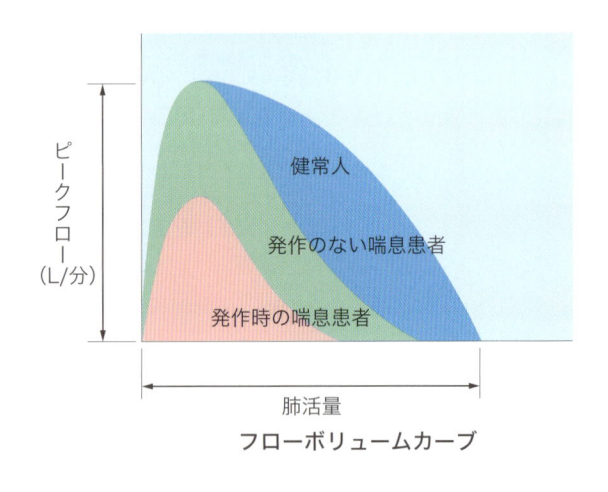

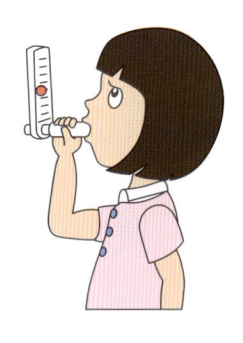

フローボリュームカーブ

予測肺活量（mL）
男性
$(27.63 - 0.112 \times 年齢) \times 身長$
女性
$(21.78 - 0.101 \times 年齢) \times 身長$

ピークフロー
　肺からの努力性最大呼気流速度のこと．ピークフローメーターによるピークフロー値は，1秒量とよく相関する．

換気障害の分類
　換気障害は，拘束性換気障害と閉塞性換気障害とに大きく分類される．
　拘束性換気障害：肺および胸郭系の正常の伸展が障害されたために生じる換気障害をいう．肺線維症や肺切除術などによって肺自体の伸展性（膨らみやすさ）が低下するときと，胸水貯留や腫瘍による肺圧迫，胸郭の変形や呼吸筋障害などにより胸郭の伸展が障害されたときに生じる．計測値が正常予測値の80％以下のとき，拘束性換気障害があると評価する．
　閉塞性換気障害：気道の狭窄あるいは閉塞のために起こる肺の換気障害をいう．慢性肺気腫，慢性気管支炎，気管支喘息，気管支拡張症などで生じる．閉塞性換気障害では，呼気障害が起こるため，1秒率が低下する．1秒率が70％以下のとき，閉塞性換気障害と診断する．

ピークフロー値
　十分息を吸い込んで，思いきり早く吐き出したときの最大の速さ（最大呼気流速度）をいう（呼出量ではない）．ピークフローメーターという市販の専用器具で簡単に測ることができる．
　気道が狭くなっているとき，ピークフロー値は低くなる．健康な人と喘息患者のフローボリュームカーブの形は異なる．

1 気管支喘息 / 原因

気管支喘息の病態

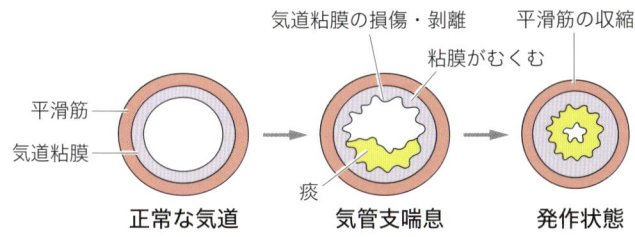

正常な気道 — 平滑筋、気道粘膜

気管支喘息 — 気道粘膜の損傷・剝離、粘膜がむくむ、痰
症状はなくても炎症がある

発作状態 — 平滑筋の収縮
発作が起こり、空気の通り道が狭くなっている

リモデリング
気道の壁が厚くなり、気道粘膜の分泌腺が異常に発達して、発作を起こしていなくても気道が狭くなったままの状態になることをいう.

喘息は可逆性の変化であるが、リモデリングを起こすと非可逆的となり、死に至る重篤な状態を引き起こす.

気管支喘息の原因

原因	アトピー型喘息（アレルギー性喘息）	非アトピー型喘息（非アレルギー性喘息）
原因	・アレルゲン〈例〉ハウスダスト、ダニ、花粉、動物の毛	・外界からの刺激〈例〉タバコの煙、香水などの強い匂い、風邪などのウイルス、気温・湿度の急激な変化 ・解熱鎮痛薬、アルコール ・疲労、運動、ストレス
	小児喘息の 90％ がこのタイプ	成人喘息の半数以上がこのタイプ

気管支喘息の発作
真夜中から朝方にかけて起こりやすい.
・夜間の冷たい空気が刺激となって発作を誘発する.
・長時間寝ていることによる水分不足が痰を硬くし、乾燥が粘膜を弱めて、気管に刺激を与えやすくなる.
・寝ているあいだに痰がたまり、横になった状態では痰を出しにくい.

気管支喘息とは、アレルギー反応や感染などで生じた気管支の炎症が慢性化して、気道過敏性の亢進、可逆性の気道狭窄を起こし、発作的な喘鳴、咳などの症状をきたす呼吸器疾患をいう.

気管支喘息による気管支狭窄は、発作がおさまると正常に戻る.しかし、軽症であっても、不十分な治療のまま長期間経過すると、慢性的な炎症によって、気道が狭くなったままの状態になる（リモデリング）.

気管支喘息の原因
アトピー型喘息（アレルギー性喘息）：アレルゲンを特定できる.遺伝的素因に基づいて発症する.生まれつきの過敏症をいう.

非アトピー型喘息（非アレルギー性喘息）：アレルゲンを特定できない.

呼吸器感染症、屋外大気汚染、室内空気汚染、喫煙などは、気管支喘息を発病する可能性を高める.運動、気象変化、食品、薬物、ストレス、月経などは、発作を誘発し、症状を増悪させる.風邪による気道の炎症は、さらに気管を過敏にして喘息発作を悪化させる.

アスピリン喘息
成人喘息の約 10％ は、非ステロイド性抗炎症薬（NSAIDs）によって発作が誘発される.鎮痛薬の使用後 1 時間以内に喘息発作が起こる.意識障害を伴うほどの大発作になり、死亡することもある.

1 気管支喘息 / 症状と診断

気管支喘息の症状

小発作	・軽い喘鳴や咳，息苦しさはあるが，日常生活にはほとんど支障がない． ・急いで歩くと苦しいが，会話や食事，睡眠などは可能である．
中発作	・喘鳴や咳がひどく，苦しさのために横になれず，日常生活がやや困難である． ・かろうじて歩いたり，会話，食事ができるが，寝ていてもときどき目が覚める． ・呼気の延長，呼吸数の増加がある． ・小児では，息を吸ったときに喉やみぞおちが凹む陥没呼吸がみられる．
大発作	・激しい喘鳴・咳があり，息苦しさのために動けなくなる． ・呼吸困難のために横になれず，起坐呼吸になる． ・会話，食事，歩行，睡眠などの日常生活が困難である． ・明らかな呼気の延長，呼吸数の増加があり，小児では，はっきりした陥没呼吸，肩で呼吸をする肩呼吸，鼻をピクピクさせる鼻翼呼吸が現れる． ・症状が重篤になると，チアノーゼをきたし，痰の乾燥のために気道が閉塞し，喘鳴が聞こえなくなり，呼吸困難となる． ・興奮や錯乱，意識の消失，失禁などをきたす．

呼吸の状態，呼吸困難感，生活の状態，意識障害，ピークフロー値によって，小発作，中発作，大発作，呼吸不全と判定する．

初回の気管支拡張薬吸入前後のPEF 予測値または自己最良値に対する割合（％）

	PEF 吸入前	PEF 吸入後
小発作	＞60	＞80
中発作	30〜60	50〜80
大発作	＜30	＜50
呼吸不全	測定不能	測定不能

コントロール状態の評価（JGL2012）[2]

	コントロール良好 （すべての項目が該当）	コントロール不十分 （いずれかの項目が該当）	コントロール不良
喘息症状 （日中および夜間）	なし	週1回以上	コントロール不十分の項目が3つ以上あてはまる．
発作治療薬の使用	なし	週1回以上	
運動を含む活動制限	なし	あり	
呼吸機能 （FEV_1およびPEF）	予測値あるいは自己最高値の80％以上	予測値あるいは自己最高値の80％未満	
PEFの日（週）内変動	20％未満	20％以上	
増悪（予定外受診，救急受診，入院）	なし	年に1回以上	月に1回以上*

*増悪が月に1回以上あれば，ほかの項目が該当しなくてもコントロール不良と評価する．
FEV_1：1秒量．息を吸えるだけ深く吸い込んでから，できるだけ早く吐いたときの最初の1秒間に吐き出した息の量．閉塞性換気障害があると少なくなる．
PEF：ピークフロー（肺からの努力性最大呼気流速度）．ピークフロー値は1秒量とよく相関する．

気管支喘息の症状

　気管支喘息は，気管支が収縮して息を吐くことができにくくなる呼吸困難を主症状とする．
　気管支が細くなる程度にしたがって，単なる喘鳴（ゼーゼー，ヒューヒュー）から大発作まで，重症度に応じた呼吸困難が起こり，多くは咳と痰を伴う．大発作が継続する状態を喘息の重積発作とよび，適切な治療が行われないと致死的状態となる．
　気管支喘息による発作性の呼吸困難や喘鳴は，とくに夜間や明け方に起こりやすいという特徴がある．症状は，無症状の時期を挟んで繰り返す．発作は，さまざまな誘因により引き起こされたり，悪化する．

気管支喘息の診断

　1秒率が70％以下の場合，肺に「閉塞性障害」があると判断する．閉塞性呼吸障害を示す代表的な病気が，気管支喘息と慢性閉塞性肺疾患（COPD）である．気管支喘息は，「気道の可逆性」とよばれる気管支拡張薬を吸入することで，1秒率，ピークフロー値が改善するのが特徴である．

1 気管支喘息 / 治療

ゾーン管理システム

ゾーン	状態	ピークフロー値（最良値比）	症状
グリーン（安全域）	喘息がコントロールされた，よい状態	80〜100%	ほとんどない
イエロー（注意域）	注意が必要な段階	50〜80%	夜間苦しくて目が覚める．日中の活動に支障がある．長期的なコントロールが悪化
レッド（危険域）	警戒すべき段階	50%未満	安静時にも喘息症状があり，日常生活が妨げられる．

※測定したピークフロー値を，標準予測値あるいは自己最良値と比較する．

気管支喘息の治療

	抗炎症薬	気管支拡張薬
長期管理薬	吸入ステロイド薬 抗アレルギー薬	β_2受容体刺激薬（長時間作用薬） テオフィリン製剤 抗コリン薬
発作治療薬	吸入ステロイド薬 ＋ β_2受容体刺激薬（長時間作用薬） ステロイド薬（経口，静注）	β_2受容体刺激薬（短時間作用薬）

ピークフロー値
小児では，重症でも，正常範囲のことも多い．

経口ステロイド薬の長期間使用
骨粗鬆症，糖尿病，感染症などの副作用のリスクがある．また急に服用を中止すると，急性副腎不全が起こる危険性がある．

吸入ステロイド薬は，直接肺および気道に投与するため，吸入する薬量がごく少量（経口ステロイド薬の1/100〜1/1,000の用量）ですむ．消化管や肺から吸収された薬の大部分は，すぐに肝臓で分解されるため，長期に使用しても全身的副作用の心配はない．

ピークフロー値
ピークフロー値は，患者自身で測定可能なため，日常の喘息の状態を把握する指標として用いられる．

ピークフローを1日に複数回測り，1日のうちの変動（日内変動：日内変動率（%）＝（最高値 − 最低値）÷最高値 × 100）をみることで，気管支の状態を把握する手掛りとなる．日内変動が大きいときは，気管支の状態が不安定で，過敏性が高まっている．健常者の日内変動率は10%以内であり，成人喘息患者では，日内変動率20%以内が管理目標に設定される．

ゾーン管理システム：自覚症状とピークフロー値をもとに，発作の危険度を信号の色にならって，グリーン，イエロー，レッドの3つのゾーンで表す．発作が起こり息苦しさを感じたら，ピークフロー値を測定する．発作が起きていないときの値と比較し，80%以下のときは，何らかの治療が必要になる．

気管支喘息の治療
気管支喘息に慢性のアレルギー性炎症が重要な役割をはたしていることから，アレルギーの炎症を抑える吸入ステロイド薬を主体とする治療が行われている．

国際治療指針では，喘息発作予防薬として吸入ステロイド薬と短時間作用型 β_2刺激薬を第一選択薬としている．慢性的症状には吸入ステロイド薬と持続作用型 β_2刺激薬あるいはテオフィリンの併用，重症例では経口ステロイド薬を選択薬物として位置づけている．

呼吸器疾患

1 気管支喘息 / 診療上の留意点

気管支喘息の既往について確認する

喘息の既往のある患者に対して，現在の状態だけでなく，小児喘息の既往，治療内容についても聴取する．

小児患者の60〜70％は中学校を卒業するころに治癒するが，30〜40％の患者は成人以降まで持続する．また全成人患者の3〜4％は，小児喘息が治り，成人になって再発したものである．

喘息発作の状況，誘発される原因，治療内容について確認する

最近，発作の頻度が多かったり，強い発作が起こる患者に治療を行うときは，喘息発作の状況を知ることによってコントロール状態を予測する必要がある．とくに週1回以上の喘息発作や，発作治療薬の使用があるときは，コントロールが不十分である．

風邪の症状がないか確認する

風邪は喘息発作を誘発し，悪化させる．また気道の過敏性を増し，喘息を誘発させる可能性のある薬物などに対する感受性を高める可能性がある．風邪をひいた喘息患者への治療は，極力さけることが，重篤な喘息発作を引き起こさないために重要である．

気管支拡張薬を持参させる

刺激臭，口腔内の乾燥，治療に対するストレスなども，喘息発作の誘因となる可能性がある．重篤な喘息発作では，吸気，呼気ともに障害され，低酸素血症をきたして重篤なチアノーゼを呈する．このようなときは気管支拡張薬の吸入あるいは静脈内投与とともに，酸素吸入が必要である．

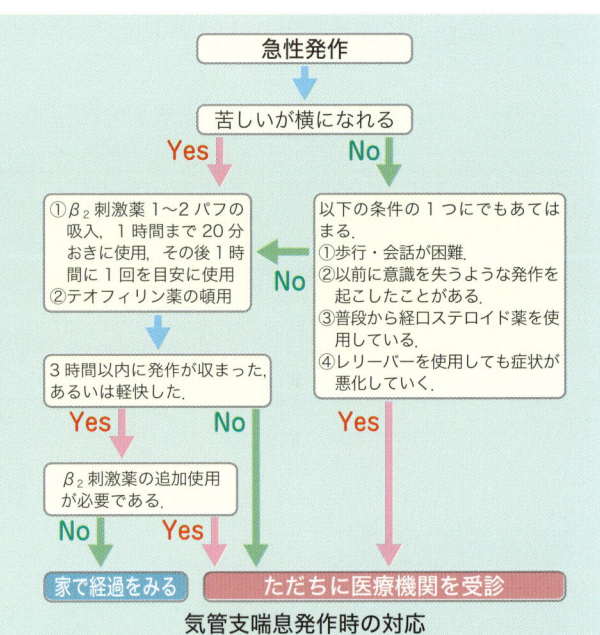

気管支喘息発作時の対応
（リウマチ・アレルギー情報センター：ガイドライン（成人気管支喘息より）

気管支喘息患者に非ステロイド性抗炎症薬（NSAIDs）を処方するときは，注意が必要である

アスピリン以外にも多くの鎮痛薬がアスピリン喘息を誘発し，これらの鎮痛薬の使用後1時間以内に喘息発作が起こる．アスピリン喘息の患者は，防腐剤の安息香酸ナトリウムやパラベンに対しても過敏性をもっていることがある．

参考文献
1) 日本アレルギー学会：アレルギー疾患診断・治療ガイドライン2010
2) 日本アレルギー学会喘息ガイドライン専門部会 監：喘息予防・管理ガイドライン2012, 協和企画

2　慢性閉塞性肺疾患（COPD）／分類

COPDの分類

```
        慢性閉塞性肺疾患（COPD）
           ／        ＼
    気腫性COPD        非気腫性COPD
  （肺気腫病変優位型）   （末梢気道病変優位型）
```

胸部単純エックス線および胸部CTで，気腫性陰影が優位に認められる．

胸部単純エックス線および胸部CTで，気腫性陰影がないか，微細にとどまる．

（日本呼吸器学会：COPD診断と治療のためのガイドライン第3版，2009より改変）

COPDの病態

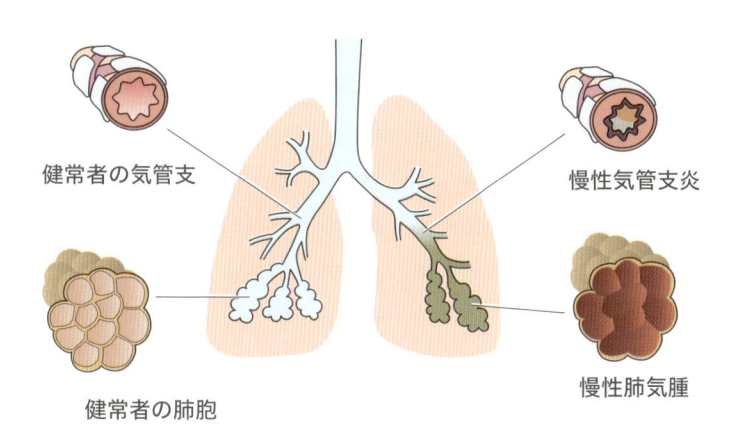

健常者の気管支　　慢性気管支炎

健常者の肺胞　　慢性肺気腫

長期の喫煙による気道の炎症は，気道上皮の杯細胞を増加させ，粘性のある痰が増える．

慢性気管支炎は，ほとんどの場合，肺気腫を伴う．

咳や痰は，肺気腫の主症状ではないが，風邪をひいたりすると，気管支に慢性の炎症や浮腫が生じ，痰が過剰になり，痰を取り除くために咳が出る．

COPD

COPDとは，「タバコ煙を主とする有害物質を，長期に吸入曝露することで生じた，肺胞-末梢気道-中枢気道に至るすべての肺で生じる炎症性疾患」である[1]．COPDの原因の約90％は喫煙で，非喫煙者と比べて，喫煙者の発症リスクは6倍といわれている．

COPDは，気腫型の慢性肺気腫と，非気腫型の慢性気管支炎を含む．

慢性肺気腫

炎症によって肺胞と肺胞の間の壁が壊れると，いくつもの肺胞が弾力性を失った1つの袋のようになる．このような肺胞がたくさんできた状態を，肺気腫という．肺気腫になると，正常な肺胞が減少し，呼吸面積が減少するため，肺でのガス交換が障害される．また肺の弾力性が低下して十分に息を吐けないため，息を吸うことができず，呼吸困難が生じる．

慢性気管支炎

気管や気管支が慢性的に炎症を起こし，過度の気管粘液が分泌され，2年以上，少なくとも1年のうちに3か月以上，咳や痰がつづく．気道の炎症，分泌物の増加は気管支内腔を狭めるため，進行すると，呼気時に喘鳴を伴う呼吸困難がみられるようになる．慢性気管支炎は，急性気管支炎が慢性化したものではない．

2 慢性閉塞性肺疾患（COPD）／症状と診断

呼吸機能の総合的評価（ヒュー・ジョーンズの分類）

Ⅰ度　同年齢の健康者と同様の労作ができ，歩行，階段の昇降も健康者なみにできる．
Ⅱ度　同年齢の健康者と同様の歩行ができるが，坂や階段の歩行は健康者なみにできない．
Ⅲ度　平地でさえ健康者なみに歩けないが，自分のペースなら1.6 km以上歩ける．
Ⅳ度　休み休みながらでないと50 m以上歩けない．
Ⅴ度　会話，衣服の着脱にも息切れする．息切れのため外出ができない．

（Hugh-Jones P, Lambert AV.：A simple standard exercise test and its use for measuring exertion dyspnoea. *Br Med J* 1 (4749)：65-71, 1952 より）

COPDの病期分類

病　　期	特　　徴
Ⅰ期　軽症COPD 　　　軽度の気流閉塞	$FEV_1/FVC<70\%$ $FEV_1≧80\%$予測値
Ⅱ期　中等症COPD 　　　中等度の気流閉塞	$FEV_1/FVC<70\%$ $50\%≦FEV_1<80\%$予測値
Ⅲ期　重症COPD 　　　高度の気流閉塞	$FEV_1/FVC<70\%$ $30\%≦FEV_1<50\%$予測値
Ⅳ期　最重症COPD 　　　きわめて高度の気流閉塞	$FEV_1/FVC<70\%$ $FEV_1<30\%$予測値　あるいは $FEV_1<50\%$予測値かつ呼吸不全合併

※この分類は，気管支拡張薬吸入後のFEV₁値に基づく．
FEV₁：1秒量（正常値に対して何％であるかで評価する）
FVC：努力性肺活量

（日本呼吸器学会：COPD診断と治療のためのガイドライン第3版，2009より）

COPDの病期分類
　1秒量（FEV₁）が正常値の何％であるかによって分類する．重症度は，これらの病期に加えて，呼吸困難の強さ，運動能力や併存症，合併症の有無などから総合的に判断される．

鑑別を要する疾患
　気管支喘息，び漫性汎細気管支炎，先天性副鼻腔気管支症候群，閉塞性細気管支炎，気管支拡張症，肺結核，じん肺症，肺リンパ脈管筋腫症，うっ血性心不全，間質性肺疾患，肺癌など．

慢性肺気腫の症状
　肺気腫のおもな症状は，労作時の呼吸困難（息切れ）である．初期には自覚症状は少ないが，進行に伴い平地の歩行でも息切れが生じ，さらに家事などの軽い運動で息切れ，呼吸困難が生じるようになる．
　肺気腫がさらに進行すると，肺の細小動脈，毛細血管が閉塞し，その結果，肺動脈の血圧が高くなり，右心室の慢性的な機能不全が生じる．これを慢性肺性心といい，安静時にも息切れが出現し，非常に重篤な状態となる．

COPDの診断
　気管支拡張薬を吸入したあとのスパイロメトリーで，1秒率（FEV₁％）が70％未満であれば，COPDが存在すると判定する．
　気管支喘息では，気管支拡張薬の吸入により1秒率は改善するが，COPDでは改善しない．

2 慢性閉塞性肺疾患（COPD）/ 治療

安定期 COPD の管理

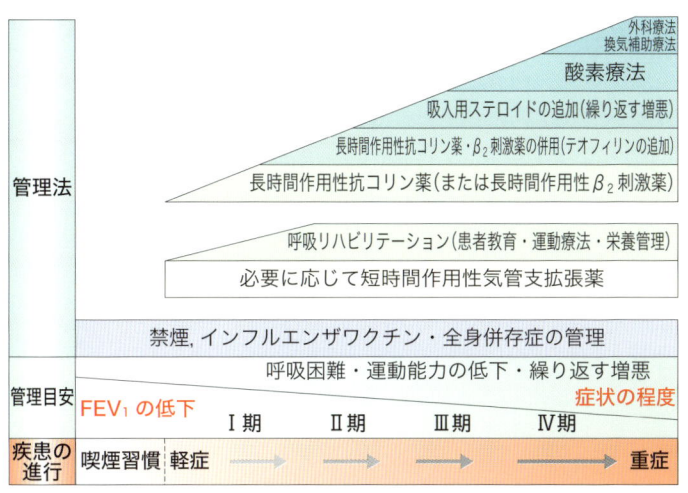

管理法					
					外科療法 換気補助療法
					酸素療法
				吸入用ステロイドの追加(繰り返す増悪)	
			長時間作用性抗コリン薬・β₂刺激薬の併用(テオフィリンの追加)		
		長時間作用性抗コリン薬(または長時間作用性β₂刺激薬)			
		呼吸リハビリテーション(患者教育・運動療法・栄養管理)			
		必要に応じて短時間作用性気管支拡張薬			
	禁煙, インフルエンザワクチン・全身併存症の管理				
管理目安		呼吸困難・運動能力の低下・繰り返す増悪			
	FEV_1 の低下	Ⅰ期	Ⅱ期	Ⅲ期	Ⅳ期　症状の程度
疾患の進行	喫煙習慣	軽症 → → → → 重症			

（日本呼吸器学会：COPD 診断と治療のためのガイドライン第3版, 2009 より）

酸素吸入器具と吸入酸素濃度

鼻カニューレ		簡易酸素マスク		リザーバー付酸素マスク	
酸素流量 (L/min)	吸入酸素濃度 の目安（%）	酸素流量 (L/min)	吸入酸素濃度 の目安（%）	酸素流量 (L/min)	吸入酸素濃度 の目安（%）
1	24				
2	28				
3	32				
4	36				
5	40	5〜6	40		
6	44	6〜7	50	6	60
		7〜8	60	7	70
				8	80
				9	90
				10	90〜

（COVIDIEN http://www.covidien.co.jp/products services/respiratory/gakujutu/gakujutu 13.html の表を改変）

禁煙は COPD の発症リスクを減らし，進行を止める唯一の最も効果的な介入法である．禁煙に，病期や症状に応じた段階的な行動療法と薬物療法を組み合わせた治療を行う[1]．

軽度：禁煙に加え，症状の軽減を目的に，必要に応じて短時間作用型気管支拡張薬の使用が推奨される．

中等度：症状の軽減に加え，QOL の改善，運動能力の改善などがおもな目標となり，長時間作用性の気管支拡張薬の定期的な服用と，運動療法を中心とした呼吸リハビリテーションが行われる．

高度：長時間作用性の気管支拡張薬の定期服用に，効果に応じて複数の長時間作用性気管支拡張薬が併用される．

呼吸不全

低酸素血症だけを示すⅠ型呼吸不全と，低酸素血症と炭酸ガス蓄積を示すⅡ型呼吸不全とに分類される．Ⅰ型呼吸不全には間質性肺疾患，肺線維症などが，Ⅱ型呼吸不全には肺気腫や肺結核後遺症などが含まれる．

慢性呼吸不全患者，とくに間質性肺疾患，肺線維症や肺気腫患者では，歩行時に PaO_2 が大幅に低下することが多い．歩行時の酸素吸入流量は，安静時のおよそ2〜3倍程度に設定するが，正確な流量は，パルスオキシメーターを用いて酸素飽和度を測定し，酸素飽和度が90%以上に維持できるように，酸素吸入流量を決定する．

在宅酸素療法

肺機能の低下が高度な場合，マスクなどを用いた非侵襲的陽圧換気療法（NPPV）や，誤嚥や喀痰などの分泌物の吐き出しが困難な患者への気管切開陽圧換気療法が，長期在宅人工呼吸器療法として行われる．

在宅酸素療法が対象となる主要疾患は，COPD である．入院治療により安定していても，持続性の低酸素血症のため酸素投与を必要とする慢性呼吸不全患者が，退院後に家庭で酸素療法を行うことで，日常生活の拡大による QOL の向上，社会復帰が可能になる．

2 慢性閉塞性肺疾患（COPD）/ 診療上の留意点

息切れ，咳，痰の状態，診断時期，喫煙状況，治療内容を確認する

　病状の進行の程度を予測するためには，慢性肺気腫や慢性気管支炎と診断されている患者から，いつごろ診断されたか，いつごろから喫煙をはじめ，1日に何本くらい吸っているのか，現在の症状はどうか，どのような治療を受けているのかについて聴取する．

心血管系疾患を合併していないか確認する

　COPDには慢性的な全身性炎症がかかわるため，骨粗鬆症，心血管系疾患，消化器疾患など多くの疾患が併存する．COPD患者が，狭心症や心筋梗塞，うっ血性心不全に罹患するリスクは，COPDではない人の1.5〜3倍である．

治療前に，経皮的酸素飽和度の測定を行う

　在宅酸素療法（HOT）を受けている重症のCOPD患者は，空気吸入時のPaO_2が55〜60 mmHg以下（SaO_2 90％以下）と著しい低酸素血症を示す．重症ではないCOPD患者でも軽度の酸素飽和度の低下が認められる．

酸素飽和度の低下がみられたときは，酸素吸入下に治療を行う

　COPD患者の治療では，パルスオキシメーターによる継続した経皮的酸素飽和度（SpO_2）のモニタリングを行うとともに，呼吸を促す必要がある．
　患者が著しい息切れと呼吸困難を訴え，チアノーゼを呈するときは肺性心を疑い，救急搬送する．

参考文献
1) 日本呼吸器学会COPDガイドライン第3版作成委員会：COPD（慢性閉塞性肺疾患）診断と治療のためのガイドライン第3版，メディカルレビュー，2009

脳血管障害

脳 卒 中
脳 出 血
クモ膜下出血
脳 梗 塞

脳血管障害 / 基礎知識

脳動脈の走行

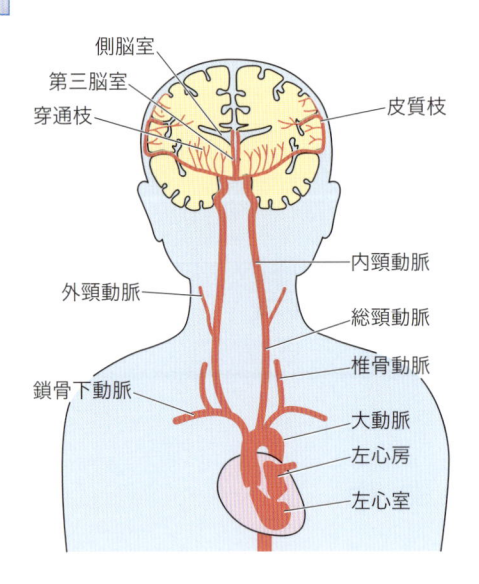

クモ膜下腔の解剖

脳の静脈
動脈と伴走しない．おもに皮質の静脈血は動脈とは逆に脳表に向かい，脳外の組織である硬膜の静脈洞に注ぐ．髄質や基底核など内部の血液は，側脳室壁から硬膜の静脈洞に入り，内頸静脈を経由して心臓に戻る．

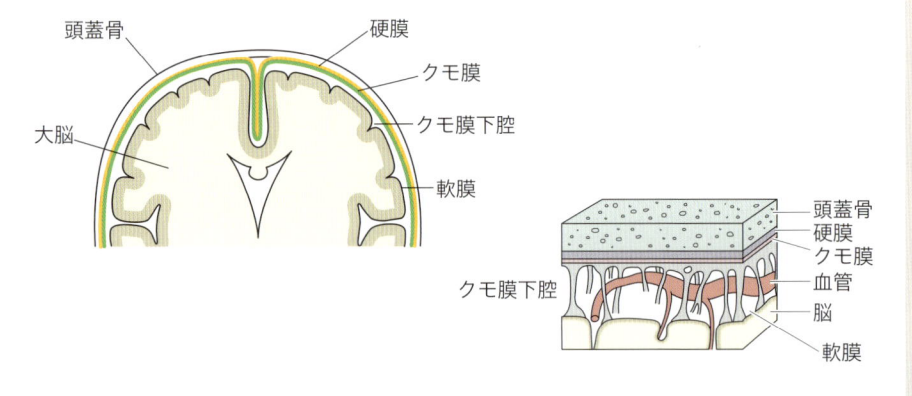

脳脊髄液
硬膜の内側，クモ膜下腔，脳室には脳脊髄液が存在する．脳脊髄液は，頭蓋内の圧力を一定に保ち，形状の維持をする．

髄膜
脳脊髄液を吸収・循環させ，脳脊髄液の再生産を促す．

脳動脈の解剖
脳は，2本の内頸動脈と2本の椎骨動脈の，計4本の大きな動脈によって給血されている．

内頸動脈と椎骨動脈は連絡して，脳底部で大脳動脈輪（ウィリス動脈輪）とよばれる六角形の動脈吻合を形成する．大脳動脈輪から，前大脳動脈，前交通動脈，中大脳動脈，後大脳動脈，後交通動脈を出し，大脳すべてを栄養する．

大脳動脈輪と主要な大脳動脈から，穿通枝（中心枝）と皮質枝が出る．

穿通枝：大脳動脈輪と主要な大脳動脈から脳内に入り，分枝せずに脳の深部の組織に血液を供給する．

皮質枝：主要な大脳動脈から分岐して，軟膜を通り，大脳皮質の広い領域に多数の枝を出し，脳表面で動脈叢を形成して，大脳皮質および髄質に分布する．

クモ膜下腔の解剖
頭蓋骨と脳の間にある髄膜は，硬膜，クモ膜，軟膜の3つから構成されている．硬膜は頭蓋骨に，軟膜は脳に密接している．

クモ膜は硬膜と軟膜の間にあり，クモ膜と軟膜の間にはクモ膜下腔という空間が存在する．髄膜は脳と脊髄を覆う．

1 脳卒中 / 分類

脳卒中の分類（厚生省循環器病委託研究班，1990）

```
明らかな血管性の器質的脳病変を有するもの
    虚血群＝脳梗塞（症）*
        脳血栓症
        脳塞栓症
        分類不能の脳梗塞
    出血群＝頭蓋内出血
        脳出血
        クモ膜下出血
        その他の頭蓋内出血
    その他
        臨床的に脳出血，脳梗塞（症）などの鑑別が困難なもの
その他
    一過性脳虚血発作
    慢性脳循環不全症
    高血圧性脳症
    その他
```

*脳血管性発作を欠き，神経症候も認められないが，偶然 CT などで見いだされた脳梗塞は，無症候性脳梗塞とよぶ．そのほかの症候を有する脳梗塞は，脳梗塞症とよぶのが望ましい．

　脳の重さは，体重のわずか 2％程度であるが，循環血液の 15～16％が流れ，全身で消費される酸素の 20％，ブドウ糖の 25％を消費する．ほかの臓器は，タンパク質や脂質もエネルギー源とすることができるが，脳はブドウ糖のみをエネルギー源とする．
　脳が活動を維持するためには多量のブドウ糖と酸素を必要とするが，脳にはブドウ糖の貯蔵型であるグリコーゲンがほとんど存在しない．このため，わずか 5 分程度の脳血流の途絶によって脳細胞は死滅する．障害を受けた部位，範囲に応じたさまざまな症状が現れ，さらに広範囲の障害では，生命を維持できなくなる．

脳卒中
　脳卒中の卒中とは，「卒（突然）として中（あた）る」という意味である．脳卒中は，突然，脳の血管が閉塞や破綻（出血）し，麻痺や意識障害などが現れる病気の総称である．
　脳卒中という言葉は，医学用語ではなく，正式には脳血管障害という．ただし脳血管障害には，突然生じる，発作を伴わない無症候性脳血管障害も含む．
　脳卒中は，脳の血管が詰まる「脳梗塞」，脳の細い血管が裂けて脳内に出血する「脳出血」，さらに脳の太い血管にできた脳動脈瘤が破裂して脳の表面に出血する「クモ膜下出血」に分類される．

1 脳卒中 / 症状

脳卒中の症状

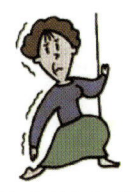

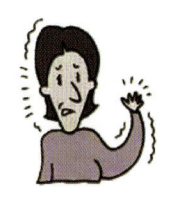

半身に力が入らず歩きにくい：
運動性片麻痺（左）
顔の半分と片方の手足の感覚がおかしい：
感覚性片麻痺（右）

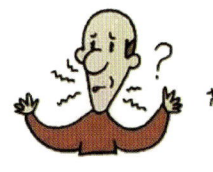

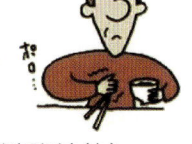

ろれつがまわらない（構音障害）（左）
食事中にぽろっと箸を落とす（拙劣，麻痺）（右）

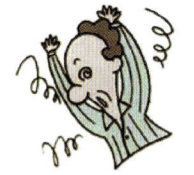

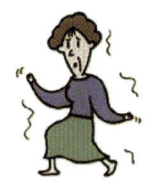

めまい：眩暈（左）
バランスがとれずうまく歩けない：
失調（右）

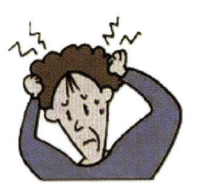

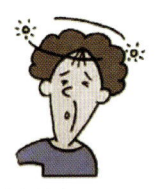

急に頭が痛くなる：頭痛（左）
意識もうろうとなる：意識障害（右）

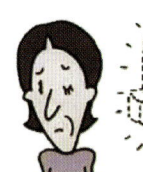

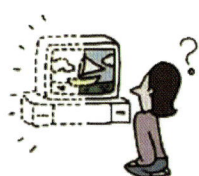

片目が見えない：黒内障（左）
視野が半分になる：同名半盲（右）

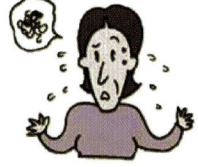

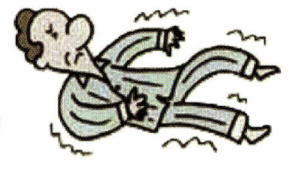

話しかけられた言葉が理解できない．自分の言いたいことが言えない（運動性失語，感覚性失語）（左）
けいれん発作（右）

（松本昌泰：家庭で知っておきたい脳卒中の救急，p.2〜3，広島医師会，2008 より）

頻度の多い（脳梗塞）症状
- 突然，身体の片側の顔や手足がしびれたり，手足に力が入らない．
- 激しい頭痛がして，吐気・嘔吐がある．
- 突然，足がもつれてうまく歩けず，立っていてもバランスがとれない．
- 話したいと思っているのに言葉が出ない．
- 舌がもつれて，うまく話せない．
- 言葉が理解できない．
- 物が二重にダブって見える．
- 片目が見えなくなったり，視野が半分になる．
- 一時的に食べ物が飲み込めなくなる．
- 食事のとき，よく箸を落とす．

脳卒中の前ぶれ
脳卒中は，突然発作が起こることが多いが，それ以前に危険因子や発症原因となる何らかの「前ぶれ」がみられることがある．

脳出血：ほとんど前ぶれはない．脳出血の原因である「高血圧」が前ぶれ症状といえる．とくに収縮期血圧が 180 mmHg 以上の高血圧になると，男性では脳出血の発症率が急増し，脳梗塞の発症率も高くなる．

クモ膜下出血：本格的な発作を起こす前に，30〜40％の人が前ぶれの小発作として，今まで経験したことがないような頭痛を経験する．これは破裂する前の動脈瘤（未破裂動脈瘤）から小さな出血が起こるためで，この出血を警告出血という．

脳梗塞：前ぶれとして，一過性脳虚血発作があげられる．

2 脳出血

脳出血の分類

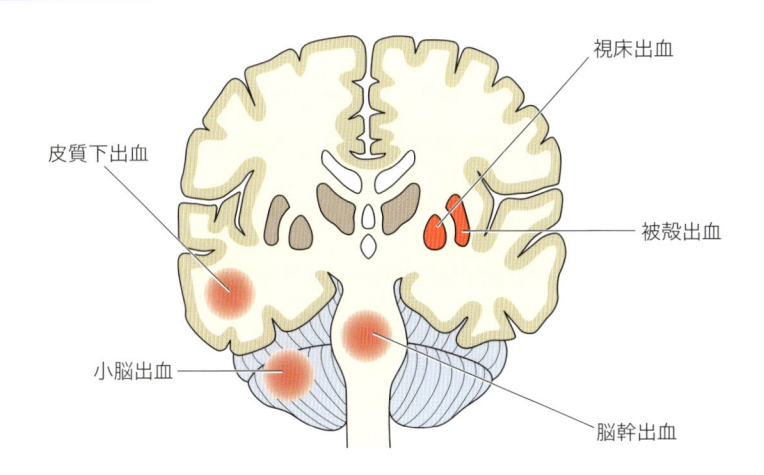

図：皮質下出血、視床出血、被殻出血、小脳出血、脳幹出血

症状

被殻出血	脳出血のなかで最も頻度が高い（40％）． 片麻痺，感覚障害，片側の視野障害などが現れ，さらに進行すると意識障害が現れる． 被殻出血が優位半球（通常，左半球）の場合，失語症を伴う．
視床出血	しびれ，片麻痺，感覚障害などのほか，出血したあとに「視床痛」とよばれる半身の激しい痛みが起こることがある． 視床は脳室に近いため，視床出血では脳室出血を起こすことがあり，死亡率が高い．
皮質下出血	軽度から中等度の片麻痺，失語，半盲などが現れ，痙攣を起こすことがある． ほかの脳出血に比べて症状が軽く，予後も良いことが多い．
脳幹出血	呼吸障害，意識障害，眼球運動障害，四肢麻痺，縮瞳，高熱などの症状が起こる． 命にかかわることが多く，数分で昏睡状態になり，数時間のうちに死亡することもある．
小脳出血	突然の回転性のめまい，吐気・嘔吐，頭痛，歩行障害，意識障害，起立障害などが現れる． 片麻痺は生じない．

脳出血の合併症
　痙攣発作，発熱，消化管出血，電解質異常，高血糖，下肢静脈血栓症など．

脳出血

　脳出血とは，脳実質内で出血した状態をいう．血腫が大きくなると頭蓋内圧が高くなり，脳組織の一部が周囲の脳組織を圧迫する脳ヘルニアを起こし，重篤な場合には，脳幹部が圧迫されて死に至る．

脳出血の症状・原因

　脳出血の症状は，突然，数分で発症する．代表的な症状は，頭痛，吐気・嘔吐，手足のしびれ，意識障害などである．出血が長時間つづくと脳のダメージが大きくなる．
　高血圧が原因で起こる脳出血が最も多く，血圧値が高いほど脳出血の発症率は上昇する．脳出血は，多くの場合，血圧の変動が多い日中に発症する．外出時，排便時，入浴時，興奮したときなどに起こりやすい．
　脳出血を起こす最も危険な季節は真夏と真冬で，危険な時間帯は朝の7時ころと，夕方の5時ころとされている．
　抗血小板薬や抗凝固薬の投与が原因で脳出血が起こることがある．

治療

　降圧薬を使用する前の血圧の80％くらい，収縮期血圧が180 mmHg未満，または平均血圧が130 mmHg未満を維持する．

3 クモ膜下出血

クモ膜下出血

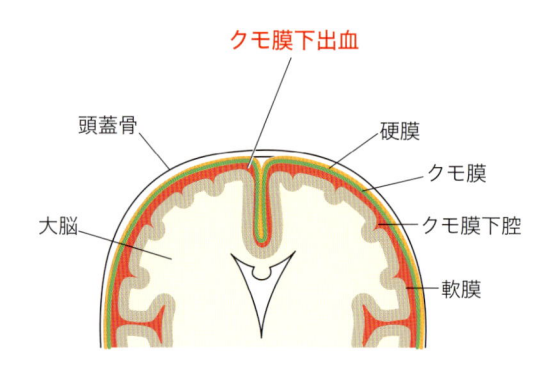

動脈瘤破裂が原因でクモ膜下出血が起こると，血管攣縮や正常圧水頭症の症状も現れる．

クモ膜下出血の治療

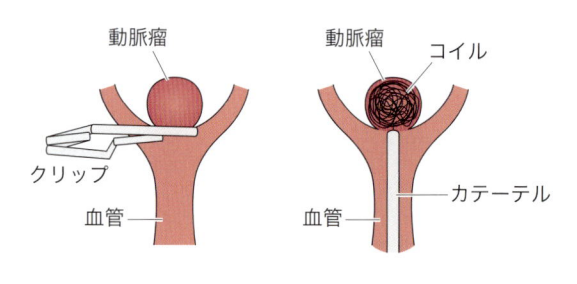

ネッククリッピング／コイル塞栓術

クモ膜下出血
高血圧の人に起こるとはかぎらない．高齢者だけでなく，20代，30代の比較的若い人にも起こる．極度のストレスや排便中，過度の仕事をしたときなど，急に血圧が変動したときに発症することが多い．

クモ膜下出血は，片麻痺などの脳局所症状が起こることは少ない．

クモ膜下出血「3分の1」ルール
はじめて発作を起こした患者の1/3が死亡，1/3は命をとりとめるが，重い後遺症が残り，残りの1/3が回復して社会復帰ができる．

脳動脈瘤頸部クリッピング
全身麻酔下に頭蓋骨の一部をあけ，脳と脳の隙間を分けて動脈瘤を露出し，動脈瘤の根元にクリップをかける方法．クリッピングにより動脈瘤を確実に処理することができ，確実な再出血予防効果が得られる．

コイル塞栓術
エックス線透視下に，カテーテルを大腿動脈から挿入して頭部の脳動脈瘤まで誘導し，カテーテルを通して直径0.6～0.8 mmのきわめて細いプラチナ製コイルを脳動脈瘤の中に詰め，脳動脈瘤内に血液が流れ込むのを遮断して，破裂を予防する．

クモ膜下出血
脳とクモ膜の間のクモ膜下腔には脳脊髄液がつねに循環しており，脳に酸素と栄養を与えるための太い栄養動脈がある．この栄養血管の一部が切れることを，クモ膜下出血という．

クモ膜下出血の80～90％は，脳底部の血管の枝分かれの部分によくみられる，脳動脈瘤とよばれる動脈のコブからの出血によるものである．また先天性の脳動静脈奇形の破裂によっても生じる．

クモ膜下出血の症状
クモ膜下出血が起こると，血液がクモ膜下腔に広がり，急激に頭蓋内圧が亢進して，突然，頭全体が割れるような激しい頭痛，吐気・嘔吐，項部硬直を引き起こし，意識が混濁する．軽症な場合には，症状は一時的で，頭痛がつづく程度であるが，約20％が24時間以内に再破裂する．約15％は，呼吸停止や循環停止を起こして急死する．

治療
内科的治療だけでは，最初の1か月で20～30％が再出血するため，ほとんどの場合，外科的治療である脳動脈瘤頸部クリッピング（ネッククリッピング）や，血管内治療（コイル塞栓術）を行う．

4 脳梗塞／ラクナ梗塞，アテローム血栓性脳梗塞

ラクナ梗塞

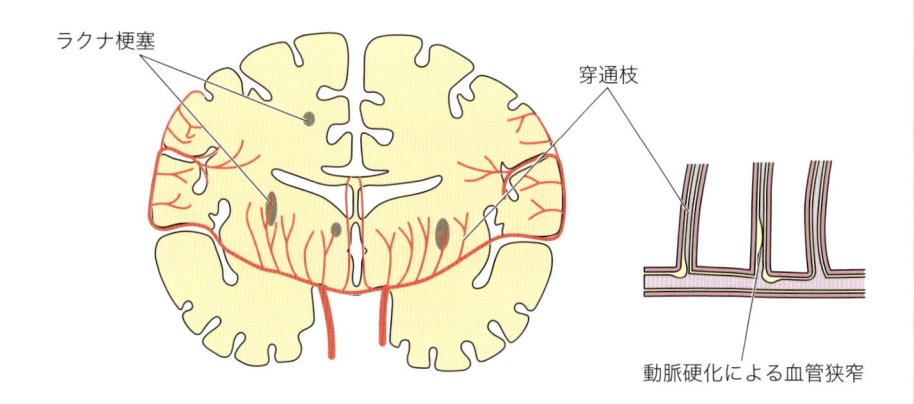

(図：ラクナ梗塞，穿通枝，動脈硬化による血管狭窄)

アテローム血栓性脳梗塞

(図：脳梗塞，血栓，プラーク（粥腫），内頸動脈，外頸動脈，総頸動脈，粥状動脈硬化)

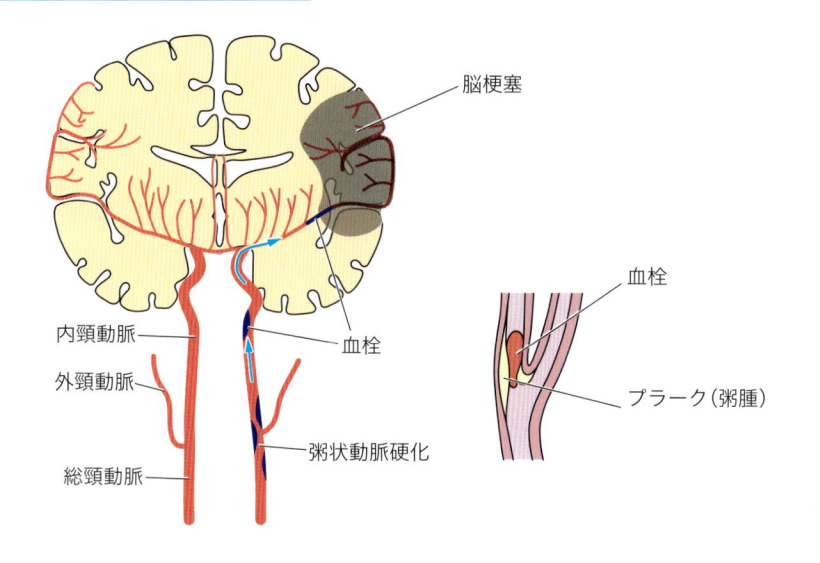

無症候性脳梗塞
CTやMRI検査でみつかる，直径2〜15 mm程度の小さな脳梗塞（ラクナ梗塞）が起こっているにもかかわらず，それに応じた神経症状や病歴のない病態をいう．

無症候性脳梗塞の大半を占めるラクナ梗塞の原因は，高血圧が長くつづくことによる細動脈の硬化である．

失語
思うように話せず，話の内容を理解できない．

失行
目的に合った動作や行動ができない．

失認
視覚，聴覚，触覚に異常はないのに，物を確認できない．

脳梗塞

脳梗塞は，脳内小動脈病変が原因の「ラクナ梗塞」，動脈の粥状（アテローム）硬化性病変が原因の「アテローム血栓性脳梗塞」，心疾患による「心原性脳塞栓症」，および「その他」に大別される．

ラクナ梗塞

高血圧などによって直径1 mm以下の脳の細い血管が変性や壊死を起こし，脳内に直径15 mm以下の小さな梗塞が多数生じる．ラクナ梗塞は再発を繰り返し，全般的な脳神経機能の低下をきたす．認知症（脳血管性痴呆）の大きな原因の1つである．

ラクナ梗塞では，大きな発作が起こることはなく，運動麻痺やしびれなどの感覚障害が段階的に現れる．脳のいろいろなところに発生し，少しずつ症状が進行する場合には，多発性脳梗塞といい，言語障害，歩行障害，嚥下障害，認知症の症状が現れることもある．

アテローム血栓性脳梗塞

頸部から頭蓋内の大きな脳動脈に粥状動脈硬化が起こり，血栓が発生して血流が停止することで生じる．

アテローム血栓性脳梗塞の症状は，血管が詰まる場所によりさまざまで，一時的に片側の目が見えなくなる，片側の顔面や手足の感覚・機能がなくなる，言語障害，意識障害，失語，失行，失認，めまい，吐気・嘔吐，嚥下障害などがある．

4 脳梗塞 / 心原性脳塞栓症 / 脳梗塞の治療

心原性脳塞栓症

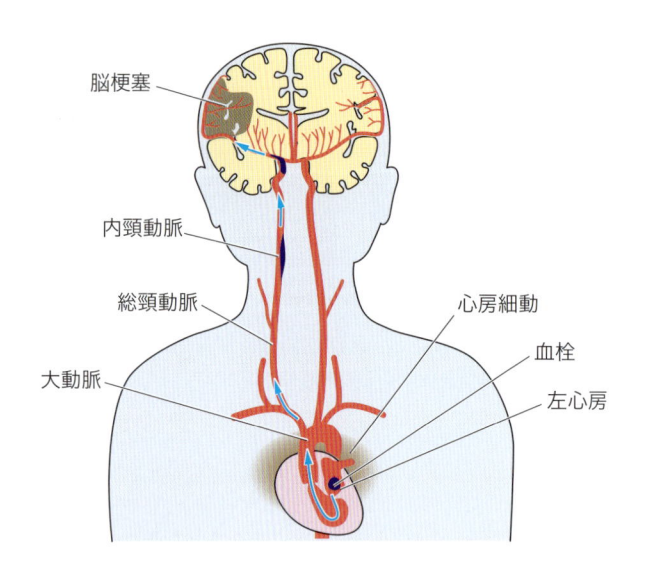

（図：脳梗塞、内頸動脈、総頸動脈、大動脈、心房細動、血栓、左心房）

脳梗塞の治療

血栓溶解療法	3時間以内の脳梗塞に対して遺伝子組み換え t-PA を投与する.
抗凝固療法	発症48時間以内で, 病変が15mmを超す脳梗塞（心原性脳塞栓症を除く）には, 抗凝固薬（選択的トロンビン阻害薬）を投与する.
抗血小板療法	血小板の血管壁への付着による狭窄の進行, 壁に付着した血小板が剥がれて, 血管を閉塞することを防ぐために, アスピリンなどの抗血小板薬を用いる.
脳浮腫軽減療法	急性期の脳浮腫に対して, 高張グリセロールやマンニトールを投与する.
脳保護療法	急性期の脳保護を目的に抗酸化薬（エダラボン）を使用する.
手術療法	内頸動脈狭窄に対して, 厚くなった内膜を除去する（内頸動脈内膜剥離術）. 血管の狭窄部にステントを入れる（内頸動脈ステント）.

　心原性脳塞栓症の病状が落ち着いたころ, 血栓が溶けて, 脳の動脈に血流が再開通することで梗塞部分が出血する「出血性脳梗塞」がみられることがある.

一過性脳虚血発作（TIA）
　動脈硬化のある血管にできた血栓が剥がれ, 一時的に脳内の細血管を閉塞することで脳梗塞症状が起こるが, 24時間以内, 多くは数分以内に血栓が溶解され, 症状は完全に消失する. 一過性脳虚血発作を放置しておくと, 3か月以内に4～20％が脳梗塞を起こす. その半数は48時間以内で, 「脳梗塞の前兆」である.

　脳梗塞の発症後3時間以内にt-PA治療を行うと, 37％の患者が, 3か月後, ほとんど後遺症なく社会復帰できたとの報告がある[1].

　「脳梗塞を起こしたら, 3時間以内に病院で治療を受ける」ことが重要である. しかし発症後3時間以内に受診できた患者は37％しかいないのが現状である[1].

心原性脳塞栓症

　心臓内にできた血栓が, 頸動脈を通って脳の太い動脈に詰まることで起こる脳梗塞である. 心原性脳塞栓症の原因の40～50％が心房細動で, このほか心臓弁膜症, 洞不全症候群, 急性心筋梗塞などが原因となる.
　心臓内で発生する血栓は大きく, 脳の太い動脈を閉塞させるため梗塞範囲が大きく, 心原性脳塞栓症は, 脳梗塞のなかで最も重症である. 日中の活動時に突然, 片麻痺, 感覚障害, 失語, 失行, 失認, 視野の半分しか見えなくなる「半盲」, 両目が左右のどちらかに向いたままになる「共同偏視」などの症状が起こる. さらに意識障害などの重篤な神経症状を発症する.

脳梗塞の治療

　脳梗塞が発症してから数時間のあいだに, 詰まった血管を再開通できれば, 脳梗塞を最小限に食い止めることができるが, 半日以上経過すると脳細胞が完全に死滅し, 回復させることは不可能である.
　急性期の脳梗塞に対して, 組織プラスミノゲンアクチベータ（t-PA）による血栓溶解療法, 抗血小板療法, 抗凝固療法などが行われる.

脳卒中 / 診療上の留意点

脳卒中の種類，時期，症状，治療，投薬内容を確認する

脳卒中患者に対して治療を行う前に，どのような種類の発作が，いつごろ起きたか，発作時の症状はどのようであったか，どのような治療が行われ，これまでの経過はどうであったかを知る必要がある．

背景となる基礎疾患に対して，どのような治療が行われ，コントロールされているかを知ることは，脳卒中の再発の可能性とともに，治療中の基礎疾患にかかわる合併症への対策を立てる手掛りとなる．

血圧を測定し，不整脈の有無，脳卒中の症状を確認する

治療中の血圧上昇は脳卒中の誘因となり得る．心臓内で形成された血栓が原因の多くを占める心原性脳塞栓症の約半分は，心房細動に由来する．とくに頻脈を示す心房細動では，血栓が形成されている可能性が高く，血圧の上昇は，心臓からの血液の拍出量が増加して，頸動脈を通して血栓を脳血管に運び，脳梗塞を再発させる原因となる．

一過性脳虚血発作を起こしてから時間があまり経過していない患者は，脳梗塞を起こす可能性が高い．高齢，動脈硬化，高血圧，糖尿病，心房細動などをもつ患者に対しては，これまでに，ろれつが回らなくなったり，手足に力が入らなくなったことがないか聴取する．

主治医から脳卒中の治療内容，合併症の有無について情報を得る

脳卒中再発の危険性，基礎疾患の重症度の評価は，治療の可否を決定する重要な情報である．また基礎疾患の治療に多く用いられている降圧薬，抗凝固薬，抗血小板薬についての情報は，とくに観血的治療の方針を決定するために重要である．

治療中は，継続して血圧，脈拍を測定する

ストレスのかかる治療は循環に大きな影響を及ぼす．脳出血やクモ膜下出血では，急激な血圧上昇が発作の直接的な原因となり，心原性脳塞栓症では，血圧上昇，頻脈が誘因となる．また脳梗塞の前ぶれである一過性脳虚血発作は，歯科治療椅子の背板を急に起こしたときの，めまい，ふらつき，頭痛などを呈する起立性低血圧によって誘発されることがある．

脳卒中発作を引き起こさないためには，十分な局所麻酔による無痛的な治療，精神鎮静法の応用などにより循環変動を抑制することが最も重要である．

抗血栓治療を受けている患者に対する観血的処置は，主治医と投薬方法について協議のうえで行う

アスピリンやワルファリンを内服している患者の少数歯の抜去では，投薬を中止しないことが推奨されているが，多数歯の抜去や歯周外科，インプラント手術などでのガイドラインは示されていない[4,5]．観血的治療の前に，主治医に血液凝固検査を依頼し，投薬方法，止血方法などについて十分に協議する．

治療中，脳卒中発作を発症したときは，ただちに主治医に連絡し，治療を依頼する

脳卒中発作は突然生じる．脳梗塞と脳出血はどちらも片麻痺，構音障害が多く，知覚障害，複視，ふらつき，失語などが現れるが，臨床症状で区別することはむずかしい．クモ膜下出血では，突然の，頭全体が割れるような激しい頭痛，吐気・嘔吐などに注意を払う必要がある．

参考文献

1) Yamaguchi T, Mori E, Minematsu K, et al.；Japan Alteplase Clinical Tria（J-ACT）Group. Alteplase at 0.6 mg/kg for acute ischemicstroke within 3 hours of onset：Japan Alteplase Clinical Trial（J-ACT）. Stroke 37：1810-5, 2006
2) 脳卒中合同ガイドライン委員会：脳卒中治療ガイドライン 2009
3) 日本高血圧学会高血圧治療ガイドライン作成委員会編：高血圧治療ガイドライン 2014
4) 2008 年度合同研究班報告：循環器疾患における抗凝固・抗血小板療法に関するガイドライン（2009 年改訂版）
5) 日本有病者歯科医療学会，日本口腔外科学会，日本老年歯科学会：科学的根拠に基づく抗血栓療法患者の抜歯に関するガイドライン 2010 年版

4 腎疾患

腎　炎
腎不全

腎臓 / 基礎知識

ネフロンの構造

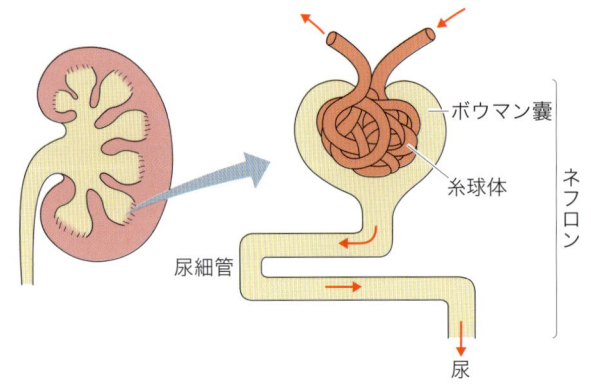

腎臓の基本単位をネフロンといい，濾過を行う腎小体（糸球体とボウマン嚢）と，再吸収を行う尿細管より構成される．

腎機能検査

尿素窒素（BUN）	8～22 mg/dL	おもに腎臓からの尿素の排泄異常を反映するが，腎外性因子にも影響を受ける．
クレアチニン（CRE）	男性　0.0～1.0 mg/dL 女性　0.0～0.7 mg/dL	クレアチニンの血中濃度は糸球体濾過値のよい指標となる． クレアチニンは，腎臓で濾過され尿中に排出され，腎機能障害により血液中に増加する．
クレアチニン・クリアランス（CCr）	100 mL/分以上	糸球体による排泄能を調べる．血中濃度と尿中のクレアチニンの量を比較し，血中のクレアチニンが1分あたりどれだけ尿に出ていくかを示す．
推算糸球体濾過量（eGFR）	90 mL/分/1.73 m²以上	糸球体がどれくらいの老廃物を濾過することができるかを示す． 血清クレアチニン値，年齢，性別から計算する．

eGFR（mL/分/1.73 m²）＝194×血清 $Cr^{-1.094}$×年齢$^{-0.287}$（女性の場合は×0.739）

尿素窒素
尿素由来の窒素量を示す単位である．尿素はタンパク質の代謝産物であり，タンパク質の摂取量で血中濃度は大きく変化する．また，脱水状態になると，尿細管で尿素の再吸収が亢進して血中濃度が上昇する．

クレアチニン
筋肉で産生され，筋肉の量が変わらないかぎり産生量は変化せず，食事の影響もほとんど受けず，尿細管での再吸収もあまり受けない．このため，クレアチニンの血中濃度は糸球体濾過値のよい指標となる．

クレアチニン検査
腎機能が正常の 50～70％ まで低下しないと結果に現れることはない．

クレアチニン・クリアランス検査
血液中の老廃物が尿中にどれだけ排泄されているかを調べることができ，腎臓の障害の可能性をより詳しく把握することができる．初期段階における腎機能障害の発見に有能な検査である．

尿細管から再吸収も排泄もされないクレアチニンやイヌリンなどを用いたクリアランスは，GFR を間接的に求めることになる．

腎臓
腎動脈から腎臓に流れ込む血液は，糸球体で濾過されて，老廃物を含んだ大量の原尿となり，尿細管と集合管で原尿中にある必要な成分（アミノ酸，ブドウ糖，電解質，タンパクなど）が再び血液中に再吸収され，最終的な尿になる．1日約150 Lの原尿から約1.5 Lの尿ができる．

腎機能
- 尿生成を通じて，体液中の水分，電解質組成，pH を正常に保つ．
- 体液から不要な代謝老廃物を排泄する．
- ビタミンD活性化，エリスロポエチン産生，レニン産生などにかかわる内分泌と代謝調整を行う．

腎機能検査
腎臓の体液量や電解質組成を一定に保つ機能は，末期腎不全になるまで維持される．体液量や電解質の変化から腎機能の低下を知るのはむずかしい．

腎機能が低下し，糸球体濾過値が低下すると，糸球体から濾過されて尿に排泄される老廃物であるクレアチニン，尿素（尿素窒素）の血中濃度が上昇する．

1 腎炎／腎盂腎炎，慢性糸球体腎炎

腎臓の構造

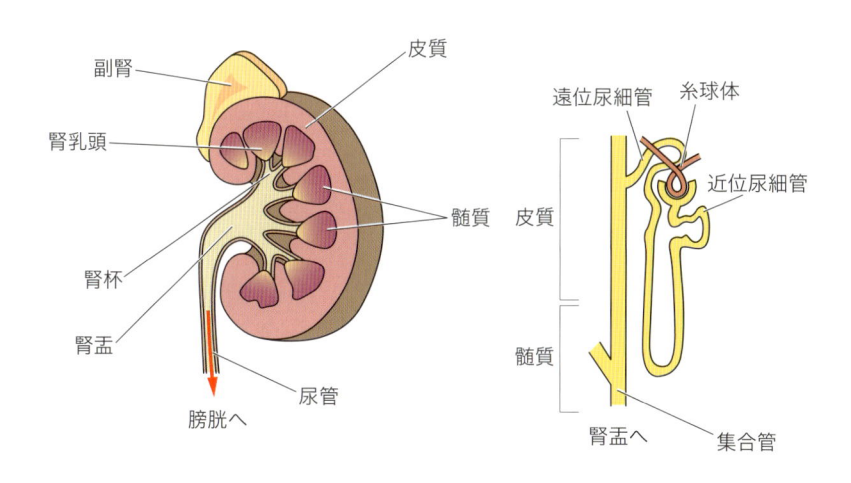

腎乳頭
　尿細管が集まって集合管となる．集合管が合流して乳頭管となり，腎乳頭に開口し，尿を腎杯に排出する．

腎杯
　腎乳頭での集合管からの尿の受け口で，腎盂と連絡する．

腎盂
　腎臓と尿管の接続部で，漏斗状に広がり，尿管につながる．

腎不全の分類
　障害部位によって次の3つに分類される．
　腎前性腎不全：腎臓への血流そのものが減少
　腎性腎不全：腎臓そのものの器質的変化
　腎後性腎不全：腎盂以下の尿路の閉塞によって糸球体濾過量が低下
　腎前性と腎後性のものは，腎臓以外に原因があり，腎臓の機能は保たれているため，病因が適切に取り除かれると，すみやかに正常に復する．

ネフローゼ症候群
　高度のタンパク尿により低タンパク血症と高度の浮腫をきたす腎疾患群をいう．成人ネフローゼ症候群では，糸球体疾患によるものが80％を占める．

腎盂腎炎，慢性糸球体腎炎

腎盂腎炎		細菌感染によって，腎盂や腎杯，さらに腎臓の髄質が炎症を起こしている状態をいう．
慢性糸球体腎炎	IgA腎症	腎臓の糸球体にIgA（免疫グロブリン）というタンパクが沈着する．ベルジェ病ともいわれる．
	膜性腎症	免疫複合体が，糸球体の基底膜に沈着して腎臓の濾過機能を障害する．成人のネフローゼ症候群の25％を占める．
	巣状糸球体硬化症	いくつかの糸球体の一部（巣状），また個々の糸球体の一部（分節状）が硬化する．全身の浮腫などの症状が急に現れ，しばしば大量のタンパク尿や脂質異常症を伴う．
	膜性増殖性糸球体腎炎	糸球体の基底膜の肥厚と，メサンギウム細胞の増殖を示す．

腎盂腎炎

　腎盂腎炎とは，腎盂や腎杯，さらに腎臓の髄質に細菌が侵入して炎症を起こした状態をいう．感染経路には，①外部から尿道をさかのぼって腎盂に及ぶ上行性感染，②尿道から膀胱，尿管，腎盂の周囲にあるリンパ腺から感染するリンパ行性感染，③血流を介した血行性感染がある．
　突然，悪寒，戦慄，38〜40℃の高熱が出て，腎臓部に鈍痛を訴え，尿が濁ってタンパクが出る．数日で解熱するが，治療しないと発熱を繰り返す．
　急性の腎盂腎炎が治癒しないと，さらに腎臓の内部まで感染が及び，尿細管に障害を起こし，慢性の腎盂腎炎に移行する．

慢性糸球体腎炎

　慢性糸球体腎炎の多くは，明らかな症状がなく，職場の健康診断などで偶然に発見されることが多い．タンパク尿もしくは血尿が偶然発見され，少なくとも1年以上にわたり持続する．
　慢性糸球体腎炎は完治できない．治療には，抗血小板薬，抗凝固薬，アンギオテンシンⅡ受容体拮抗薬（ARB），アンギオテンシン変換酵素（ACE）阻害薬，ステロイド薬，免疫抑制剤などが用いられる．

2 腎不全／慢性腎臓病（CKD）

CKDの発症と進行の概念

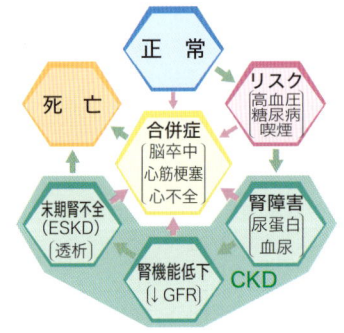

（日本腎臓学会 編：CKD診療ガイド2009より）

糖尿病性腎症
糖尿病性腎症は，糖尿病性末梢神経障害および糖尿病性網膜症とともに，糖尿病の3大合併症の1つである．高血糖の状態が10年以上つづくと，腎臓の糸球体の毛細血管が硬化して，濾過機能が低下してくる．

CKDの病期分類（2012）

ステージ	正常	CKD G1	G2	G3a	G3b	G4	G5
腎機能の程度 (eGFR)	≧90	正常または高値 ≧90	正常または軽度低下 60〜89	軽度〜中等度低下 45〜59	中等度〜高度低下 30〜44	高度低下 15〜29	末期腎不全 (ESKD) <15
クレアチニン値 (mg/dL) (40歳)	(男) 1.0以下 (女) 0.7以下	(男) 0.8以上* (女) 0.6以上*	1.1以上 0.9以上	1.5以上 1.1以上	2.1以上 1.6以上	4以上 3以上	8以上
症状	症状なし				夜間多尿 むくみ	むくみ 体がだるい 動悸	むくみ 体がだるい 食欲がない 吐気 息切れ
診療計画	CKDスクリーニング	リスクを軽減する治療	CKD進行予測	腎臓専門医への紹介	治療する	透析 or 移植を準備	透析 or 移植

CKDの定義[1)]
1 尿異常，画像診断，血液，病理で腎症以外の存在が明らか．
2 GFR<60 mL/分/1.73 m^2
3 1, 2のいずれか，または両方が3か月以上持続する．

*GFRの低下（40〜69歳で50 mL/分/1.73 m^{2}未満，70〜79歳で40 mL/分/1.73 m^{2}未満）とタンパク尿およびアルブミン尿は，末期腎不全の危険因子である．
腎機能の低下・タンパク尿およびアルブミン尿は心血管疾患の危険因子である．

腎機能の低下
いったん糸球体の構造が破壊されると，糸球体が回復することはなく，血液を濾過できなくなる．
糸球体は，腎臓1個あたり約100万個存在する．ある程度の糸球体が機能しなくても，残りの糸球体がカバーするため，全体としての腎臓の働きは維持される．たとえば腎臓癌や生体腎移植などの目的で，2個ある腎臓の片方を摘出しても，腎機能はほとんど低下しない．逆に腎機能が正常の半分くらいしかない場合には，働いているネフロンの数は，すでに約1/6程度に減少していることになる．

慢性腎臓病（CKD）
腎不全症状を示さない状態であっても，腎障害を示す所見や腎機能低下が慢性的につづく状態であれば，心血管疾患を併発するリスクが高く，また容易に腎不全に発展することから，より大きな概念として提唱されたのがCKDである．
腎機能低下の最も大きな要因は加齢であるが，それ以外にもさまざまなリスクファクターがある．CKDは，生活習慣病（高血圧，糖尿病など）やメタボリックシンドロームとの関連が深い．CKDは，初期には自覚症状がほとんどない．一度悪くなった腎臓が自然に治ることはなく，治療を怠ると，最終的には，透析療法や腎移植が必要な末期腎不全へと進行する．

2 腎不全 / 症状

腎機能低下に伴う症状

排泄機能の低下	代謝産物の排泄障害	尿素窒素上昇 クレアチニン上昇 尿酸上昇	疲労感 食欲不振，吐き気などの消化器症状 倦怠感 頭痛 痙攣，意識障害
尿の生成障害	体液調節機能の低下	尿濃縮力の低下 乏尿 無尿 水分貯留	腎不全早期の多尿，夜間尿 体重の増加，むくみ 心肥大 動悸，息切れ，咳，痰，胸痛 起坐呼吸などの心不全症状
	電解質の調節障害	低ナトリウム血症	むくみ，口渇，血圧上昇
		高カリウム血症	手指のしびれ，だるさ，胸苦しさ 不整脈，心停止
		高リン血症	関節の痛み，かゆみ
		高マグネシウム血症	悪心，嘔吐
		低カルシウム血症	骨折
	酸塩基平衡の調節障害	代謝性アシドーシス （水素イオンの尿中への放出の低下による）	吐気 細胞機能障害 食欲不振 倦怠感
内分泌機能の低下	ホルモンの産生障害	エリスロポエチン産生低下	腎性貧血 高血圧 不妊
	レニンの過剰分泌（腎血流の減少による）	レニン・アンギオテンシン系の亢進	高血圧
	ビタミンDの活性化阻害	低カルシウム血症 二次性副甲状腺機能亢進症	骨折
腎炎	血液濾過機能の低下	低タンパク血症	タンパク尿 血尿

尿毒素

腎不全の進行とともに，窒素代謝物などの代謝物質が蓄積する．これらの物質のうち，単独または組み合わされて尿毒症症状を引き起こすと考えられている物質を，尿毒素とよぶ．数多くの物質が尿毒素としてあげられているが，どの尿毒素がどの尿毒症症状を現すのかについては明らかではない．

腎不全による低ナトリウム血症

腎不全では，尿細管でナトリウムが再吸収されずに，多くが尿中に排泄され，尿中ナトリウム排泄量が増加する．また腎不全では体内水分の貯留によって血液中のナトリウムが希釈される．腎不全では，この2つの理由で低ナトリウム血症をきたす．ナトリウムの摂取は，水分貯留による高血圧をきたし，腎機能を悪化させるため，塩分制限が必要である．

二次性副甲状腺機能亢進症

活性型ビタミンDの不足は，腸からのカルシウムの吸収を阻害し，低カルシウム血症を生じる．

低カルシウム血症

カルシウムの濃度を調整する副甲状腺ホルモン（PTH）を刺激して，骨からカルシウムを血中に溶出させる．このため骨がもろくなり，骨痛や骨変形，病的骨折などの原因となる（線維性骨炎）．

腎不全の症状

腎不全の初期には，血清尿素窒素やクレアチニンが上昇するだけで，自覚症状は現れない．しかし腎機能の低下に伴い，さまざまな症状が現れる．

腎機能が30%以下になると，水・電解質代謝，酸塩基平衡の調節にも障害を生じる．末期腎不全になると，尿毒症や高カリウム血症，心不全などの重大な症状が現れる．

尿量減少：初期には異常ないが，次の病期には尿濃縮力が低下して多尿（1日2,000 mL以上）となる．さらに進行すると，尿量が減少して，乏尿（1日500 mL以下），無尿（1日100 mL以下）となる．

尿毒症症状：初期には疲労感などの症状が現れ，進行に伴って尿毒素が蓄積すると，食欲不振，吐き気などの消化器症状，頭痛，注意力散漫などの神経系の症状が現れる．さらに進行すると，痙攣や意識障害を起こす．

心不全症状：尿量が減少し，循環血液量が増加すると，体重の増加，むくみが生じる．心臓が肥大して，動悸，息切れ，咳，痰，胸痛，起坐呼吸などが現れる．

高血圧：レニン・アンギオテンシン系の亢進による血管収縮，過剰な水分の体内貯留，交感神経の活性化などによって血圧が上昇する．

貧血：造血ホルモンであるエリスロポエチン（腎臓から分泌）が不足すると，貧血（腎性貧血）を生じる．

2 腎不全 / 治療

保存療法

治療方法	具体例
原疾患の治療	糖尿病のコントロール，腎炎の治療など
生活指導	適切な運動，禁煙 鎮痛薬，造影剤など腎毒性物質の制限，禁止 定期的な外来受診，服薬
食事療法	低塩分食，低タンパク食
薬物療法	高血圧の治療 タンパク尿を減らす治療（ACE阻害薬，アンギオテンシンⅡ受容体拮抗薬） 尿毒素を除去する療法（活性炭など）
腎不全による症状に対する治療	貧血の治療（エリスロポエチン投与） 骨病変の治療（ビタミンD投与など） 高カリウム血症の治療（陽イオン交換樹脂） 酸性症（アシドーシス）の治療（重曹など）

（日本腎臓学会，日本透析医学会，日本移植学会，日本臨床腎移植学会：腎不全 治療選択とその実際，2012年版より）

透析療法（腹膜透析）

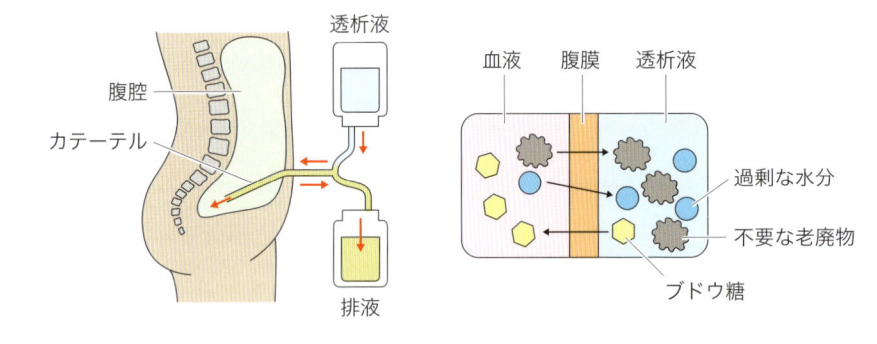

高血圧
腎不全進行の最も重要な増悪因子であるとともに，さまざまな合併症の原因ともなる．高血圧に対する治療は，慢性腎不全の薬物療法のなかで最も重要である．アンギオテンシン変換酵素（ACE）阻害薬と，アンギオテンシンⅡ受容体拮抗薬（ARB）は，降圧作用と腎保護作用にすぐれる．

腹膜透析液の交換時間
約30分で，通常，1日4回（朝食前，昼食前，夕食前，就寝前）行われる．自動腹膜灌流装置（サイクラー）を使って，就寝中に自動的に透析を行う自動腹膜透析では，就寝中に透析が自動的に行われ，日中は比較的自由にすごすことができる．

腹膜透析の合併症
カテーテル出口部や皮下トンネルの感染や腹膜炎，カテーテルの位置異常，大網やフィブリンによるカテーテルの閉塞が生じることがある．
　腹膜炎は重要な合併症であり，繰り返すと，腹膜透析の合併症のなかで最も重篤な被囊性腹膜硬化症の原因となる．
　腹膜透析は，8年以上はつづけないで，血液透析に移行することが勧められている．

腎不全の治療
腎不全の治療には，保存療法，透析療法，腎移植の3つがある．

保存療法
慢性腎不全は非可逆性で，そのほとんどが末期腎不全に進行する．このため腎不全に対する治療は，透析や腎移植の時期をできるだけ遅らせ，合併症を防ぐことを目的に行われる．
　具体的には，腎不全の原因となった疾患の治療，腎不全に伴う症状に対する治療とともに，高血圧，糖尿病などの生活習慣病や，肥満，脂質異常症などのメタボリックシンドロームなどに対して生活指導による是正，食事療法が基本になる．

透析療法
血液の「老廃物除去」「電解質維持」「水分量維持」を腎臓に代わって行う人工的な方法が，透析である．透析療法の適応は，年齢や社会的環境によって若干異なるが，血清クレアチニン値が8mg/dL以上，腎機能が10％未満になったときが目安となる．
　透析療法には，体外で透析器（ダイアライザー）を通して血液を浄化する血液透析と，腹膜を透析膜として用いて血液を浄化する腹膜透析の2つがある．

2 腎不全 / 治療

透析療法（血液透析）

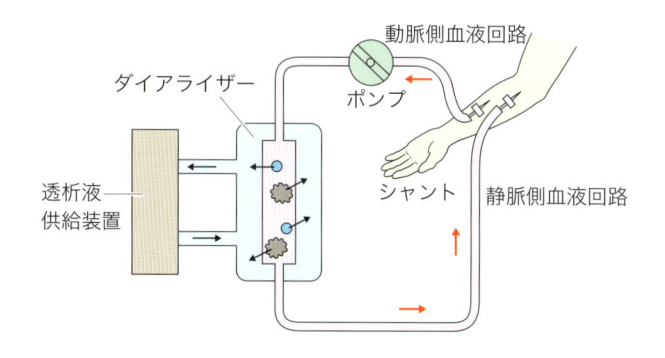

（図：ダイアライザー、動脈側血液回路、ポンプ、シャント、静脈側血液回路、透析液供給装置）

腎移植

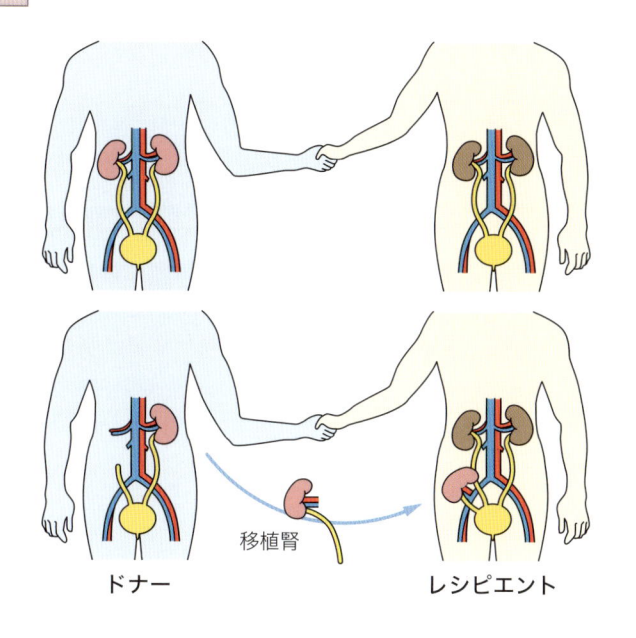

（図：ドナー／レシピエント、移植腎）

血液透析
週2～3回，1回3～5時間かけて行われる．

血液透析の合併症
透析によって生じる脳脊髄液と血液のあいだの浸透圧の不均衡によって脳浮腫，脳圧亢進が生じ，頭痛・吐気・嘔吐などの症状が現れる不均衡症候群，血圧低下，筋攣縮，不整脈などがある．水分を除去した透析後には血圧低下が生じやすい．

腎移植には，肉親や配偶者からの腎臓提供による生体腎移植と，亡くなった人からの腎臓提供による献腎移植（死体腎移植）とがある．

免疫抑制剤の使用量
移植後3か月をすぎ，安定期に入ると減少し，さらに年月がたつと，より少量ですむようになる．免疫抑制剤は，移植された腎臓が機能しているかぎり飲みつづける必要がある．
免疫抑制剤は，免疫反応を抑えるため，感染症にかかる危険がある．
移植腎が機能しなくなったときは，再度，腎移植を行うか，血液透析を再開する．

腹膜透析
腹腔内に埋め込んだカテーテルを通して透析液を腹腔内に注入して一定時間腹腔内に貯め，腹膜を透析膜として利用して，血液中の老廃物や不要な水分，塩分などを透析液に移行させ，カテーテルから体外に排出する．

血液透析
体外で，透析膜を介して血液を浄化する．一般に，橈骨動脈と橈側皮静脈の間で直接吻合して，動脈血を静脈に還流させる動静脈瘻（内シャント）を造設する（ブラッドアクセス）．動脈側の内シャントに穿刺し，ポンプを用いて血液を透析器に循環させ，老廃物や不要な水分，塩分などを除去したあと，再び静脈側の内シャントから体に戻す．

腎移植
腎移植は，機能を失った腎臓を，提供された健康な腎臓と取り替える治療法である．末期の腎臓病（腎不全）の唯一の根本的治療法であり，拒絶反応を防ぐため，レシピエント（臓器移植者）は免疫抑制剤を毎日服用しなければならないが，普通の人と同じように生活できる．ドナーの血液型はレシピエントと同じ血液型が望ましいが，血漿交換などにより拒絶反応のリスクを低くすることで，血液型が同じでなくても腎移植は可能である．

2 腎不全 / 診療上の留意点

腎不全患者に対する治療では，腎機能を悪化させないための配慮，糖尿病や動脈硬化などの基礎疾患に対する対応，血液透析に伴う易出血性，易感染性，薬物排泄障害などへの対応が必要である．

腎不全の症状，治療内容，投薬内容を確認する

腎不全症状が現れたときは，すでに腎不全に伴う高血圧，心機能の低下，貧血などさまざまな症状が進行している．透析や腎移植による治療が行われるようになると，治療にもさまざまな制約が生じる．

合併症，腎機能，貧血の有無について，主治医から情報提供を得る

腎不全の原因となる高血圧や糖尿病などに対する薬物治療，食事療法，貧血に対する治療，透析療法，腎移植などについての情報を得る．

継続した血圧測定を行いながら歯科治療を行う

腎疾患者は腎性高血圧を呈している場合が多く，また虚血性心疾患など，心血管系合併症を有していることが多い．透析直後は比較的脱水の状態にあり，血圧低下をきたしやすい．
　腎不全患者への治療中，精神的ストレスや疼痛を伴うと，大きな血圧変動を生じることが多い．

透析日を確認する

通常，血液透析は，1日おきに週3回行われる．血液透析で用いられる体外血液循環では，ヘパリンが多く用いられる．腎不全患者ではヘパリンの半減期が延長しており，出血のリスクが高い．

人工透析を行い，状態が安定している患者では，①出血しやすい，②感染を起こしやすい，③傷の治りが悪い，および④薬物排泄障害に注意することで，通常の治療を行うことは可能である．

血液透析患者の観血的処置では，確実な止血確認を行う

腎不全末期には，出血傾向が現れる．また内シャントの閉塞を防止する目的でワルファリンやアスピリンなどの抗血栓薬を処方されていることが多い．
　創部を縫合し，ガーゼによる圧迫，あるいは止血シーネを用いることで，ほとんどの場合，止血が可能である．

抗菌薬，鎮痛薬を投与するときは，腎機能を障害しない薬物を選択する

抗菌薬，鎮痛薬のなかには，腎毒性を有するものがあり，腎不全患者への投与には十分注意する．

ステロイド薬，免疫抑制剤を処方されている患者では，主治医と協議のうえで抗菌薬の投与を行う

慢性糸球体腎炎やネフローゼ症候群患者では，ステロイド薬を長期連用していることが多く，副腎不全を起こしている可能性がある．免疫抑制剤が用いられている患者は，感染に対する抵抗力が減弱している．

血液透析患者への治療では，シャントを保護する

血液透析のための内シャントが詰まると，血液流量が不足し，血液透析ができなくなる．シャントを守るための十分な注意が必要である．

参考文献
1) 日本腎臓学会 編：CKD 診療ガイド 2009，2012
2) NPO 法人腎臓サポート協会：腎臓病なんでもサイト〈腎臓病の治療〉透析と移植 新しい透析医療の考え方―残存腎機能―
3) NPO 法人腎臓サポート協会：腎臓病なんでもサイト〈腎臓病の治療〉透析と移植 腎臓移植―二つの腎臓移植―

代謝・内分泌疾患

糖尿病
甲状腺疾患
副腎疾患

1 糖尿病 / 基礎知識

ブドウ糖の代謝

ATP の合成

嫌気的な解糖系では，グルコース（ブドウ糖）1 分子あたり 2 個の ATP が生成される．好気的な TCA 回路（クエン酸回路）では，グルコース 1 分子に対して，ATP に換算して 36 個分のエネルギーが生産される．

インスリンの働き

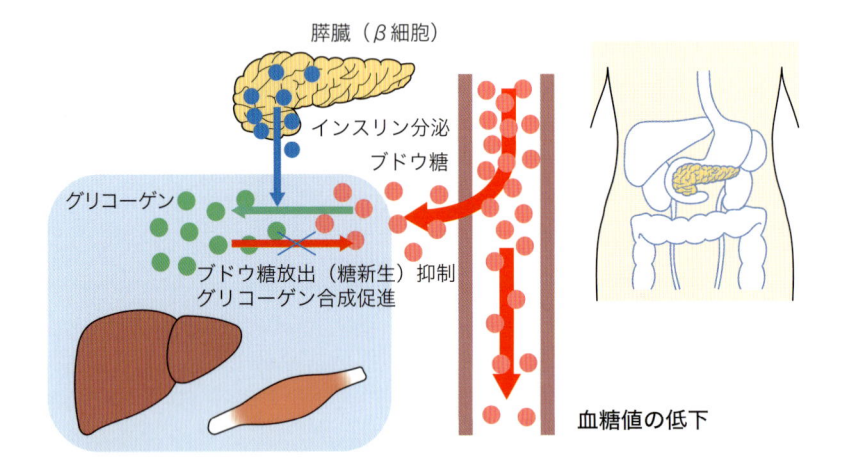

血糖値の調節

血糖値は，膵臓から分泌されるグルカゴン，副腎髄質から分泌されるアドレナリン，副腎皮質から分泌されるコルチゾール，脳下垂体から分泌される成長ホルモンなどのホルモンによって上昇するが，血糖値を低下させるホルモンはインスリンだけである．

ブドウ糖の代謝

食事によって得られた糖質は，胃や腸などでブドウ糖（グルコース）に分解される．ブドウ糖は，酸素を必要としない（嫌気的）解糖系という代謝経路で，ピルビン酸に分解される．ピルビン酸は，ミトコンドリアに入り，酵素によりアセチル CoA およびオキサロ酢酸に分解される．これらは酸素を必要とする（好気的）TCA 回路に入り，二酸化炭素（CO_2）にまで分解され，多くの ATP（エネルギー）を産生する．

酸素がない嫌気的条件下では，ピルビン酸が乳酸にまで分解される．嫌気的解糖によって生成された乳酸は肝臓へ送られ，ブドウ糖に変換される．

インスリンの働き

ブドウ糖を細胞に取り込んで，エネルギーとして利用し，肝臓でグリコーゲンとして蓄えるためには，膵臓で産生されるインスリンが必須である．インスリンが作用するのは，おもに筋肉，脂肪組織，肝臓である．骨格筋は，ブドウ糖の約 70％を利用する．

血液中のブドウ糖は，インスリンの作用によって細胞に取り込まれる．インスリンは，肝臓でのグリコーゲン分解による糖の放出（糖新生）を抑え，肝臓への糖の取り込みを促進する．筋肉では，グルコーストランスポーター（GLUT4）によって，ブドウ糖が筋肉組織に取り込まれる．その結果，血液中のブドウ糖濃度（血糖値）が低下し，正常に保たれる．

1 糖尿病 / 基礎知識

インスリン不足の代謝への影響

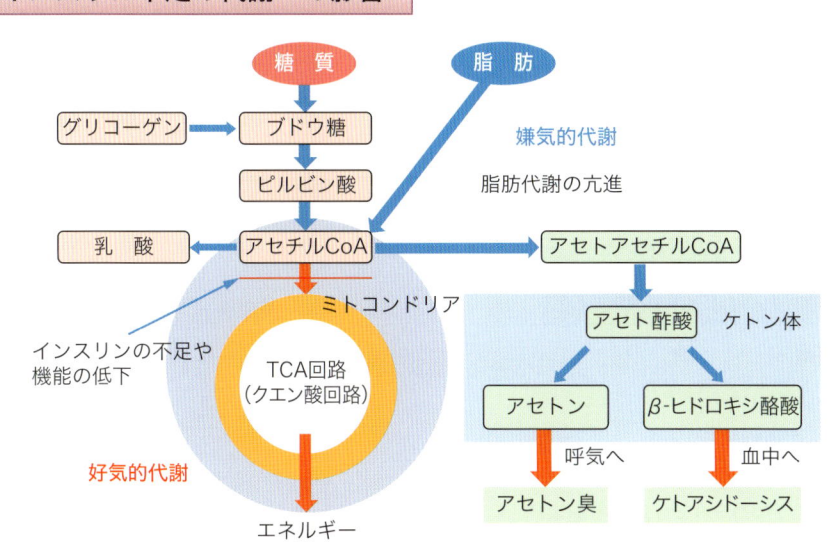

インスリンが不足すると，ブドウ糖の代わりに脂肪の代謝が亢進する．肝臓での脂肪の分解により，ケトン体（アセトン，アセト酢酸，β-ヒドロキシ酪酸）がつくられ，血液中に放出される．

揮発性の酸であるアセトンは，呼気中に排出され，りんごが腐ったような甘酸っぱい口臭がする．
血中のケトン体によるアシドーシス（ケトアシドーシス）を呼吸性アルカローシスで代償するために，クスマウル呼吸という，深く大きな呼吸が現れる．

インスリン不足の血糖への影響

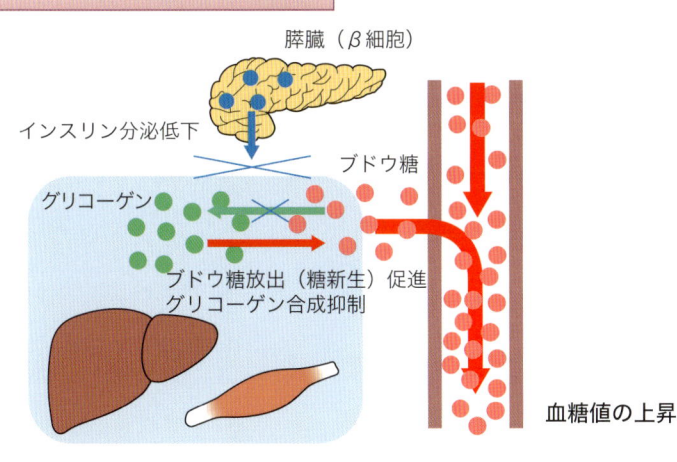

ブドウ糖の取り込みにインスリンを必要とするのは，肝臓，筋肉，脂肪組織などの臓器である．脳，赤血球，腎臓は，ブドウ糖の取り込みにインスリンを必要としないため，インスリンが不足しても，直接，脳のエネルギーが不足して機能が低下することはない．

インスリン分泌が減少すると，ブドウ糖からのグリコーゲンの合成を抑制し，グリコーゲンの分解を促進して，ブドウ糖をつくる（糖新生）．

インスリン不足の代謝への影響

インスリンの不足や機能の低下は，ブドウ糖の細胞内への取り込みを低下させる．ブドウ糖はミトコンドリアに入れないため，TCA回路での好気的代謝によるATP合成ができなくなる．このATP不足を補うため，脂肪分解が促進する．

嫌気的代謝により脂肪からエネルギーをつくるが，この過程で酸性のケトン体（アセトン，アセト酢酸，β-ヒドロキシ酪酸）が産生される．揮発性の酸であるアセトンは，アセトン臭とよばれる酸っぱい臭いのする呼気として排泄される．アセト酢酸，β-ヒドロキシ酪酸は，血液中に放出されて血液のpHを下げ，ケトアシドーシスとよばれるアシドーシスを引き起こす．

インスリン不足の血糖への影響

インスリンの不足によって，肝臓や筋肉でのグリコーゲン合成が抑制され，グリコーゲンからブドウ糖への分解（糖新生）が促進される．血液中にブドウ糖が放出され，血中のブドウ糖濃度（血糖値）が上昇する．

1 糖尿病 / 種類

血糖値の変動とインスリン分泌

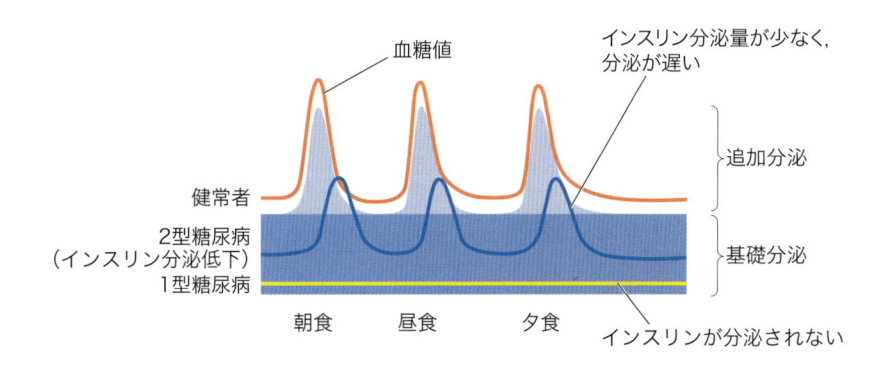

膵臓のβ細胞は，つねに一定量のインスリンを分泌している．これを「基礎分泌」という．

食事によって血糖値が上昇すると，インスリンが「追加分泌」されて，ブドウ糖は肝臓に入り，肝臓からのブドウ糖の放出を抑え，肝臓や筋肉にグリコーゲンとして貯蔵する．

1型糖尿病

インスリンが分泌されないため，食事によって糖が体内に入っても，肝臓，筋肉に移行できず，グリコーゲンとして貯蔵できないため，高血糖になる．このため，毎日，インスリンを補充する必要がある．

高インスリン血症

インスリン抵抗性（効きにくい）があると，血液中のブドウ糖が体の細胞に取り込まれにくく，高血糖となる．この状態を抑えようとインスリンが過剰に分泌され，血液中のインスリン濃度が高くなる状態をいう．

糖尿病のそのほかの原因

高血糖の原因として，膵臓でのインスリン分泌の異常のほか，特定の遺伝子異常に伴うもの，膵疾患や膵臓の外科的切除に伴うもの，ほかの内分泌疾患に伴うもの，感染症や薬物が原因となるもの，妊娠中に発見される妊娠糖尿病がある．

糖尿病の分類

	1型糖尿病	2型糖尿病 インスリン分泌低下	2型糖尿病 インスリン抵抗性
膵臓	β細胞が破壊されている．	β細胞は破壊されていない．	
インスリン分泌	インスリン量の絶対的不足	インスリン分泌量が少なく，血糖値の上昇に分泌が遅れる．	インスリン分泌は低下しない．GLUT4の減少あるいは機能低下により，糖を取り込む能力が低下するインスリン抵抗性が生じる．
発症年齢	多くは10代で発症する．	40歳以降徐々に発症する．	
生活習慣	過食や肥満を解消するだけでは治らない．毎日，インスリンを補充する必要がある．	過食，運動不足，喫煙，飲酒などの生活習慣のほか，遺伝的体質，ストレス，加齢などが関係している．	
肥満度	肥満とは関係ない．	肥満または肥満の既往がある．	

糖尿病の分類

1型糖尿病：自己免疫，または原因が明らかでない．特発性に膵臓のβ細胞が破壊され，インスリンの量が絶対的に不足する．以前は，小児糖尿病やインスリン依存型糖尿病とよばれていた．患者の多くは10代で発症する．毎日，インスリン注射によってインスリンを補充する必要がある．

2型糖尿病：膵臓のβ細胞の破壊は認めず，インスリン抵抗性と分泌低下の2つを原因とする．日本の糖尿病患者の95%以上が，このタイプである．

食事による血糖値の上昇に応じてインスリンが分泌されるが，インスリン抵抗性では，受容体（グルコーストランスポーター：GLUT4）の減少，機能低下によって，糖を肝臓や筋肉に取り込むことができない．結果，血糖値が上昇する．

インスリン分泌低下では，インスリンの基礎分泌が少ない．追加分泌も少なく，分泌も遅れるため，食後の血糖値が上昇する．

日本人は，インスリン抵抗性は軽度で，インスリン分泌が減少しやすいといわれている．

2型糖尿病は，食事や運動などの生活習慣が関係している場合が多く，初期には症状もなく，数年の経過で徐々に進行し，ほとんどが40歳をすぎてから発症する．

1　糖尿病／診断

糖尿病の診断

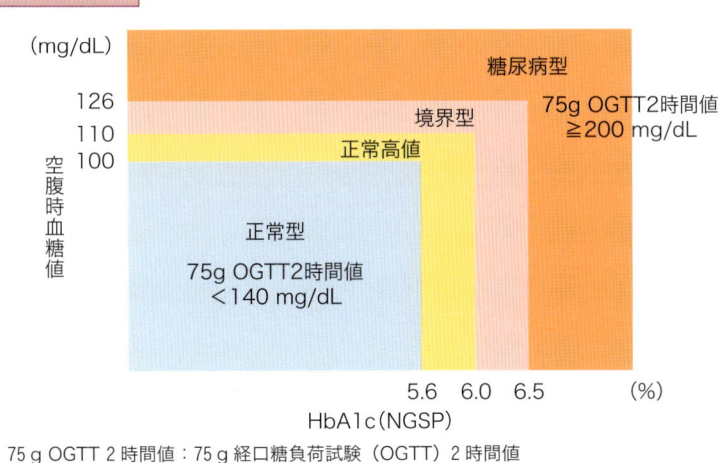

(mg/dL)

空腹時血糖値

- 126
- 110
- 100

糖尿病型
75g OGTT2時間値 ≧200 mg/dL

境界型

正常高値

正常型
75g OGTT2時間値 <140 mg/dL

5.6　6.0　6.5　(%)
HbA1c(NGSP)

75 g OGTT 2 時間値：75 g 経口糖負荷試験（OGTT）2 時間値
空腹時血糖値 100〜109 mg/dL は正常域ではあるが，正常高値とする．
（日本糖尿病学会：糖尿病・糖代謝異常に関する診断基準検討委員会報告—空腹時血糖値の正常域に関する新区分—，2008 より）

グリコヘモグロビン（HbA1c）

ブドウ糖
ヘモグロビン
グリコヘモグロビン
赤血球

$$HbA1c(\%) = \frac{HbA1c値}{ヘモグロビン値} \times 100$$

経口ブドウ糖負荷試験（OGTT）

ブドウ糖を経口摂取したあと，0 時間値（空腹時血糖値）および OGTT 2 時間値（糖負荷後 2 時間経過時血糖値）を測定し，血液中からブドウ糖がどれほど速く処理されるのか（耐糖能）を調べる検査である．

正常型であっても，1 時間値が 180 mg/dL 以上の場合には，180 mg/dL 未満のものに比べて糖尿病に悪化するリスクが高いため，境界型に準じた取り扱い（経過観察など）が必要である．

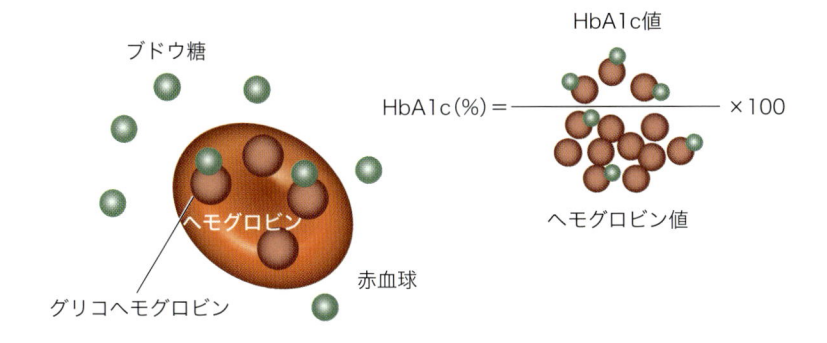

従来，HbA1c は，日本の基準（JDS）値で表記されていたが，2012 年 4 月から，国際標準化された NGSP 値に相当する HbA1c （JDS 値 ＋ 0.4％）に表記が変更された．

ヘモグロビン値が 15 g/dL，HbA1c が 6％のとき，血液中のグリコヘモグロビンは，
　15 × 0.06 ＝ 0.9 （g/dL）
0.9 g/dL のヘモグロビンがブドウ糖と結合していることを意味する．

糖尿病の診断

慢性高血糖を確認し，さらに症状，臨床所見，家族歴，体重歴などを参考にして総合判断する[1]．

空腹時血糖値の正常値は 110 mg/dL 未満，食後 2 時間の血糖値は 140 mg/dL 未満である．

糖尿病は，血糖値によって次のように判定する．

糖尿病型：①空腹時血糖値 ≧ 126 mg/dL，②75 g 経口糖負荷試験（OGTT）2 時間値 ≧ 200 mg/dL，③随時血糖値 ≧ 200 mg/dL），④HbA1c（NGSP）≧ 6.5％

正常型：空腹時血糖値 < 110 mg/dL かつ OGTT 2 時間値 < 140 mg/dL

境界型：糖尿病型でも正常型でもないもの．

グリコヘモグロビン（HbA1c）

血糖値は，食事や運動の影響を受けやすく，検査前の一時的な節制や過食でも簡単に数値が変わるため，日常の血糖コントロールを反映しない．ブドウ糖と結びついたグリコヘモグロビン（糖化ヘモグロビン：HbA1c，正常値 4.3〜5.8％）は，赤血球の寿命がつきるまで血中に残るため，HbA1c は過去 1〜2 か月の血糖値の平均とよく相関する．

血糖値が糖尿病型を示し，HbA1c（NGSP）≧ 6.5％であれば，1 回の検査で糖尿病と判定する．

1 糖尿病 / 急性合併症

高血糖のときの自覚症状

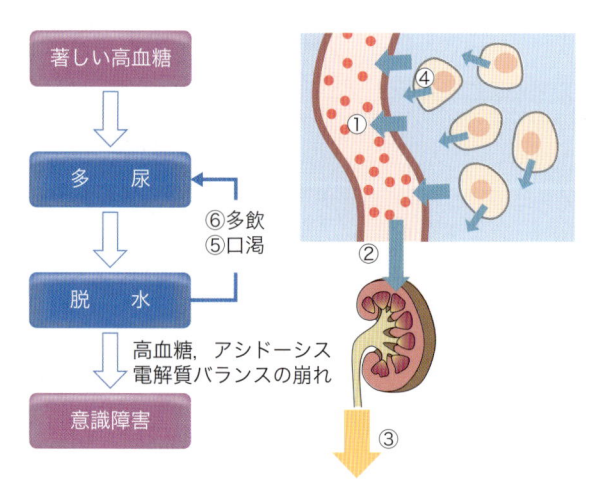

著しい高血糖
↓
多尿 ←── ⑥多飲 ⑤口渇
↓
脱水
↓ 高血糖, アシドーシス
　 電解質バランスの崩れ
↓
意識障害

① 血管（血液）中の浸透圧が上昇して，間質から血管内へ水分が移動する．
② 血液（水分）量が増加する．
③ 腎血流量が増加し，尿量が増える（多尿）．
④ 細胞内の水分が間質に移動する（脱水）．
⑤ 脳の水分調節中枢が脱水を感知し，「水分をとりなさい」という指令を出す（口渇）．
⑥ 水分を大量にとる（多飲）．

1. 尿の量が多くなる（多尿）．
2. 喉が渇いて，水分をたくさん飲む（口渇，多飲）．
3. 体重が減る．
4. 疲れやすくなる．
5. 食後2〜3時間ほどでまた空腹になる．

ケトアシドーシスの症状

1. 深い呼吸（クスマウル呼吸）
2. 速い脈拍
3. 脱水症状
4. 血圧低下
5. 悪心，嘔吐，腹痛などの消化器症状
6. 意識の混濁，昏睡

腎閾値（糖排泄閾値）

血液の中の糖は腎臓の糸球体でいったんすべて濾過され，尿細管で再吸収される．血糖値が170〜180 mg/dLを超えると，尿に糖が排泄される．尿糖が出ていなければ，一般的に血糖値は180 mg/dL以下である．しかし遺伝性に腎臓で糖を再吸収する働きが若干弱いため尿に糖が出る腎性糖尿では，血糖値が100 mg/dL程度でも尿糖が陽性になる．腎性糖尿は異常ではない．

喉が渇いたとき，清涼飲料水など糖分を含む飲料を大量に飲むと，さらに血糖値が上昇し，悪循環を助長する．高血糖のときは，糖分の入っていない水やお茶などを飲む．

インスリンの不足によって，エネルギー産生に糖が利用できなくなると，肝臓や筋肉のグリコーゲンを分解して利用する．利用できるグリコーゲンがなくなると，脂肪や筋肉を分解して利用するため，痩せて，体重が減少する．

高血糖が長時間つづき，脳細胞の脱水が生じると，脳機能を抑制して，「だるい」「眠気が強い」「意識の混濁」，さらに昏睡となる．

糖尿病の自覚症状

軽症の糖尿病では，自覚症状がみられないことが多い．しかし高血糖になると，著しい口渇，全身倦怠感，悪心・嘔吐，下痢，腹痛などの消化器症状が現れる．

さらに高度のインスリン不足により高血糖状態がひどくなると，短期間のうちに急激に著明な高血糖をきたし，意識障害・昏睡（高血糖性昏睡）から死に至る．

高血糖性昏睡

1型糖尿病：インスリンの量を急に減らしたり中止する，食事の不摂生，薬を飲み忘れる，重症感染症，手術，下痢や嘔吐，利尿剤などによって脱水になったときなど，ケトアシドーシスとなり，400 mg/dLを超える高血糖となり，昏睡に至る．

インスリンの絶対的な欠乏を原因とする糖尿病性ケトアシドーシスでは，ただちに速効型インスリンの注射と，電解質・酸塩基平衡の補正を行う．

2型糖尿病：高齢患者に多い昏睡は，脱水に伴って生じる．感染が誘因となることが多く，血糖値が800 mg/dL以上ときわめて高くなり，血液の浸透圧が高くなるため，利尿が亢進し，体液の喪失をまねく．これを浸透圧性非ケトン性昏睡といい，アシドーシスは生じない．

浸透圧性非ケトン性昏睡に対しては，生理食塩水で脱水を補正するとともに，インスリンの補充を行う．

1 糖尿病 / 急性合併症

低血糖の症状

血糖値（mg/dL）	症　　状
70	**警告症状**　急激な空腹感，生あくび，不快感など
60	**交感神経症状**　発汗（冷汗），手足のふるえ，からだが熱く感じる，動悸，顔面蒼白，吐き気，不安感，霧視
50	
40	**中枢神経症状**　集中力の低下，錯乱，脱力，眠気，めまい，疲労感，ろれつが回らない，物が二重に見える，空腹感，霧視
30	**意識障害**　意識消失，いつもと人柄の違ったような異常な行動
20	**低血糖昏睡**　痙攣，昏睡
10	

低血糖の原因

食　事	食事の量が少ない，食事時間が遅れる，決められた間食を食べなかったとき．運動量や労働量が多すぎるとき，空腹時やインスリンの効果の強い時間帯に激しい運動を行ったとき．
糖尿病薬	経口血糖降下剤を間違えてたくさん飲む，処方されたインスリン量が多い，自己判断でインスリン量を増やしたとき．
薬　物	インスリン注射をしているとき，アスピリンなどの解熱鎮痛薬，痛風治療薬，ワルファリン，抗不整脈薬であるリスモダン®，降圧薬であるα遮断薬やACE阻害薬，キノロン系，テトラサイクリン系，クラリスロマイシンなどの抗菌薬などが血糖降下作用を増強する．

アルコール摂取，とくに空腹時の摂取は，健常者でも低血糖を生じる．また胃切除を受けた患者の15〜30%が，食事中や直後に，ダンピング症候群とよばれるインスリンの過剰分泌に伴う低血糖を起こす．

無自覚性低血糖

低血糖をしばしば起こすと，中枢で低血糖を認識する閾値が低下する．糖尿病性自律神経障害では，空腹感，動悸などの交感神経系の警告症状を欠き，いきなり意識障害に至る無自覚性低血糖が生じることがある．

厳格な血糖コントロールを目指す強化インスリン療法の普及に伴い，無自覚性低血糖が問題になっている．

低血糖

正常なヒトでは，血糖値は70 mg/dL以上に保たれている．血糖値が70 mg/dL以下になると異常な空腹感，生あくびなどの症状が出てくる．ふだん高血糖状態にある糖尿病患者や，急に血糖値が下がったとき，100 mg/dL程度でも低血糖の症状が出ることがある．

症状：血糖値が50 mg/dL以下になると，中枢神経機能が低下をはじめ，脱力感，手指のふるえ，冷汗，動悸などが出現する．さらに血糖値が30 mg/dL以下に低下すると，意識レベルが低下し，痙攣，昏睡状態から死に至ることもある．

原因：糖尿病に対するインスリン治療や，経口血糖降下薬による薬物療法に伴うものが最も多い．

治療：意識障害がないとき低血糖症状を感じたら，すぐにブドウ糖10 gまたは砂糖10〜20 g，あるいはブドウ糖を多く含む清涼飲料水200 mLを飲み，10〜15分で回復しないときは，再度同量を摂取する．

意識障害がある（糖尿病患者の様子がふだんと違う，話しかけても返事をしないなど）ときは，低血糖を疑い，ブドウ糖を溶かした水やジュースなどを飲ませる．昏睡に陥っているときはグルカゴン（血糖値を上げるホルモン）1バイアルを注射する．5分以内に回復しないとき，あるいはグルカゴンの注射が行えないときは，すみやかに病院に搬送する．

1 糖尿病 / 慢性合併症

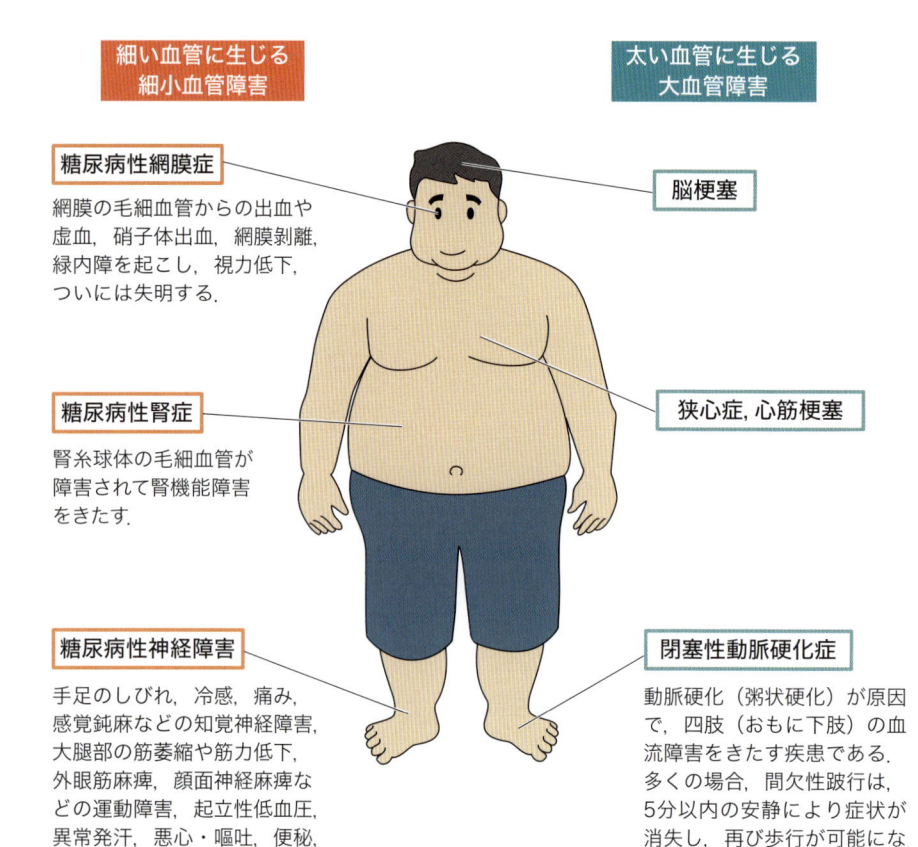

糖尿病の慢性合併症

細い血管に生じる細小血管障害

糖尿病性網膜症
網膜の毛細血管からの出血や虚血，硝子体出血，網膜剥離，緑内障を起こし，視力低下，ついには失明する．

糖尿病性腎症
腎糸球体の毛細血管が障害されて腎機能障害をきたす．

糖尿病性神経障害
手足のしびれ，冷感，痛み，感覚鈍麻などの知覚神経障害，大腿部の筋萎縮や筋力低下，外眼筋麻痺，顔面神経麻痺などの運動障害，起立性低血圧，異常発汗，悪心・嘔吐，便秘，下痢，動悸，尿閉，勃起機能不全などの自律神経障害が生じる．

太い血管に生じる大血管障害

脳梗塞

狭心症，心筋梗塞

閉塞性動脈硬化症
動脈硬化（粥状硬化）が原因で，四肢（おもに下肢）の血流障害をきたす疾患である．多くの場合，間欠性跛行は，5分以内の安静により症状が消失し，再び歩行が可能になる．動脈の閉塞が生じると末梢が壊死に陥る．

糖尿病性網膜症
成人になってからの失明原因の第1位である．

糖尿病性腎症
腎不全に対する血液透析の原因疾患の第1位である．

糖尿病性神経障害
高血糖による神経細胞の代謝障害，神経細胞周囲の毛細血管の循環障害などが原因となる．

非糖尿病患者に比べて，糖尿病患者では，脳梗塞や虚血性心疾患発症の危険は2〜4倍，閉塞性動脈硬化症の危険は3倍である．

間欠性跛行（かんけつせいはこう）
狭心症と同じように，血行障害によって，需要に応じた血液が筋に供給されないため，筋肉の酸素不足による症状が足の痛みとして現れることで生じる．

閉塞性動脈硬化症による下肢の壊死が重症で，外科的バイパス手術が不可能な末梢性病変では，下肢切断術を選択せざるを得ない場合もある．

糖尿病の慢性合併症
糖尿病によって長期間高血糖状態がつづくと，毛細血管を中心に生じる細小血管障害と，比較的太い血管に起こる大血管障害（動脈硬化性血管障害）などが生じる．

細小血管障害
細小血管障害の代表的なものが，糖尿病の3大合併症である「糖尿病性網膜症」「糖尿病性腎症」「糖尿病性神経障害」で，糖尿病発症後10年前後の経過を経て出現する．

大血管障害
糖尿病が高血圧，脂質異常症，肥満，喫煙などの危険因子と組み合わされることで，全身の動脈硬化を発症・進展させ，血管の閉塞を生じる．

そのほかの慢性合併症
慢性の糖尿病に伴い，脂質異常症，足の壊疽，慢性感染症，胆石症，白内障などが生じる．

1　糖尿病 / 治療

糖尿病内服薬

	種類	作用
インスリンの分泌を増やす	スルホニル尿素（SU）薬	膵臓のβ細胞に働き，インスリン分泌を促す．服用後，食事をとらないと，低血糖を起こす可能性がある．
	速効型インスリン分泌促進薬	膵臓のβ細胞に働き，インスリン分泌を促す．服用後30分以内に効果が現れるので，食事をとらないと低血糖を起こす可能性がある．
インスリンの働きをよくする	ビグアナイド（BG）薬	肝臓で糖をつくる働きを抑え，筋肉などでのブドウ糖の利用を促す．低血糖を起こす可能性は少ない．
	チアゾリジン薬	インスリン抵抗性改善薬ともいう．脂肪や筋肉などでインスリンの効きをよくして，血液中のブドウ糖の利用を高める．低血糖を起こす可能性は低い．
腸管からの糖の吸収を遅くする	α-グルコシダーゼ阻害薬	小腸でのブドウ糖の分解・吸収を遅らせ，食後の急激な血糖値の上昇を抑える．低血糖を起こす可能性は少ないが，低血糖を起こしたときは，必ずブドウ糖をとる必要がある．
食後のインスリンの分泌を増やす	ジペプチジルペプチダーゼ-4（DPP-4）阻害薬	血糖値の高いときだけ作用し，インスリンの分泌を促すホルモンであるGLP-1の働きを高める．DPP-4阻害薬のみの治療では，低血糖を起こしにくい．

糖尿病内服薬
　その働きによって大きく，4種類に分類される．1種類または作用が異なる薬を組み合わせて服用することがある．

インスリン療法

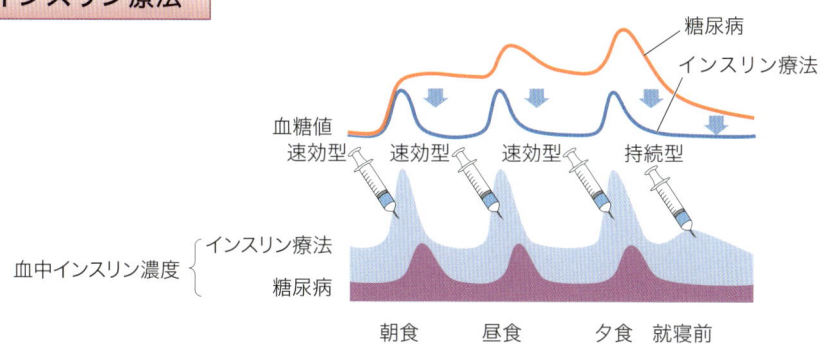

インスリン製剤
　皮下注射後の効果の発現開始時間，ピーク，持続時間によって，超速効型，速効型，中間型，持続型，混合製剤がある．
　速効型製剤は食事の30分前に注射する．超速効型は食事の直前に注射する（注射後すぐに食べないと低血糖が起こりやすい）．持続型インスリンは，おもに基礎分泌を補う目的で使われる．

高血糖
　さらにインスリン分泌を低下させたり，筋肉や脂肪細胞でのインスリン抵抗性の原因となる（悪循環）．インスリン療法によって高血糖が改善すると，悪循環を絶ち，インスリン療法が不要になることが少なくない．

糖尿病の治療
　糖尿病治療の目的は，高血糖が引き起こすいろいろな合併症を予防する，または悪化を阻止することである．治療は，基本的に食事療法，運動療法，薬物療法の3つを組み合わせて行う．
　糖尿病の治療には，血糖自己測定による自己管理が重要である．

食事療法
　バランスよく適切なエネルギー量をとることにより，血糖の大幅な上昇をさけるとともに，肥満を解消・防止する．肥満の解消によって，インスリン抵抗性を解消することができる．

運動療法
　運動は，2型糖尿病の原因である肥満の解消と，継続的な血糖値のコントロールに役立つ．

薬物療法
　1型糖尿病では，インスリンの補充が必須である．
　2型糖尿病では，食事・運動療法を優先し，十分な改善が得られないとき，経口血糖降下薬やインスリン治療が必要となる．

1 糖尿病 / メタボリックシンドローム

脂肪が蓄積する部位による肥満の分類

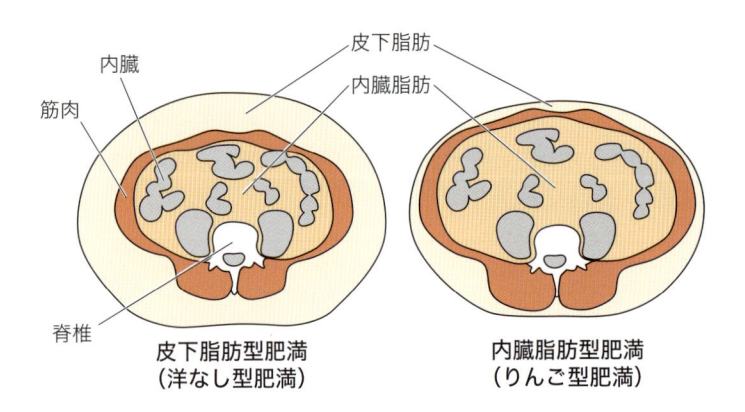

皮下脂肪型肥満（洋なし型肥満）

内臓脂肪型肥満（りんご型肥満）

ラベル：内臓、筋肉、脊椎、皮下脂肪、内臓脂肪

皮下脂肪
・腰まわり，尻，太ももなど皮下に蓄積（しっかりとつまむことができる）
・体温の保持，外からの衝撃をやわらげるクッションの役割
・女性に多くみられる．

内臓脂肪
・内臓のまわりの腸間膜に蓄積（外からつまむことができない）
・内臓を正しい位置に保ち，衝撃をやわらげるクッションの役割
・男性に多くみられる．

内臓脂肪は，皮下脂肪に比べて代謝が速く，蓄積しやすいが，食事制限や運動を心がけるだけで比較的減少しやすい．

動脈硬化の危険因子

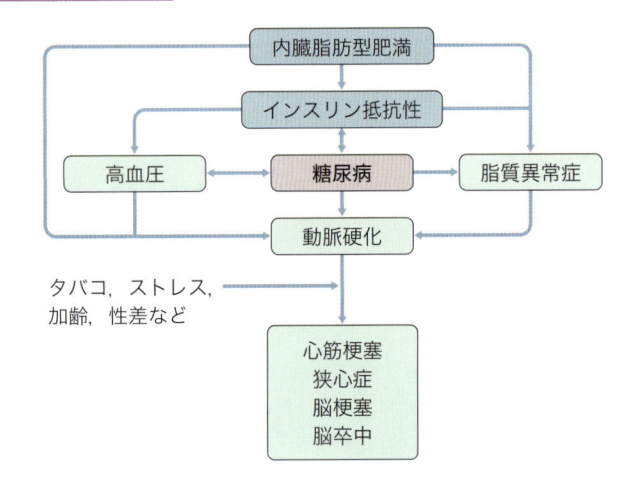

内臓脂肪型肥満 → インスリン抵抗性 → 高血圧・糖尿病・脂質異常症 → 動脈硬化 → 心筋梗塞・狭心症・脳梗塞・脳卒中

タバコ，ストレス，加齢，性差など

メタボリックシンドローム

　心筋梗塞や脳梗塞など，動脈硬化性疾患の危険因子として，耐糖能異常（糖尿病），肥満，高血圧，脂質異常症があげられる．中性脂肪やコレステロール値が高い人は，動脈硬化とともに血栓を生じやすく，心筋梗塞や狭心症など，動脈硬化性疾患を起こしやすい．とくに糖尿病の人は，高血圧や脂質異常症にも注意しないと，動脈硬化が加速度的に進行して，心筋梗塞や狭心症，脳梗塞などの危険性がきわめて高くなる．
　内臓脂肪の蓄積は，インスリンに対する反応性が低下するために生じる高インスリン血症（インスリン抵抗性）の原因となり，これらの病態の中心的な役割を担っている．

メタボリックシンドローム診断基準[2]

　ウエスト周囲径が，男性で 85 cm 以上，女性で 90 cm 以上で，以下の3つの症状のうち2つ以上該当したとき，メタボリックシンドロームと診断する．
1　中性脂肪 150 mg/dL 以上，HDL コレステロール 40 mg/dL 未満のいずれか，または両方
2　収縮期血圧 130 mmHg 以上，拡張期血圧 85 mmHg 以上のいずれか，または両方
3　空腹時血糖 110 mg/dL 以上

1 糖尿病 / 診療上の留意点

　糖尿病患者に対して治療を行うときは，高血糖や低血糖による急性合併症をきたさないための対応が必要であるとともに，動脈硬化に伴う合併症に対する準備が必要である．

糖尿病の状態，治療内容，関連疾患の有無について確認する

　糖尿病患者は，狭心症，心筋梗塞，脳梗塞，糖尿病性壊疽など，全身の動脈硬化症に伴う慢性合併症をきたす可能性がある．また高血糖や低血糖による意識障害や昏睡などの重大な急性合併症を引き起こすことがある．

　初期の糖尿病患者では自覚症状がほとんどないことから，しばしば患者から十分な情報を得ることができない．内科主治医からの情報提供は，治療における偶発症を予測するうえで重要である．

治療は，午前中の早い時間，あるいは食後に行う

　経口糖尿病薬やインスリンによって血糖値を調節している糖尿病患者は，昼食前や夕食前は血糖値が下がっている．低血糖状態になると，中枢神経機能の低下をもたらすことから，糖尿病患者では最も注意しなければならない．

治療前に，食事，経口糖尿病薬の服用，インスリン注射の確認を行う

　インスリンや経口糖尿病薬による治療を受けている患者で，緊急な対応を必要とする合併症として，低血糖や高血糖による意識障害，昏睡がある．重篤な急性症状は，不適切な食事摂取，不適切なインスリンや経口糖尿病薬の使用によって生じることが多い．

治療中の血圧を確認する

　糖尿病患者の多くは，高血圧，動脈硬化を合併しており，冠動脈の狭窄に伴う狭心症や心筋梗塞を引き起こす可能性がある．治療前は血圧の確認を，治療中は高血圧，虚血性心疾患者の管理に準じた血圧管理を行う．

重症糖尿病患者には，血糖測定器，緊急薬を持参させる

　低血糖性昏睡には，ブドウ糖や砂糖の投与，血糖上昇作用のあるグルカゴンの注射が推奨されている．また高血糖性昏睡には，速効型インスリンの注射と電解質・酸塩基平衡の補正，生理食塩水投与による脱水の補正を行う．いずれの場合も緊急な対応が必要となる．

参考文献
1) 日本糖尿病学会：科学的根拠に基づく糖尿病診療ガイドライン 2013，南江堂
2) メタボリックシンドローム診断基準検討委員会：メタボリックシンドロームの定義と診断基準，日本内科学会雑誌 94(4)：188-203，2005

2 甲状腺疾患 / 基礎知識

甲状腺の位置

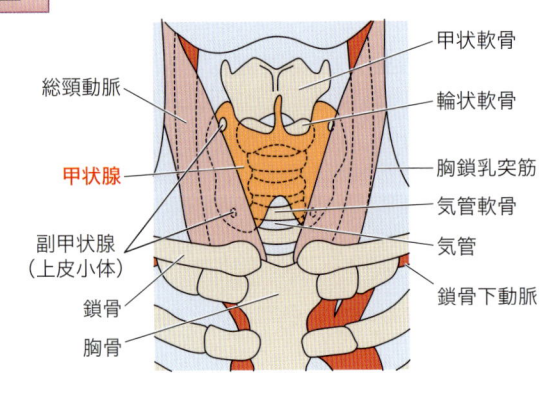

- 総頸動脈
- 甲状軟骨
- 輪状軟骨
- 甲状腺
- 胸鎖乳突筋
- 気管軟骨
- 副甲状腺（上皮小体）
- 気管
- 鎖骨
- 鎖骨下動脈
- 胸骨

甲状腺ホルモンの調節

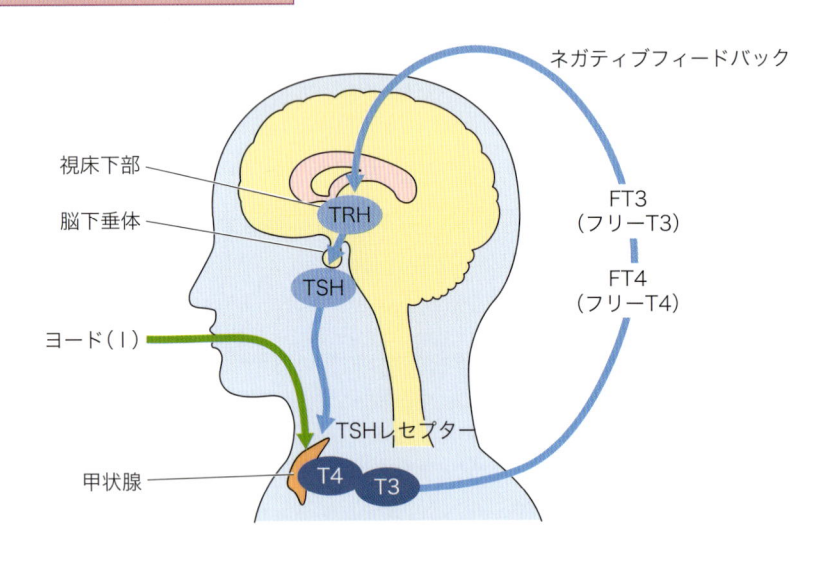

- 視床下部
- 脳下垂体
- TRH
- TSH
- ヨード（I）
- ネガティブフィードバック
- FT3（フリーT3）
- FT4（フリーT4）
- TSHレセプター
- 甲状腺
- T4　T3

副甲状腺（上皮小体）
4～5 mmの大きさで，甲状腺の周囲に4つ（3つあるいは5つ以上のこともある）あり，副甲状腺ホルモンをつくる．血液中のカルシウム濃度が減少すると，副甲状腺ホルモンが増加し，骨に蓄えられているカルシウムが血液中に溶出して，カルシウム濃度が正常に保たれる．

甲状腺刺激ホルモン放出ホルモン（TRH）
視床下部から放出されるペプチドホルモンで，下垂体を刺激して，前葉からの甲状腺刺激ホルモンやプロラクチンを分泌させる．

甲状腺刺激ホルモン（TSH）
脳下垂体ホルモンの1つで，甲状腺を刺激する．

サイロキシン（T4）
T4は，1分子にヨードを4個もつ．甲状腺で産生される．

トリヨードサイロニン（T3）
T3は，1分子にヨードを3個もつ．脱ヨード化によって，T4からT3への変換で合成される．T4の4～5倍の生物活性がある．

甲状腺
甲状腺は，重さが15～20 g程度，上下方向に3～5 cm程度の長さがあり，蝶が羽を広げたような形をしている．頸部前面，甲状軟骨のやや下方に位置し，気管を前面から囲む．甲状腺ホルモン，カルシトニンなどのホルモンを分泌する．

甲状腺ホルモン：甲状腺ホルモン受容体は，全身のほとんどの細胞に存在し，基礎代謝量の維持または促進にかかわる．この結果，熱の産生，心拍数や心収縮を増加，血圧上昇，さらにタンパク合成の促進，ブドウ糖の代謝，脂肪の合成と分解などが起こる．

カルシトニン：骨からのカルシウムの放出を抑制し，骨へのカルシウムとリン酸の沈着を促進する．

甲状腺ホルモンの調節
甲状腺は，脳下垂体から出る甲状腺刺激ホルモン（TSH）により刺激されて，甲状腺ホルモン（T3：トリヨードサイロニン，T4：サイロキシン）を合成・分泌する．甲状腺刺激ホルモンは，さらに上位の視床下部から分泌される甲状腺刺激ホルモン放出ホルモン（TRH）によって調節されている．

T3，T4が増加すると，TRH，TSHが減少し，逆にT3，T4が減少すると，TRH，TSHが増加する（ネガティブフィードバック機構）ことで，甲状腺機能は一定に保たれる．

2 甲状腺疾患 / 甲状腺機能亢進症, バセドウ病

び漫性甲状腺腫

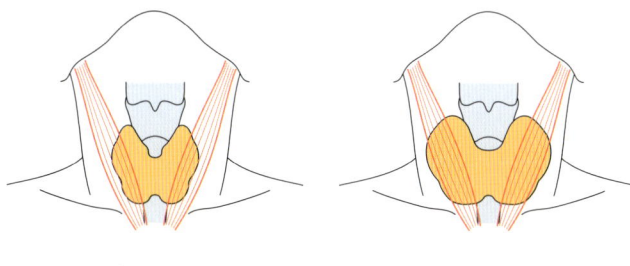

正常な甲状腺　　び漫性甲状腺腫

び漫性甲状腺腫：バセドウ病, 橋本病などで, 甲状腺が一様に腫大している状態

結節性甲状腺腫：腫瘍により甲状腺の一部が, しこりのように腫れる状態

バセドウ病での甲状腺機能亢進症の発現機序

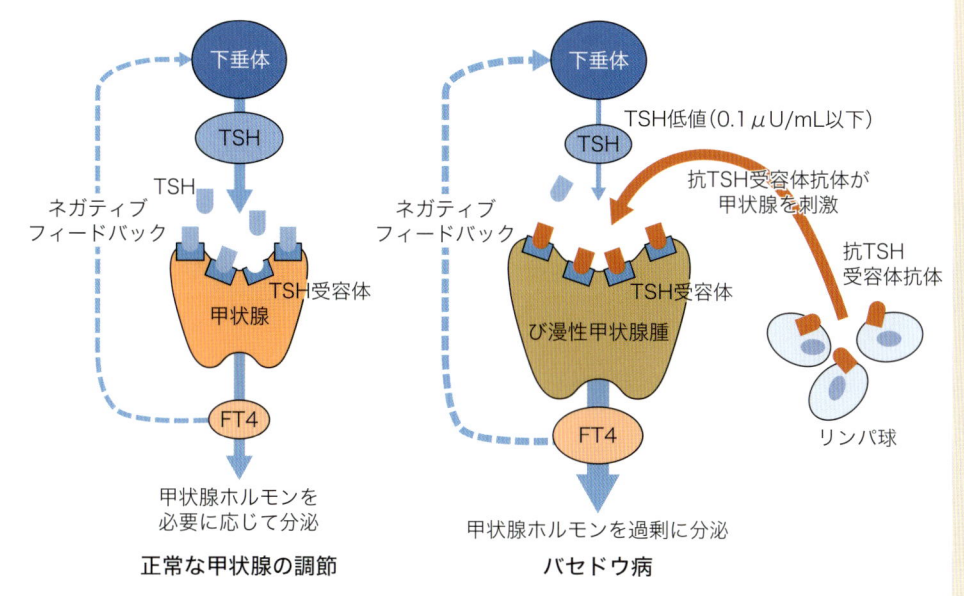

正常な甲状腺の調節
- 下垂体 → TSH → TSH受容体（甲状腺）→ FT4
- ネガティブフィードバック
- 甲状腺ホルモンを必要に応じて分泌

バセドウ病
- TSH低値(0.1μU/mL以下)
- 抗TSH受容体抗体が甲状腺を刺激
- び漫性甲状腺腫
- リンパ球 → 抗TSH受容体抗体
- 甲状腺ホルモンを過剰に分泌

バセドウ病

Bリンパ球で産生された自己抗体である抗TSH受容体抗体が甲状腺を無制限に刺激するため, 甲状腺ホルモンが過剰に産生される. 甲状腺ホルモンの増加は, ネガティブフィードバック機構によって, 下垂体でのTSHの産生を減少させるが, 抗TSH受容体抗体の刺激のため, 甲状腺の腫大, 甲状腺ホルモンの産生がつづく.

バセドウ病以外の甲状腺機能亢進を伴う疾患

プランマー病：甲状腺腫瘍によって甲状腺ホルモンが過剰に分泌される.

無痛性甲状腺炎：何らかの原因によって甲状腺に蓄えられていた甲状腺ホルモンが血中に流れ出し, 一時的に血中の甲状腺ホルモンが増加する.

亜急性甲状腺炎：甲状腺腫大, 甲状腺中毒症状を主体とする一過性の炎症性疾患で, 甲状腺の部位の強い痛み, 発熱, 血液中の甲状腺ホルモンの上昇を伴う.

甲状腺刺激ホルモン産生腫瘍：TSHの分泌が増加して甲状腺ホルモン分泌が増加する.

妊娠甲状腺中毒症：妊娠初期である10週をピークに, 胎盤から分泌されるヒト絨毛性ゴナドトロピンというホルモンによって甲状腺ホルモンが増加する.

バセドウ病

甲状腺刺激ホルモン（TSH）受容体に対する自己抗体ができ, 受容体を無制限に刺激するため, 甲状腺ホルモンが産生され, 甲状腺機能亢進症が生じる.

甲状腺の腫大, 頻脈, 外眼筋の肥大による眼球突出の特徴的な症状（メルゼブルク三徴）とともに, 甲状腺機能の亢進に伴う動悸, 多汗, 体重減少, 疲労感, 振戦, 息切れなどの甲状腺中毒症状が現れる.

甲状腺クリーゼ

甲状腺機能亢進症に, さらに強いストレスが加わると, 甲状腺クリーゼとよばれる症状が生じる.
1　不穏, せん妄, 精神異常, 傾眠, 痙攣, 昏睡などの中枢神経症状
2　38℃以上の発熱
3　130回/分以上の頻脈
4　肺水腫や心原性ショックなどの心不全症状
5　腹痛, 嘔気・嘔吐, 下痢, 黄疸などの消化器症状

甲状腺機能亢進症の治療

薬物療法：甲状腺ホルモンの産生を抑える抗甲状腺薬や, 頻脈を抑えるβ遮断薬が用いられる.

手術療法：甲状腺亜全摘術が行われる.

放射性ヨード療法：大量の放射性ヨウ素(^{131}I)を経口投与する. 約半数は甲状腺機能低下症をきたす.

2 甲状腺疾患 / 甲状腺機能低下症，慢性甲状腺炎（橋本病）

橋本病での甲状腺機能低下症の発現機序

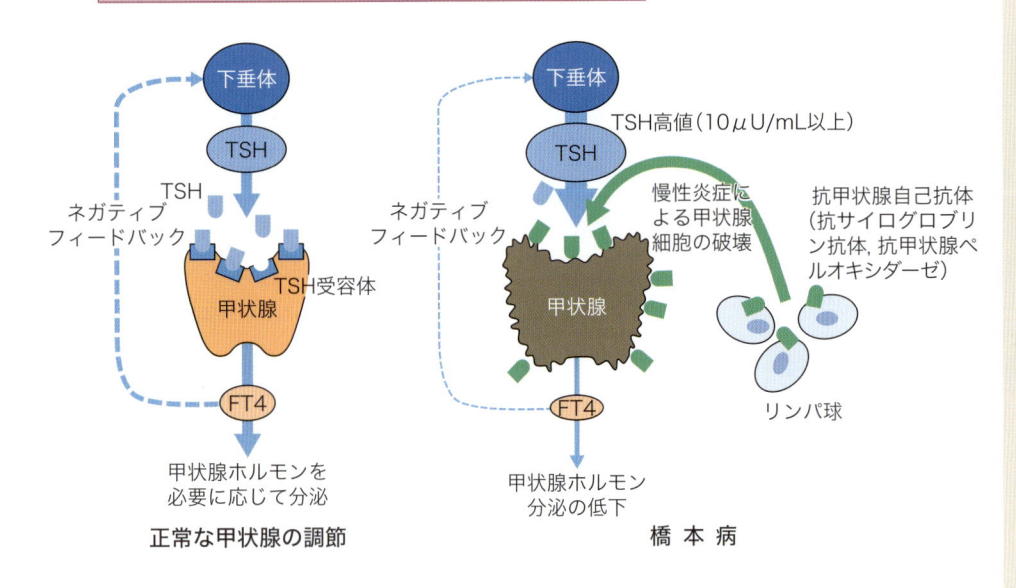

正常な甲状腺の調節
下垂体 → TSH → 甲状腺（TSH受容体）→ FT4 → 甲状腺ホルモンを必要に応じて分泌
ネガティブフィードバック

橋本病
下垂体 → TSH（TSH高値（10μU/mL以上））→ 甲状腺 → FT4 → 甲状腺ホルモン分泌の低下
慢性炎症による甲状腺細胞の破壊
抗甲状腺自己抗体（抗サイログロブリン抗体，抗甲状腺ペルオキシダーゼ）
リンパ球
ネガティブフィードバック

橋本病
ほとんどは，女性に発症する．患者の10％程度が甲状腺機能低下症を示し，20％は血液検査によって甲状腺ホルモンの不足が指摘され，残りの70％の甲状腺機能は正常である．

甲状腺機能低下症の原因
- 慢性甲状腺炎（橋本病）
- 甲状腺手術後（バセドウ病，甲状腺癌）
- 放射性ヨード治療後（バセドウ病）
- 抗甲状腺薬の過剰投与（バセドウ病など）
- 亜急性甲状腺炎（経過中に一過性）
- 無痛性甲状腺炎（経過中に一過性）
- 下垂体性甲状腺機能低下症
- 視床下部性甲状腺機能低下症
- 甲状腺ホルモン不応症（全身性）
- 先天性甲状腺機能低下症（クレチン症など）

粘液水腫
甲状腺機能低下症に特徴的なむくみを，粘液水腫とよぶ．甲状腺機能低下症のむくみは，水っぽい感じはなく，指などで押さえても，その部分がすぐにもとに戻る．腎臓病などによるむくみでは，押さえると，しばらくその部分が凹んだ状態となる．

甲状腺機能の診断

	評価	FT3, FT4	TSH
正常		FT3 2.1～3.8 pg/mL FT4 0.82～1.63 ng/mL	0.38～4.31 μU/mL
甲状腺機能亢進症（甲状腺中毒症）	甲状腺ホルモン過剰	高い	低い
潜在性甲状腺機能亢進症（潜在性甲状腺中毒症）	甲状腺ホルモンわずかに過剰	正常	低い
甲状腺機能低下症	甲状腺ホルモン不足	低い	高い
潜在性甲状腺機能低下症	甲状腺ホルモンわずかに不足	正常	高い

慢性甲状腺炎（橋本病）
甲状腺そのものの異常により機能低下が起こる原発性甲状腺機能低下症の原因のなかで最も多い．自己免疫疾患で，甲状腺に対する自己抗体（抗サイログロブリン抗体，抗甲状腺ペルオキシダーゼ）が甲状腺を破壊する．甲状腺の硬い腫脹が認められ，甲状腺ホルモンの不足に従って甲状腺が腫大する．しかし甲状腺の予備力は大きく，甲状腺腫が大きくても機能低下が少ないこともあれば，甲状腺腫は小さくても著しい甲状腺機能低下がみられることもある．

甲状腺機能低下により，全身の代謝が低下して熱産生が低下する．低体温，寒がり，皮膚乾燥，体重増加，徐脈，息切れ，心肥大，脱毛，無気力，脱力感，貧血，月経異常や流産しやすいなどの症状が現れる．

クレチン症
先天性の甲状腺機能低下症をいう．胎児期または周産期の何らかの病因による甲状腺形成異常と，甲状腺ホルモン合成異常を原因とする．無治療で放置された場合には，重度の知能障害をもたらすが，甲状腺ホルモンの補充療法により，まったく正常に成長できる．

甲状腺機能低下症の治療
原因のいかんにかかわらず，不足した甲状腺ホルモンを，合成T4製剤，合成T3製剤，乾燥甲状腺製剤により補充する．

2 甲状腺疾患 / 診療上の留意点

　甲状腺機能亢進症の代表疾患がバセドウ病，甲状腺機能低下症の代表疾患が橋本病である．しかしバセドウ病の治療のために行われた放射線治療によって甲状腺機能低下症をきたすなど，治療によっては，もとの病態とはまったく反対の症状を呈することもまれではない．

どのような甲状腺疾患にかかり，どのような治療を受けたか，また現在の症状について確認する

　機能亢進症では，頻脈，痩せ，疲労感，息切れなどの症状が現れ，機能低下症では，体重増加，徐脈，息切れ，無気力，脱力感などが生じる．

これまでの治療経過と甲状腺機能検査の結果について，主治医から情報を得る

　甲状腺機能の評価には，甲状腺機能検査が必要である．患者がどのような状態であるか，また甲状腺機能異常の原因，付随する症状について，主治医から情報を得ることが必要である．

甲状腺機能が正常なときに治療を行う

　バセドウ病や，甲状腺ホルモン投与によって甲状腺機能亢進症となっているときは，交感神経系の興奮によって，不整脈，めまい，ふるえ，不安感などが現れる．甲状腺ホルモンが正常化されていない甲状腺機能亢進症患者への局所麻酔などのアドレナリン投与は，交感神経を刺激して，頻脈と過度の不安を生じ，重篤な症状である甲状腺クリーゼを引き起こす可能性がある．内科的にコントロールされている甲状腺疾患患者では，通常の局所麻酔薬による治療が問題となることはほとんどない．

　脈拍数の観察は，甲状腺機能亢進による頻脈や，甲状腺機能低下による徐脈を知るために有用である．著しい頻脈や徐脈が生じたときは，患者の状態を観察するとともに，訴えをよく聞き，甲状腺機能異常に伴う症状を認めるときは，主治医に相談する．

参考文献
1) 日本甲状腺学会：甲状腺疾患診断ガイドライン 2013

3 副腎疾患 / 基礎知識

副腎と分泌物質

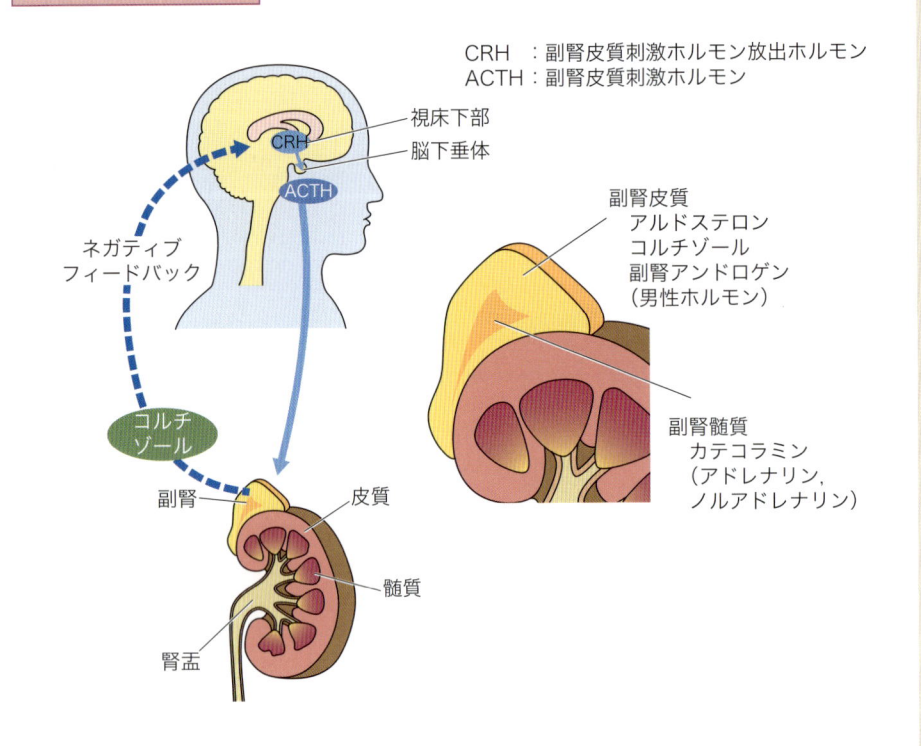

CRH ：副腎皮質刺激ホルモン放出ホルモン
ACTH ：副腎皮質刺激ホルモン

- 視床下部
- 脳下垂体
- 副腎皮質：アルドステロン、コルチゾール、副腎アンドロゲン（男性ホルモン）
- 副腎髄質：カテコラミン（アドレナリン、ノルアドレナリン）
- ネガティブフィードバック（コルチゾール）
- 副腎／皮質／髄質／腎盂

	ホルモン	作用
副腎皮質	アルドステロン（鉱質コルチコイド）	塩分，カリウム，水分のバランスを保つ．
	コルチゾール（糖質コルチコイド）	ストレスから体を守り，糖利用の調節，血圧を正常に保つ．
	副腎アンドロゲン（男性ホルモン）	男性の副生殖器の発育および機能を促進し，第二次性徴を発現させる．
副腎髄質	アドレナリン ノルアドレナリン	心臓の収縮，血管収縮によって血圧を上げる．筋肉の血管を拡張させて血流を増やす．ブドウ糖を血中に増加させる．

糖質コルチコイド
下垂体前葉から分泌される ACTH によって調節される．

カテコラミン
アミノ酸の1つであるチロシンから，次の経路で合成される．
フェニルアラニン
　→チロシン
　　→ドーパ（DOPA）
　　　→ドパミン
　　　　→ノルアドレナリン
　　　　　→アドレナリン

アンドロゲン
95％が精巣（睾丸）で，5％が副腎でつくられる．

副腎から分泌されるホルモン

副腎はホルモン産生の場である．副腎は左右の腎臓の上にあり，1つが約4〜5g程度の内分泌器官である．副腎は，内側の髄質が20％，外側の皮質が80％を占める．

鉱質コルチコイド（ミネラルコルチコイド）：アルドステロンは，ナトリウムの再吸収を促進する．アンギオテンシンⅡによって分泌が増加する．

糖質コルチコイド（グルココルチコイド）：糖質コルチコイドの作用のほとんどはコルチゾールによる．
1　糖新生作用：筋肉などからのアミノ酸遊離を促し，肝臓での糖新生を促進し，血糖値を上昇させる．グリコーゲンの合成や貯蔵も促す．
2　抗炎症作用：タンパク分解酵素を含むライソゾーム顆粒膜の安定化，毛細血管壁の透過性低下，炎症組織への白血球浸潤を抑制する．白血球からのインターロイキン1の放出を抑制して発熱を抑制する．
3　抗ストレス作用：血中のアミノ酸，脂肪，グルコース濃度などを高めることで，細胞がすぐに利用できる状態をつくる．

性ステロイド：腎性アンドロゲンの生物活性は，精巣から分泌されるテストステロンに比べると弱い．

カテコラミン：血中に分泌されるのは，最終産物であるアドレナリンが80％である．交感神経作用を示す．

3 副腎疾患 / 基礎知識

副腎の疾患

	原因	症状	治療
原発性アルドステロン症	副腎にアルドステロン産生腫瘍ができ，アルドステロンが増える．	高血圧，糖尿病，血中カリウム低下，ナトリウム増加，代謝性アルカローシスなどを示す．脱力感，筋力低下（こむら返り），多飲多尿（夜間排尿回数の増加）などが起こる．	片側性のときのみ副腎摘出術，両側性あるいは手術を希望しないときはアルドステロン拮抗薬
クッシング症候群	ほとんどがACTH産生下垂体微小腺腫が原因と考えられ，副腎からのコルチゾール分泌が慢性的に過剰になる．	比較的初期には糖尿病や高血圧，骨粗鬆症などの生活習慣病からみつかることがある．特徴的な症状として，肥満，満月様顔貌，水牛様肩，皮膚線条，ニキビ，筋力低下，うつや不安，怒りっぽくなるなどの気分の変化が現れる．病気が進行すると感染に弱くなり，敗血症で死に至る危険性がある．	第一選択は経蝶形洞的下垂体腫瘍摘出術である．
アジソン病（副腎皮質機能低下症）	両側の副腎が90％以上損なわれるとアジソン病になる．最も多い原因は，結核（副腎結核）と自己免疫，後天性免疫不全症候群（AIDS）である．	おもに糖質コルチコイド，鉱質コルチコイドの欠損症状が現れ，①色黒，②全身倦怠感，脱力感，③体重減少，④消化器症状（食欲不振，嘔吐，便秘，下痢），⑤低血圧，⑥低血糖，⑦精神症状（無気力，不安，うつ）などが生じる．	糖質コルチコイド，鉱質コルチコイドの補充を行う．
褐色細胞腫	副腎髄質あるいは傍神経節のカテコラミン産生腫瘍による．	高血圧，頭痛，動悸，発汗過多，顔面蒼白，振戦，悪心，便秘，体重減少，狭心症様の胸痛など多彩な症状を示す．	副腎摘出を行う．

原発性アルドステロン症で，カリウム濃度が極端に低くなると，四肢麻痺が生じることがある．

ステロイド薬の長期使用
副腎からのホルモン分泌が減少し，手術など大きなストレスが加わった場合に，必要な副腎皮質ホルモンが分泌されず，二次性副腎機能低下症をきたす．手術などの前には，多めのステロイド薬を投与する（ステロイドカバー）．

褐色細胞腫クリーゼ
カテコラミンの過剰分泌による急激な血圧の上昇を示すとき，褐色細胞腫クリーゼという．頭痛，発汗，動悸，頻脈，胸痛，体重減少などを伴う．

副腎疾患

副腎皮質からのホルモンの過剰分泌（原発性アルドステロン症，クッシング症候群），副腎髄質からのカテコラミン過剰分泌（褐色細胞腫），副腎皮質ホルモンの分泌減少（アジソン病）がある．

副腎疾患は，副腎自体に腫瘍などの原因がある場合と，副腎皮質刺激ホルモン（ACTH）を分泌する上位の脳下垂体あるいは視床下部を原因とする場合とがある．

副腎クリーゼ（急性副腎不全）

基礎疾患として，慢性副腎皮質機能低下症（アジソン病などの原発性副腎不全，続発性副腎不全，ステロイド薬の長期治療後など）があり，ストレスや感染などの増悪因子があるとき，急性の副腎皮質機能低下症が現れ，これを副腎クリーゼという．副腎クリーゼは，副腎皮質ホルモンの分泌量減少だけでなく，ストレスに対して副腎皮質ホルモンの分泌が不十分（相対的不足）なときにも生じる．

副腎クリーゼの初期症状として，低血圧，低ナトリウム血症，低血糖症に起因する，倦怠感，食欲低下，悪心，嘔吐，発熱，腹痛，便秘，下痢などが現れ，発症後，12時間以上経過すると意識障害が発現する．

副腎クリーゼが疑われたときは，塩分とブドウ糖を含む補液とステロイド薬の点滴投与により，すみやかに改善する．

3 副腎疾患 / 診療上の留意点

副腎疾患は，副腎から分泌されるホルモンの過剰分泌や減少によって，血圧変動，電解質異常，糖尿病，消化器症状，精神症状など，さまざまな症状をきたす．

副腎疾患の種類，症状，治療内容，関連疾患の有無について確認する

原発性アルドステロン症，クッシング症候群などでは，高血圧，糖尿病などの症状が現れることがある．褐色細胞腫では，突然，急激な血圧上昇，頻脈，頭痛などを示す．膠原病や関節リウマチなどに対して，長期にステロイド薬を投与されている患者では，副腎機能の低下をきたしていることがある．治療の有無，現在の状態についての情報を知ることは，治療における偶発症を予測するうえで重要である．

高血圧，糖尿病をきたしている副腎疾患患者に対しては，高血圧，糖尿病患者と同様な管理を行う

高血圧をきたしているときは，治療前は血圧の確認を，治療中は高血圧患者の管理に準じた血圧管理を行う．糖尿病をきたしているときは，日常の管理状況を知るとともに，高血糖，低血糖に対する準備を行ったうえで治療を行う．

長期ステロイド薬投与患者ではステロイドカバーを行う

長期にステロイド薬を投与されている患者では，副腎機能の低下をきたしていることがある．通常の治療では，通常，特別な配慮は必要としない．しかし侵襲の大きな手術では，副腎機能が低下していると，必要な副腎皮質ホルモンが分泌されず，血圧低下などの循環障害をきたす可能性がある．

ストレスの大きな治療をするときは，治療前にステロイド薬を補充しておくことで合併症を防ぐ（ステロイドカバー）．事前に，ステロイドカバーの方法について，内科主治医と打ち合わせを行う．

参考文献
1) 日本内分泌学会：原発性アルドステロン症の診断治療ガイドライン，2010
2) 日本高血圧学会高血圧治療ガイドライン作成委員会編：高血圧治療ガイドライン2014

血液疾患・凝固異常

貧　血
出血性疾患
血栓性疾患

血液 / 基礎知識 / 血球成分

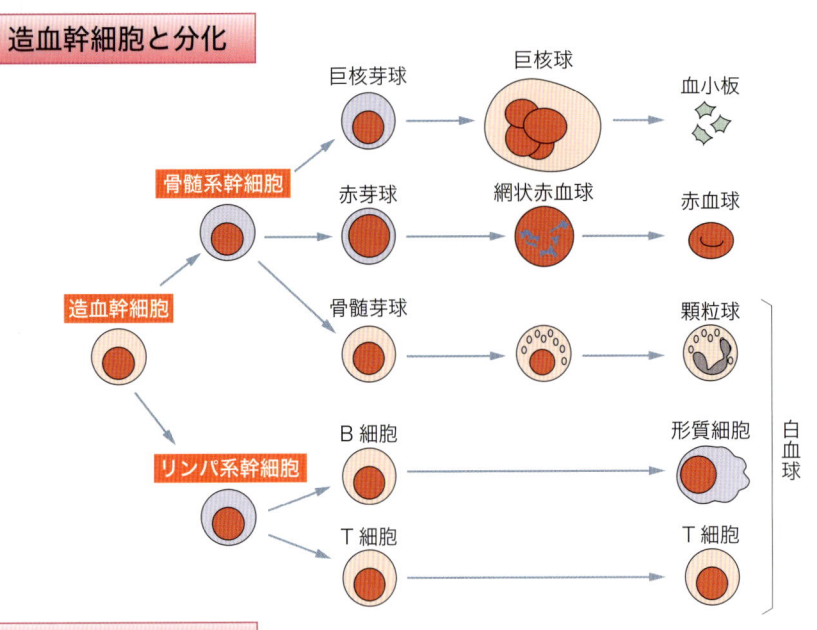

造血幹細胞と分化

造血幹細胞
胎児のころは肝臓や脾臓にも存在するが，成人になると胸骨や肋骨，脊椎骨，大腿骨の上部の骨髄に集中するようになる．

基準値
施設ごとに健康と考えられるボランティア（基準個体）を集めて検査を行い，得られた結果の95％を含む下限値と上限値の間を「基準範囲」とする．同じ検査値でも，施設や検査方法，試薬などによって基準値，基準範囲が異なる．

血液検査の基準値

赤血球数	RBC	男 416～556×10⁴/mL	女 375～489×10⁴/mL
ヘモグロビン	HGB (Hb)	男 13.5～16.8 g/dL	女 10.8～14.9 g/dL
ヘマトクリット	Ht	男 39.7～50.4%	女 32.7～44.0%
平均赤血球容積	MCV	81～99 fl	
白血球数	WBC	3.5～8.9×10³/mL	
白血球分画 好中球	Neut%	37.0～72.0%	
リンパ球	Lymph%	20.0～50.0%	
単球	Mono%	4.1～10.6%	
好酸球	Eosino%	0.6～8.3%	
好塩基球	Baso%	0.0～1.3%	
血小板数	PLT	16.0～37.0×10⁴/mL	

造血幹細胞と分化
骨髄にある造血幹細胞は，分裂増殖を繰り返しながら成熟し，赤血球，白血球，血小板に分化する．

赤血球の形成
赤血球は，造血幹細胞から分化した細胞内に核をもつ赤芽球が，脱核して網状赤血球となり，末梢血へ放出され，2日以内に成熟赤血球となる．腎臓で産生されるエリスロポエチンは，赤血球の増殖を促進する．
骨髄内の赤芽球の細胞質内では，ヘモグロビンが合成される．ヘモグロビンの合成において，鉄は，酸素と結合するために必須の構成成分である．赤血球が成熟するためには，ビタミンB₁₂と葉酸の働きが必要である．赤血球が成熟すると，乾燥重量の約94％をヘモグロビンが占め，酸素運搬に特化した細胞となる．赤血球の寿命は約120日で，老化した赤血球は，脾臓や肝臓でマクロファージによって処理される．

血小板の形成
造血幹細胞が分化した巨核芽球は，おもに肝臓で産生されるトロンボポエチンによって前巨核球，巨核球へと分化成熟する．血小板は，巨核球の多数の数珠状につらなった胞体突起が小さく分離することで形成される．
血小板は，循環血液中に8～10日間存在したあと，脾臓で細網内皮系のマクロファージに貪食される．

94　血液疾患・凝固異常

血液 / 基礎知識 / 凝固線維素溶解系

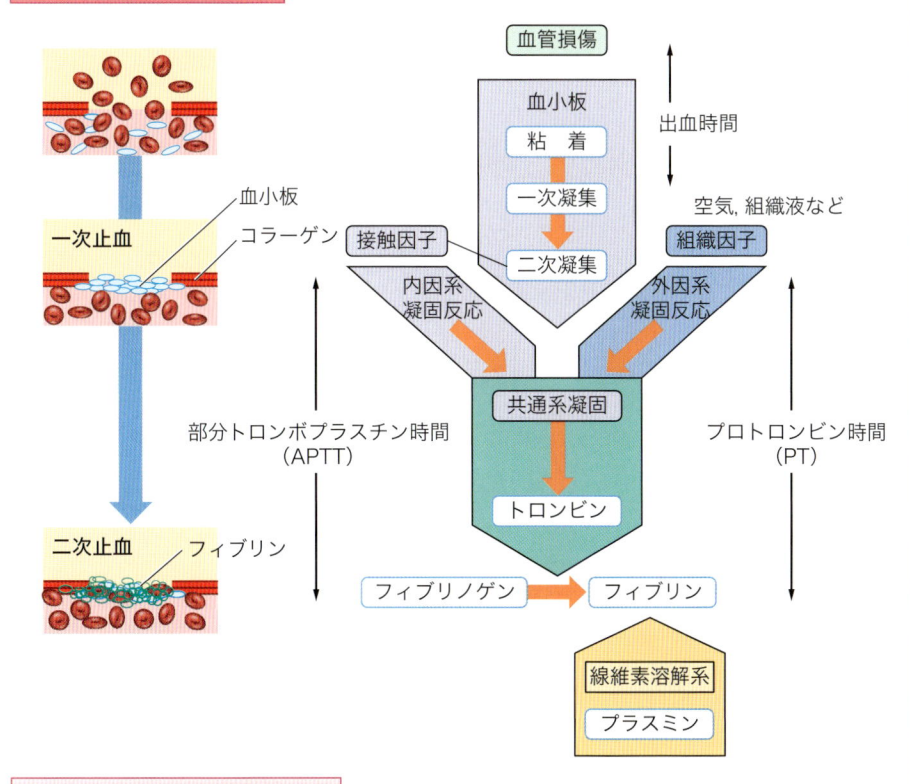

凝固線維素溶解系

血液凝固検査の基準値

出血時間	BT	2～5 分
活性化部分トロンボプラスチン時間	APTT	27～41 秒
プロトロンビン時間	PT PT%	10～12 秒 70～130%
プロトロンビン時間国際標準比	PT-INR	1

内因系凝固反応
血管内に存在する因子（コラーゲン）によって起こる凝固反応

外因系凝固反応
血管外から活性化物質が血漿に混入することにより生じる凝固反応．外因系血液凝固は，止血で，最も重要な働きをしている．

共通系
フィブリノゲンがフィブリンに変化する系

接触因子
血管内皮細胞下の結合組織のコラーゲンなど．

組織因子
あらゆる細胞膜中に存在する膜タンパク質

PT%
標準的な PT と比較した値

プロトロンビン時間国際標準比
プロトロンビン時間が，正常の何倍に延びているかを示す．

止血のメカニズム

ヒトの血管系は閉鎖系であり，血管が破綻して閉鎖循環系から血液が漏出しつづけると，生命を維持することができない．止血機構は，血管の破綻部位での血栓形成や血管修復によって閉鎖循環系を維持するための防御機構である．

一次止血：血管が破綻すると，血流中の血小板が血小板血栓をつくって，破綻した部位を塞ぐ．

二次止血：血液凝固因子が活性し，フィブリン（線維素）網を形成することで，強固な血栓を形成する．

線維素溶解：出血が止まり，血管が修復されたあと，固まった血栓を溶かして血流を再開させるのが線維素溶解系（線溶系）である．

血液凝固カスケード

止血には 12 種類の凝固因子が関係する．第Ⅳ因子（Ca^{2+}）以外はタンパク質である．

血液が接触因子（血管壁のコラーゲン）や組織因子に触れることで，内因系あるいは外因系の凝固因子が活性化され，滝が流れるように，次々に次の凝固因子の反応を引き起こす．最終的に第Ⅰ因子であるフィブリンが形成され，網状の膜をつくって血小板血栓を覆い，二次止血が終了する．

血友病のように，凝固因子に異常があると，凝固カスケードの途中で反応が止まり，フィブリンが形成できず，止血できなくなる．ヘパリンやワルファリンは，凝固因子を抑制することで，血液凝固を阻害する．

血液疾患・凝固異常

1 貧血／鉄欠乏性貧血

ヘモグロビン値による国際的貧血判定基準（WHO, 2001）

15歳以上の男性	13 g/dL 以下
15歳以上の女性	12 g/dL 以下
妊婦	11 g/dL 以下
12～14歳の小児	12 g/dL 以下

鉄欠乏性貧血

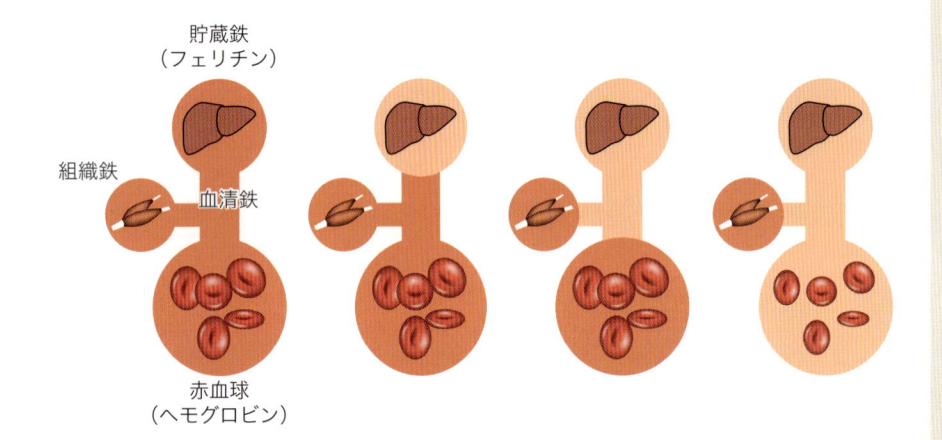

貯蔵鉄（フェリチン）
組織鉄
血清鉄
赤血球（ヘモグロビン）

正常	鉄欠乏性貧血		
貧血症状なし			貧血症状あり
	フェリチン減少	フェリチン減少 血清鉄減少	フェリチン減少 血清鉄減少 ヘモグロビン減少 小球性低色素性貧血

体内の鉄
3.5～5 g 存在する．2/3が赤血球のヘモグロビンに，約1/3が貯蔵鉄（フェリチン）として，おもに肝臓に蓄えられている．

体内の鉄が欠乏すると
1. 貯蔵鉄であるフェリチンが減少する．
2. 血清鉄が低下する．
3. ヘモグロビン量が減少する．
4. 最後に，筋肉などに存在する組織鉄が減少する．

ヘモグロビン量が減少すると，貧血症状が現れる．
組織鉄が減少すると，爪の変形や粘膜の萎縮などが生じる．

貧血

貧血とは，血液中のヘモグロビン（血色素）量が基準値以下に減少した状態をいう．貧血は，赤血球産生の低下，赤血球破壊の亢進（溶血性貧血），出血や脾臓への貯留などによって生じる．

貧血が生じると，酸素欠乏によって，疲れやすい，食欲不振，頭痛，動悸，息切れ，顔色が悪い，めまい，立ちくらみなどの症状が現れる．

鉄欠乏性貧血

ヘモグロビン合成に不可欠な鉄が欠乏し，ヘモグロビン合成が十分に行われないために生じる貧血を，鉄欠乏性貧血という．鉄欠乏性貧血は，貧血の70％を占める．日本人女性の4人に1人は貧血状態にある．

ヘモグロビン量が減少すると，平均赤血球容積（MCV）の小さい小球性低色素性貧血となる．

原因：生理による出血や妊娠，胃や十二指腸切除後の吸収不良，消化管出血，痔などによる慢性的な出血，無理なダイエット，野菜だけの偏った食事など．

症状：一般的な貧血症状とともに，組織鉄の減少によって，爪の変形や粘膜の萎縮，舌炎，異食症（硬い物を大量に食べたくなる，氷や土などを好んで口にする）などが生じる．貧血がゆっくり進行すると，ヘモグロビン値が6～7 g/dL 程度まで減少しても，自覚症状を欠く．

治療：鉄剤の服用による鉄の補給を行う．

1 貧血 / 巨赤芽球性貧血，再生不良性貧血，溶血性貧血

巨赤芽球性貧血，再生不良性貧血，溶血性貧血

	原因	症状	治療
巨赤芽球性貧血	・ビタミン B_{12} 欠乏：胃全摘（胃切除後症候群），自己免疫による胃粘膜萎縮（悪性貧血），小腸病変，アルコール中毒，菜食主義，寄生虫感染など． ・葉酸欠乏：空腸の狭窄や吻合術後，抗癌剤，免疫抑制剤，抗リウマチ薬（葉酸代謝拮抗薬），アルコール中毒，野菜の摂取不足，先天性酵素欠損症など．	・一般的な貧血症状，味覚障害，舌の痛み，消化器症状（食欲不振など） ・ビタミン B_{12} 欠乏：知覚障害（四肢のしびれなど），運動失調（歩行障害など），精神障害（興奮，軽い意識混濁など） ・汎血球減少症	・ビタミン B_{12} または葉酸欠乏の原因疾患に対する治療 ・ビタミン B_{12} や葉酸の投与
再生不良性貧血	・約80％が原因不明（特発性再生不良性貧血） ・薬物性（クロラムフェニコール，鎮痛薬，抗てんかん薬など） ・ウイルス感染，原因不明の肝炎，放射線被曝など． ・遺伝性（ファンコニ貧血，ダイヤモンドブラックファン貧血など）	・赤血球減少：動悸，息切れ，食欲不振，下肢浮腫，顔面蒼白，疲労感など． ・血小板減少：月経や外傷時の止血困難，歯肉出血，鼻出血，紫斑，黒色便・下血など． ・白血球減少：日和見感染などに伴う発熱や肺炎，敗血症など．	・免疫抑制療法：シクロスポリン，抗胸腺細胞グロブリン（ATG），ステロイド薬 ・骨髄移植：HLA（ヒト白血球抗原）が一致する血縁ドナーからの同種骨髄移植
溶血性貧血	・先天性溶血性貧血：遺伝子の異常のために赤血球の円盤様構造が失われ，脾臓で破壊される． ・後天性溶血性貧血：赤血球に対する自己抗体，血管壁の異常などによる． ・薬物の副作用	・貧血症状 ・黄疸：破壊された赤血球内のヘモグロビンが処理されて，黄色い色素であるビリルビンが大量につくられる． ・脾臓の腫大（脾腫）	・赤血球輸血 ・脾臓摘出 ・薬物による貧血は，多くの場合，中止後1〜2週間で治癒する．

胃全摘
　内因子が分泌されないため，ビタミン B_{12} を肝臓に貯蔵できない．

萎縮性胃炎
　自己免疫による胃粘膜萎縮によって内因子の分泌低下が生じる．ビタミン B_{12} が発見されるまでは治療法がなく，致死的な経過をたどったため，ビタミン B_{12} 欠乏による貧血は悪性貧血とよばれた．

葉酸代謝拮抗薬：メトトレキサート
　抗リウマチ薬のほか，抗癌剤，免疫抑制剤として使用されている．

汎血球減少症
　骨髄の機能低下，末梢における血球破壊の亢進で生じる．
　骨髄の機能低下によるものには，造血幹細胞の減少と，成熟できずに骨髄内で壊れる無効造血とがある．
　末梢における血球破壊の亢進は，血球が破壊される脾臓が腫大し，機能が亢進することで生じる．

巨赤芽球性貧血

　ビタミン B_{12} または葉酸の欠乏による貧血である．ビタミン B_{12} は，回腸（小腸）で吸収され，胃の壁細胞から分泌される内因子と結合して肝臓に貯蔵される．葉酸は，十二指腸と空腸（小腸）の上部で吸収される．ビタミン B_{12} と葉酸の欠乏によって，赤芽球の細胞分裂がうまく行われずに大きくなり（巨赤芽球），骨髄内で破壊され（無効造血），赤血球も大きくなる（大球性高色素性貧血）．この機序は，白血球や血小板にも現れ，すべての血球が少なくなる（汎血球減少症）．

再生不良性貧血

　骨髄の低形成によって造血幹細胞の血液細胞を生成する機能が低下して，すべての血球が減少する疾患（汎血球減少症）である．造血幹細胞自体の異常や，造血幹細胞に対する免疫反応が誘導され，造血幹細胞が減少することで発症すると考えられている．再生不良性貧血は，貧血のなかで最も治りにくい．

溶血性貧血

　赤血球は正常な寿命（約120日）が尽きると，脾臓や肝臓あるいは血管内でマクロファージによって破壊，処理される．何らかの原因で，赤血球の寿命が短くなり，次々と破壊されることを溶血という．骨髄での赤血球を生成するスピードが赤血球の破壊に追いつかないとき貧血が生じ，これを溶血性貧血という．

1 貧血 / 骨髄異形成症候群，続発性貧血

骨髄異形成症候群の WHO 分類（2008）

病　型	末梢血中芽球	骨髄中芽球
不応性貧血 不応性好中球減少症 不応性血小板減少症 環状鉄芽球を伴う不応性貧血	<1%	<5%
多血球系異形成を伴う不応性血球減少症	<1%	<5%
芽球増加を伴う不応性貧血-1	<5%	5〜9%
芽球増加を伴う不応性貧血-2	5〜19%	10〜19%
分類不能 MDS 5q-症候群	<1%	<5%

続発性貧血

膠原病	・関節リウマチ患者の 60％以上に貧血がみられる． ・全身性エリテマトーデスでは，溶血性貧血を発症することがある．
腎性貧血	・慢性腎不全や血液透析を受けている患者では，エリスロポエチンが不足して貧血が生じる．
悪性腫瘍	・胃癌や大腸癌などでの慢性的な出血は，鉄欠乏性貧血をきたす． ・骨髄転移による造血抑制，消化管での鉄吸収能力の低下，抗癌剤による骨髄抑制，二次感染などが原因で貧血が生じる．
肝臓病	・肝硬変では，赤血球を貪食・破壊する脾臓の機能亢進，赤血球膜の脂質の異常による溶血，消化管からの出血，鉄や葉酸の欠乏などが貧血の原因となる．
感染症	・感染症や慢性炎症では，炎症性サイトカインによって，赤血球造血の抑制，鉄の利用障害，エリスロポエチン産生の抑制，網内系細胞の活性化による赤血球破壊の亢進などが生じる．
内分泌疾患	・甲状腺機能低下症や副腎皮質機能低下症では，エリスロポエチンの産生が低下し，赤血球産生が抑制される． ・副甲状腺機能亢進症では，副甲状腺ホルモンによる造血前駆細胞の抑制，骨髄の線維化によって貧血が現れる． ・下垂体前葉機能低下症では，副腎皮質刺激ホルモンの低下により貧血が生じる．

不応性貧血
骨髄異形成症候群は，急性白血病に移行しやすく，難治性で予後が悪い．いろいろな治療が無効なため，不応性貧血ともよばれる．

急性白血病
従来用いられてきた FAB 分類（1982）では，芽球が 20〜30％のとき白血病に近い状態（移行期），芽球が 30％以上のとき白血病（化）としていた．WHO2008 分類では，移行期を骨髄異形成症候群から除外し，芽球が 20％以上のとき急性白血病と診断する．

エリスロポエチン
造血幹細胞から赤血球がつくられる過程で必要なホルモン．腎臓で産生される．

悪性腫瘍による貧血は，続発性貧血の 50％以上を占める．

肝硬変患者の 2/3 に貧血が現れる．

骨髄異形成症候群

骨髄異形成症候群は，すべての血液細胞のもとである骨髄にある造血幹細胞自体の異常によって，血液細胞に形態学的な異常（異型性）と，機能の異常をきたす後天性造血障害である．

幹細胞が，健常な赤血球，白血球，血小板まで成熟できず，芽球とよばれる未成熟な血液細胞は，骨髄中または血液中ですぐに死滅するため，赤血球の減少や血小板の減少，白血球数の異常（減少や増加）などが現れる．

骨髄異形成症候群は，高率に急性骨髄性白血病を発症することから，前白血病状態と理解され，難治性で，予後が悪い．

続発性貧血

血液疾患以外の基礎疾患が原因で起こる貧血を，続発性貧血，二次性貧血あるいは症候性貧血という．

膠原病，腎疾患，悪性疾患，肝疾患，感染症，内分泌疾患など，さまざまな疾患の症状の 1 つとして貧血が現れる．一般に，原因となる疾患が改善されると，貧血の症状も改善する．

1 貧血 / 診療上の留意点

急に立ち上がったり，立ちつづけることで，めまいや立ちくらみが起こる一過性の起立性低血圧，あるいは緊張したときなどに気が遠くなる副交感神経緊張による一過性の低血圧を脳貧血といったり，慢性の低血圧症による全身の倦怠感などを貧血ということがあるが，これらは低血圧によるもので，貧血とはいわない．

最も多い鉄欠乏性貧血患者に対しては，強い疲労感や倦怠感などを訴えないかぎり，通常の治療を行ううえで問題はない．

患者が貧血を訴えるときは，症状を詳しく聞き，治療を受けているか確認する

徐々に進行する，あるいは慢性の貧血では，症状を認めないことが多い．貧血の一般的な症状である動悸，息切れ，易疲労感，全身倦怠感，立ちくらみ，顔面蒼白などを訴えるときは，きわめて強い貧血である可能性があり，最も多い鉄欠乏性貧血以外の原因による可能性もある．

一過性の起立性低血圧や副交感神経緊張を貧血と訴える場合には，精神鎮静法などの併用が有用である．

貧血の治療を受けているときは，投薬内容を確認し，必要であれば主治医から情報を得る

鉄欠乏性貧血患者の多くは，鉄剤が処方されている．また貧血の原因疾患の治療に，葉酸，ステロイド薬，免疫抑制剤などが処方されていることがある．

鉄剤を服用している患者に抗菌薬を処方するときは，服用方法を指導する

鉄剤と一緒に，テトラサイクリン系やニューキノロン系抗菌薬を服用すると，抗菌薬の吸収が阻害され，効果が減弱する．抗菌薬を処方するときは，先に抗菌薬を服用し，2時間あけてから鉄剤を服用するように指導する．

投薬後に貧血症状が現れたときは，内科医に紹介する

さまざまな薬物の副作用として溶血性貧血が現れることがある．薬物による貧血の多くは，中止後1～2週間で治癒するが，薬物によるものか，ほかの原因によるものかを診断するためには，内科医による検査が必要である．

続発性の貧血があるときは，主治医から原因疾患についての情報を得る

膠原病，腎疾患，悪性疾患，肝疾患，感染症，内分泌疾患など，さまざまな疾患の続発症として貧血が現れることがある．

参考文献
1) 厚生労働省：再生不良性貧血（汎血球減少症）重篤副作用疾患別対応マニュアル，2007
2) 厚生労働省：平成20年（2008）患者調査の概況
3) 通山 薫：骨髄異形成症候群—この難解な疾患へのアプローチ，臨床血液 47：167-175，2006

2 出血性疾患 / 血小板減少症

止血のメカニズム

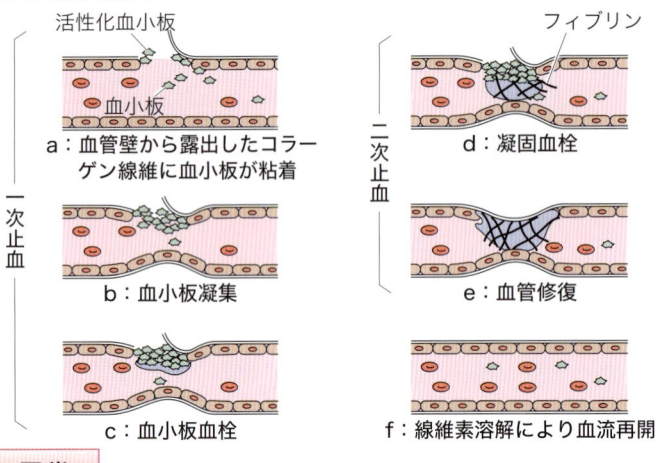

一次止血
- a：血管壁から露出したコラーゲン線維に血小板が粘着
- b：血小板凝集
- c：血小板血栓

二次止血
- d：凝固血栓
- e：血管修復
- f：線維素溶解により血流再開

一次止血（血小板凝集）

血管内皮の損傷部位に露出した血管外部の線維状のコラーゲンに，フォン・ヴィレブランド因子のマルチマー（多量体）が結合し，さらに血小板が粘着する（一次凝集）．

活性化した血小板内の顆粒が，血管を収縮させるとともに，血小板を凝集させる．さらに多くの血小板が，フィブリノゲンを介して次々と結合し，血小板凝集塊（白色血栓）が形成される（二次凝集）．

一次凝集での粘着による結合は可逆的で，凝集の解離が起こるが，二次凝集での結合は安定化し，凝集は解離しない．

二次止血

血小板血栓は，フィブリンによって網目状に包み囲まれ，さらに赤血球も捕捉されて，止血が完了する．

赤色血栓

静脈の破綻や心房細動などの血流の遅い場所では，フィブリン網の間に赤血球が閉じ込められ，赤い凝血塊ができる．

白色血栓

血流の速い動脈では，血小板が活性化されやすいため，動脈の血栓は，血小板主体の血栓になる．

血小板の異常

分類	種類	原因・疾患
血小板減少症	血小板産生障害	白血病，再生不良性貧血，ファンコニ貧血（先天性再生不良性貧血），ビタミン B_{12}・葉酸欠乏による巨赤芽球性貧血，トロンボポエチン欠損症など．
	血小板の破壊や消費の亢進	特発性血小板減少性紫斑病，薬物誘発性血小板減少症，播種性血管内凝固症候群（DIC），血栓性血小板減少性紫斑病，巨大血管腫（カサバッハ・メリット症候群）など．
	血小板分布の異常（脾機能亢進症）	肝硬変症，バンチ症候群（特発性門脈圧亢進症）など．
	血小板の喪失または希釈	大量出血，大量輸液，保存血の大量輸血，体外循環など．
血小板機能異常	先天性血小板機能異常症	フォン・ヴィレブランド病，無フィブリノゲン血症，血小板無力症など．
	後天性血小板機能異常症	慢性腎不全，肝疾患，薬物投与［抗凝固薬，非ステロイド性抗炎症薬（NSAIDs），チエノピリジン系抗血小板薬など］など．
血小板増加症	一次性血小板増加症	本態性血小板血症，真性多血症，慢性骨髄性白血病など．
	二次性血小板増加症	運動，分娩，血小板減少症からの回復期，脾臓摘出後など．

　血小板減少症や血小板機能の著しい異常は，手術などで血管が損傷したときの血小板の粘着，凝集による一次止血を障害する．

血小板減少症（血小板数 15 万/mm³ 以下の状態）
　血小板産生障害：骨髄での血小板産生能の低下による血小板の減少
　血小板の破壊や消費の亢進：血小板の過剰な消費や破壊のために，骨髄での血小板産生能が亢進しても，血小板の産生が追いつかずに血小板が減少
　血小板分布の異常（脾機能亢進症）：古い血球，血小板を処理する脾臓が肥大すると，正常な血球，血小板も破壊され，貧血と出血が生じる．

　血小板の喪失または希釈：大量出血，大量輸液，保存血の大量輸血などによる血小板の喪失と希釈

血小板機能異常
　血小板数は正常であるが，血小板機能（粘着機能，凝集機能，放出機能）が低下して，止血機構に破綻をきたした状態（血小板の質的異常）をいう．

血小板増加症（血小板数 40 万/mm³ 以上の状態）
　血小板数が著しく多くなると，血栓症を起こす危険性が高くなる．血小板増加症の原因には，骨髄機能自体の異常である一次性（本態性）増加症と，骨髄以外に原因のある二次性（反応性）増加症とがある．

2 出血性疾患 / 血小板減少症

特発性血小板減少性紫斑病（ITP）

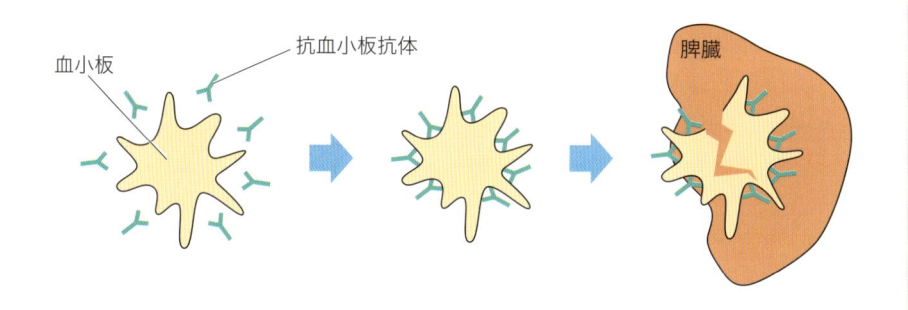

血小板　抗血小板抗体　脾臓

フォン・ヴィレブランド病の型と症状

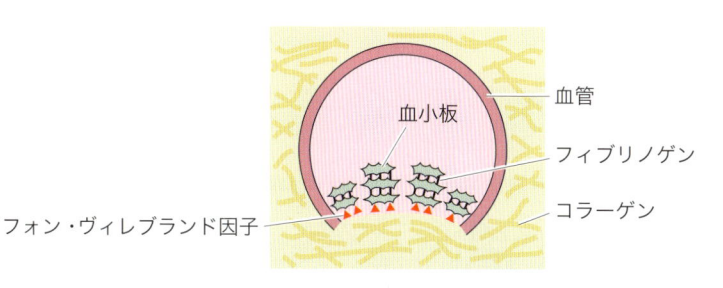

血小板　血管　フィブリノゲン　コラーゲン　フォン・ヴィレブランド因子

型（頻度）	特徴	症状
Ⅰ型（60〜70%）	vWFの量的減少症（部分的欠乏）	鼻出血，口腔内出血，皮下出血，抜歯後・手術後止血困難，外傷後止血困難，血尿，性器出血（初潮時異常出血），流産，分娩時の異常出血，黄体出血など
Ⅱ型（20〜30%）	vWFの質的異常症	
Ⅲ型（ 〜10%）	vWFの完全欠損症	上記に加え，関節内出血，筋肉内出血

vWF：フォン・ヴィレブランド因子

ITPの原因
ウイルス感染症，慢性型の一部はヘリコバクター・ピロリ菌感染といわれている．
治療は，ヘリコバクター・ピロリ菌陽性患者では除菌療法を行うことが推奨され，陰性患者での第一選択薬はステロイド薬である．
ステロイド薬による治療の効果がない，あるいは副作用があるときは，脾臓摘出術が行われる．

フォン・ヴィレブランド病
フォン・ヴィレブランド因子の遺伝的欠損症で，血友病の類縁疾患である．血友病は男性に生じるが，フォン・ヴィレブランド病は男女に同じ割合で生じる．
通常，治療の必要はないとされるが，抜歯や手術時には，適切な治療が必要である．

特発性血小板減少性紫斑病（ITP）
ITPは，血小板減少をきたす明らかな病気や薬物の使用がないにもかかわらず，血小板数が10万/mm³未満まで減少し，出血をきたす疾患である．ITPでは，血小板に対する自己抗体が血小板に結合し，脾臓のマクロファージにより貪食，破壊されて，血小板が減少する．
血小板数が5万/mm³以下になると，皮下出血（点状出血または紫斑），歯肉出血，鼻出血，下血，血尿，頭蓋内出血などの出血症状が明らかになる．頭蓋内出血や腹腔内出血など，重篤な出血症状の出現によって死亡することがある．

血栓性血小板減少性紫斑病（TTP）
TTPとは，末梢の細血管が血小板血栓によって閉塞することで，血小板減少症，溶血性貧血，脳に血栓ができることによる精神神経症状（頭痛，意識障害，錯乱，麻痺，痙攣など），腎障害などが急激に出現する．血小板輸血は禁忌である．

フォン・ヴィレブランド病
出血したとき，血管壁に露出したコラーゲンと血液中の血小板を結びつけ，止血に重要な働きを担うフォン・ヴィレブランド因子の低下・機能の異常によって，血小板が傷ついた血管壁に結合できず，鼻出血などの粘膜出血，皮下出血，月経過多などをきたす．

2　出血性疾患 / 血友病

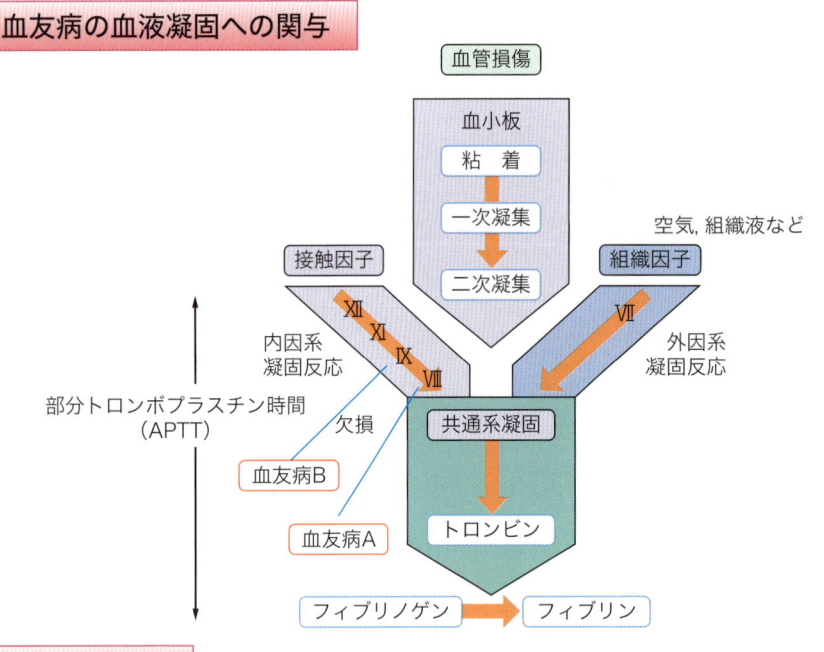

血友病の血液凝固への関与

血友病Aと血友病Bの患者数の比率は5対1である．

第Ⅷ因子，第Ⅸ因子は，内因系凝固反応に関与する因子であるため，活性化部分トロンボプラスチン時間（APTT）の延長をきたし，プロトロンビン時間（PT）は正常である．

血友病の遺伝

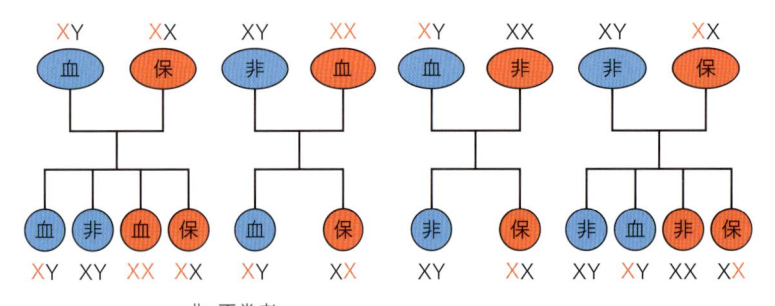

非：正常者
血：血友病患者
保：保因者

X：正常対立遺伝子をもったX遺伝子
X：劣性変異対立遺伝子をもったX遺伝子

血友病
　ほとんどは男性に発症する．女性の血友病患者は1%未満である．

伴性劣性遺伝
　代表的なものに，血友病A・B，デュシェンヌ型筋ジストロフィー，ベッカー型筋ジストロフィーなどがある．

血友病

　血友病は，血液凝固因子の第Ⅷ因子（血友病A），第Ⅸ因子（血友病B）の欠損ないし活性低下による遺伝性血液凝固異常症である．

　血友病は，X染色体上に存在する遺伝子の異常によって発症する伴性劣性遺伝で，メンデルの法則に従った遺伝をする．伴性劣性遺伝は，1対の性染色体のうち両方に異常がある場合にのみ発病する．

　血友病の女性から生まれる男児は100%血友病を発病し，保因者の女性から生まれる男児は50%の確率で発病する．

血友病の症状

　乳児期後半から，皮下出血，口腔内出血，血が止まりにくい，などの症状が現れる．さらに関節内出血，血尿，筋肉内出血がみられる．抜歯や手術の際に，止血できないことで診断される場合もある．

血友病の治療

　第Ⅷ因子製剤，または第Ⅸ因子製剤を，静脈内投与により補充する．

2　出血性疾患 / 診療上の留意点

歯周炎の治療を行っても歯肉出血が持続するときは，出血性疾患を考慮する

特発性血小板減少性紫斑病やフォン・ヴィレブランド病は，歯科治療での易出血性からみつかることも多い．

歯肉出血の最も多い原因は歯周炎であるが，白血病の初期症状，血小板減少症や血友病などの血液疾患，糖尿病や肝硬変などでもみられる．血小板や凝固因子の異常が存在すると，出血が止まらない，あるいは一時的に止血しても，少しこすっただけで再び出血するなどの症状が現れる．

血小板減少症や血小板機能異常，血友病などの治療を受けている患者が受診したときは，主治医から情報を得る

血小板減少症や血小板機能異常，血友病などの治療を受けている患者に，出血を伴う治療を行うときは，疾患の状態と治療内容について，主治医からの情報が重要である．

血小板減少による歯肉出血などの症状は，血小板数が5万/mm^{3}以下になると出現する．またフォン・ヴィレブランド病などの先天性の血小板機能異常症や，後天性の血小板機能異常症（多くは薬物による）でも出血傾向が認められる．

著しい血小板減少症患者やフォン・ヴィレブランド病患者への抜歯や観血的処置は，主治医と協議したうえで行う

日常生活にほとんど支障のない血小板減少症や血小板機能異常では，ほとんどの場合，抜歯などの観血的な処置後に，十分な圧迫と縫合などによって止血が可能である．しかし，血小板数が著しく減少していたり，フォン・ヴィレブランド因子が著しく欠乏する患者では，容易に止血できず，術後に再出血をきたす可能性が高い．

血友病患者に対する観血的治療は，凝固因子の補充を行ってから行う

凝固因子の補充を行っていない血友病患者への観血的処置では，止血できない．主治医に凝固因子の補充を依頼する．

第Ⅷ因子の半減期は半日程度（8～12時間），第Ⅸ因子の半減期は1日程度（12～24時間）である．そのため観血的処置前の十分な打ち合わせが必要である．

参考文献
1) 2008年度合同研究班報告：循環器疾患における抗凝固・抗血小板療法に関するガイドライン（2009年改訂版）
2) 日本有病者歯科医療学会，日本口腔外科学会，日本老年歯科学会 編：科学的根拠に基づく抗血栓療法患者の抜歯に関するガイドライン2010年版，学術社，2010
3) 日本赤十字社：血友病医療のガイドライン（世界血友病連盟）

3 血栓性疾患 / 動脈血栓症

脳梗塞

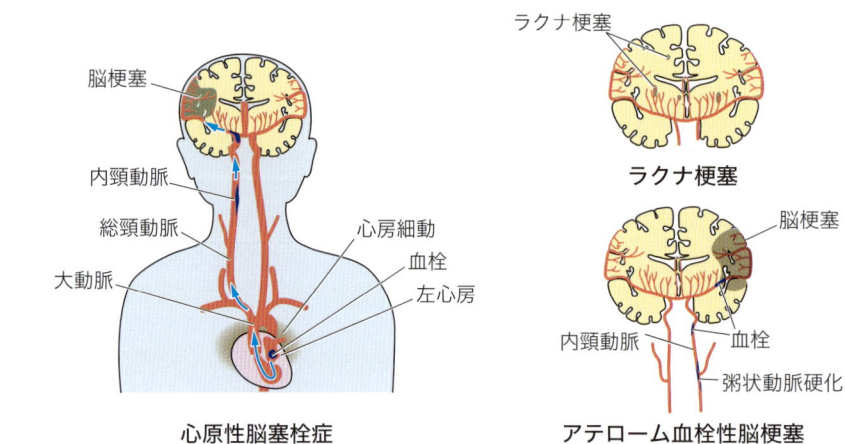

心原性脳塞栓症

ラクナ梗塞

アテローム血栓性脳梗塞

四肢動脈の急性動脈閉塞症の主要徴候「5つのP」（6P）

拍動消失 pulseless	知覚異常 paresthesia
疼痛 pain	運動麻痺 paralysis
蒼白 pallor	（虚脱 prostration）

閉塞性動脈硬化症

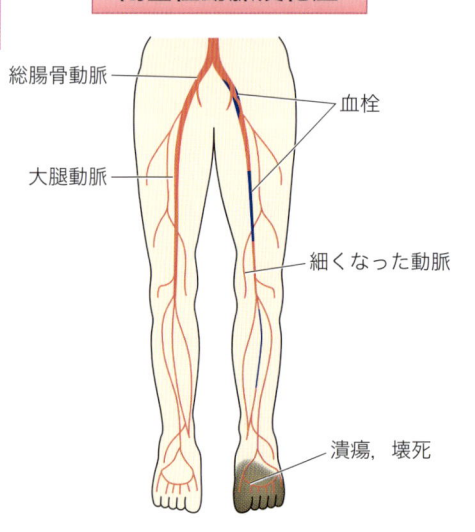

動脈血栓

血小板を主体とする「血小板血栓（白色血栓）」であり，基礎疾患として，動脈硬化性疾患，脱水などによる血液粘稠度の亢進，不整脈，弁膜症，人工弁や血管置換術後，血管炎などの炎症性疾患などが存在する．

急性動脈閉塞症

狭窄のない下肢の動脈が，突然，心臓や血管の上流で凝固した小さな血栓によって完全閉塞する．

閉塞性動脈硬化症

動脈硬化（粥状硬化）が原因で，四肢（おもに下肢）の動脈の内腔を狭窄させ，またプラークが破れることで形成される血栓によって動脈閉塞をきたして血流障害をきたす．

進行した閉塞性動脈硬化症でみられる，間欠性跛行（5分以内の安静により症状が消失し，再び歩行が可能になる）は，血行障害によって需要に応じた血液が筋に供給されないため，筋肉の酸素不足による症状が足の痛みとして現れることで生じる．

動脈血栓症

動脈の血管内で血液が凝固することを動脈血栓症といい，手足の動脈や脳動脈など末梢の動脈が血栓で閉塞することを，動脈塞栓症という．

動脈を閉塞する血栓の90％は，心臓弁膜症，心房細動，心筋梗塞，心筋症，心不全など，心臓内で血液がうっ滞することで生じる．

動脈血栓症の症状

脳の動脈閉塞は，脳梗塞を引き起こし，意識障害や手足の麻痺が起こる危険性が高い．また腸や腎臓への血流が遮断されると，腸管壊死や急性腎不全を起こす．

動脈塞栓症が四肢の動脈に生じると，突然手足がしびれ，痛みを感じ，冷たくなり，色が白く，あるいは紫色に変色し，動かせなくなる．

動脈塞栓症は，重要な組織・臓器の壊死を生じさせ，死亡率も高い．

急性動脈血栓症の治療

血液凝固を抑える：ヘパリン投与

血栓を溶かして血流を再開する：組織プラスミノゲンアクチベータ（t-PA）やウロキナーゼの投与

手術療法：バルーンによる血管拡張，ステント，バイパス手術

予防：抗凝固療法（ワルファリン），抗血小板療法（アスピリン，チクロピジンなど）

3 血栓性疾患 / 静脈血栓症

急性肺血栓塞栓症の機序

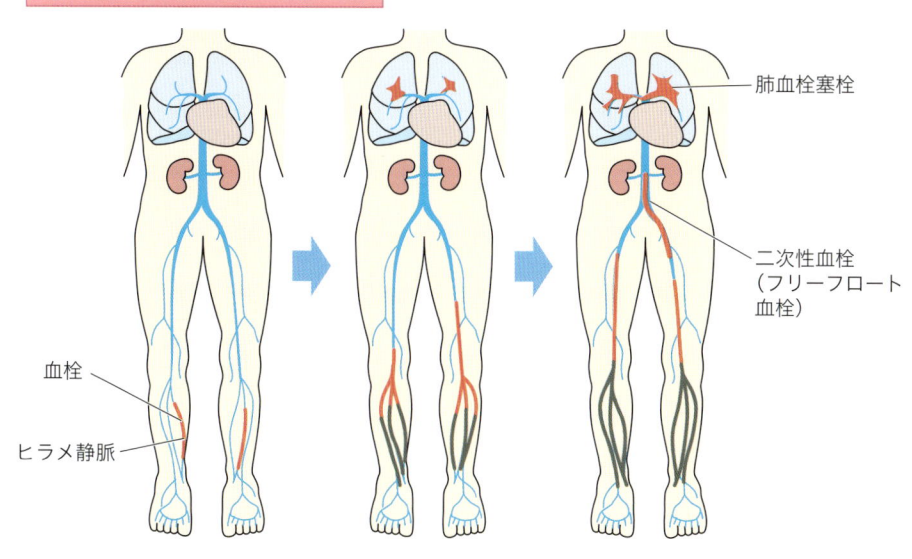

初期深部静脈血栓 → 大腿静脈への血栓の進展 → 急性肺塞栓症

（図中ラベル：血栓、ヒラメ静脈、肺血栓塞栓、二次性血栓（フリーフロート血栓））

肺塞栓症の危険因子の頻度

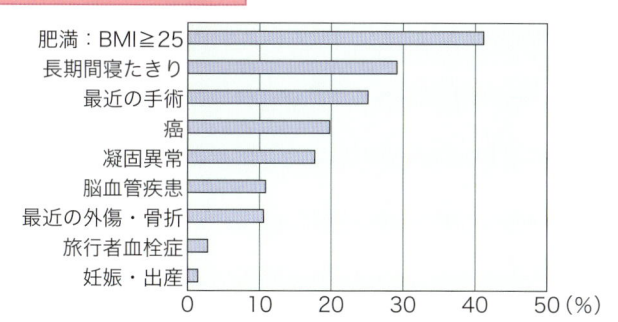

- 肥満：BMI≧25
- 長期間寝たきり
- 最近の手術
- 癌
- 凝固異常
- 脳血管疾患
- 最近の外傷・骨折
- 旅行者血栓症
- 妊娠・出産

（佐久間聖仁：公益財団法人循環器病研究振興財団発行「知っておきたい循環器病あれこれ」(78), 肺塞栓症 その予防と治療, 2010 より）

静脈血栓

フィブリンと赤血球を主体とする「フィブリン血栓（赤色血栓）」が生じる.

肺血栓塞栓症の原因となるフリーフロート血栓は静脈血流を妨げないため，下腿にできる深部静脈血栓は，無症候性で自覚症状に乏しく，突然，肺血栓塞栓症が生じる.

急性肺血栓塞栓症

病院での長期臥床後，トイレなどに向かう第一歩行時や，下肢の整形外科手術，婦人科手術，帝王切開などの術後の離床時に突然，肺血栓塞栓症が生じることがあり，しばしば致命的である.

長時間の飛行機旅行の着陸後や，地震などの災害時の車中泊中にも発症する.

肺塞栓が生じると，肺毛細血管の血流が途絶えるため，血液の酸素化，炭酸ガスの放出ができなくなり，突然の低酸素血症と高炭酸ガス血症をきたす.

急性肺血栓塞栓症の自覚症状

多彩である. 主要なものとして，呼吸困難，胸痛があげられる.

静脈血栓症

静脈内に血栓が発生するメカニズムとして，ウィルヒョーの三徴（血流の停滞，血管内皮傷害，血液凝固能の亢進）が重要である. 静脈の血栓が，皮膚の表面にある表在静脈で起こるものを血栓性静脈炎とよび，皮膚の深いところの深部静脈で起こるものを深部静脈血栓症とよぶ.

血栓性静脈炎

血栓性静脈炎は，下肢の表在静脈や骨盤静脈に多く，皮膚の発赤，圧痛，疼痛，腫脹，発熱などの症状がみられる. 血栓性静脈炎では，血管壁から血栓が剥がれにくいため，肺血栓塞栓症を引き起こすことはない.

深部静脈血栓症

深部静脈血栓症では，大腿静脈，膝窩静脈など，体の深部にある静脈に血栓ができる. 下肢や骨盤内に生じた深部静脈血栓症は，重篤な肺血栓塞栓症の原因となる. 肺血栓塞栓症は，血栓が静脈血流にのって肺動脈，あるいはその分枝を閉塞し，呼吸循環障害をきたした病態である.

下腿のヒラメ静脈に血栓ができると，中枢側に進展して静脈壁に固定されない二次性血栓（フリーフロート血栓）を形成し，さらに大腿静脈から腸骨静脈にわたる大塞栓子に進展し，これが遊離することで重篤な肺血栓塞栓症をきたす.

血液疾患・凝固異常 105

3 血栓性疾患 / 静脈血栓症

静脈血栓塞栓症危険度による予防法の選択

危険性の程度	推奨される予防法
低リスク	早期離床，および積極的な運動
中リスク	弾性ストッキング，あるいは間欠的空気圧迫法
高リスク	間欠的空気圧迫法，あるいは低用量未分画ヘパリン
最高リスク	低用量未分画ヘパリンと間欠的空気圧迫法の併用，あるいは低用量未分画ヘパリンと弾性ストッキングの併用

「低用量未分画ヘパリンと間欠的空気圧迫法の併用」や「低用量未分画ヘパリンと弾性ストッキングの併用」の代わりに，用量調節未分画ヘパリンや用量調節ワルファリンを選択してもよい．

（肺血栓塞栓症／深部静脈血栓症ガイドライン 第2版より一部改変）

低リスク：上肢の手術，一般外科
中リスク：脊椎・骨盤・下肢手術，帝王切開術，危険因子のある60歳以上の非大手術，危険因子のある40歳以上の大手術
高リスク：股関節手術，膝関節手術，高齢肥満妊婦の帝王切開術，40歳以上の悪性腫瘍大手術
最高リスク：静脈血栓症の既往・血栓性素因のある患者の帝王切開術や股関節・膝関節手術，大手術

血栓性素因
　先天性素因としてアンチトロンビン欠損症，プロテインC欠損症，プロテインS欠損症など．
　後天性素因として，抗リン脂質抗体症候群など．

間欠的空気圧迫法
　深部静脈血栓症の患者には使用しない．

下大静脈フィルター
　永久フィルターと，手術時だけに使用する一次的フィルターとがある．

間欠的空気圧迫法と弾性ストッキング

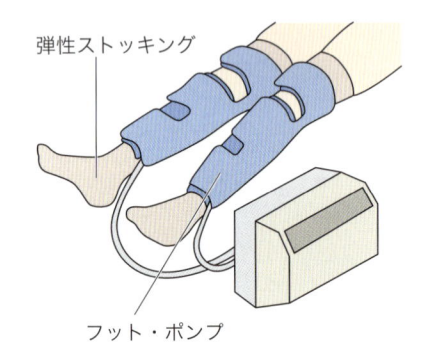

- 弾性ストッキング
- フット・ポンプ

下大静脈フィルター

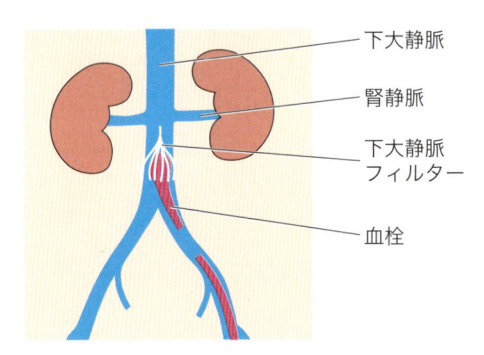

- 下大静脈
- 腎静脈
- 下大静脈フィルター
- 血栓

深部静脈血栓症，肺血栓塞栓症の予防

　深部静脈血栓症の予防と，再発例も多い肺血栓塞栓症の予防は，すでに存在する深部静脈血栓からの塞栓子が肺動脈，あるいはその分枝を閉塞させないことを目的に行われる．
　弾性ストッキングや間欠的空気圧迫法による理学的予防法と，ヘパリン，ワルファリン，血液凝固第Xa因子阻害薬，低分子ヘパリンなどによる抗凝固療法が用いられる．
　明らかな深部静脈血栓が存在するときは，肺血栓塞栓症の再発を予防するために，血栓が遊離した場合に中枢側で捕捉できるように，下大静脈フィルターが挿入される．

急性肺血栓塞栓症の治療

　ウロキナーゼあるいは組織プラスミノゲンアクチベータ（t-PA）による血栓溶解療法，ヘパリンによる抗凝固療法を行う．
　広範囲肺血栓塞栓症によって循環虚脱や心肺停止に陥る可能性が高いときは，カテーテルを用いた血栓除去や，経皮的心肺補助（PCPS）下での手術による血栓除去が行われる．

3　血栓性疾患 / 診療上の注意点

　高齢化や生活習慣の変化に伴って増加する虚血性心疾患や虚血性脳血管障害，深部静脈血栓症などの血栓性疾患の治療や予防を目的に，アスピリンなどの抗血小板薬やワルファリンなどの抗凝固薬を投与されている患者が受診する機会は多い．これらの薬物は止血を困難にするが，薬物の中止は重篤な血栓性合併症を引き起こす可能性がある．

抗血小板薬や抗凝固薬などが投与されているときは，疾患の種類，発症時期，治療内容について確認する

　抗血小板薬は動脈血栓症に，抗凝固薬は静脈血栓症や心房細動，急性心筋梗塞，人工弁置換後などの心原性脳塞栓症の予防に用いられる．

基礎疾患に心疾患があるときは，心機能について主治医に情報提供を求める

　脳梗塞や一過性脳虚血発作のような虚血性脳血管障害患者の大多数は，抗血栓療法を受けている．抗血小板薬や抗凝固薬は，狭心症や心筋梗塞などでの粥状動脈硬化に伴う血栓形成の予防，心房細動，心臓弁膜症，人工弁置換などでの左心房内血栓形成の予防に多く使用される．

観血的処置を行うときは，抗血小板薬，抗凝固薬の中断，継続について主治医と協議する

　アスピリンなど抗血小板薬の継続投与下での抜歯時，術後出血の発生率は，ワルファリンの1/2以下である．抗血小板薬の中断により脳梗塞の発症が増加し，不安定狭心症，心筋梗塞，虚血性の心臓性突然死などの急性冠症候群の発症リスクも上がることが明らかになっている．このため抗血小板薬の継続投与下での抜歯が推奨されている．

　ワルファリンによる抗凝固療法の減量は，凝固能を著しく亢進させて，心血管系合併症が増加することから，抗凝固薬中止の危険性が指摘されている．至適治療域にコントロールしたうえで，ワルファリン内服継続下での抜歯が推奨されている．

　ガイドラインでは，至適治療域にコントロールされた場合にのみ，抗血小板薬，抗凝固薬の継続下での少数歯の抜去を推奨している．

心機能，肺機能に異常のある患者の治療は，持続的な血圧，脈拍，経皮的酸素飽和度（SpO_2）のモニター下に行う

　脳梗塞全体のうち，心臓からの血栓による心原性脳塞栓症の割合は6〜23％とされている．肺塞栓を繰り返す患者や，深部静脈血栓が存在する患者では，血栓が肺動脈を閉塞する肺塞栓症をきたす可能性がある．

　血圧，脈拍の持続したモニタリングは，心疾患患者の循環状態を評価するとともに，心臓内血栓による塞栓症を監視するためにも欠かすことができない．パルスオキシメーターによるSpO_2の測定は，肺塞栓症の診断，低酸素状態の把握に有用である．

観血的処置後の止血が確認できてから帰宅させる

　抗血小板薬を投与されている患者や，コントロールされたワルファリンを継続した患者では，止血までに時間を要し，不十分な局所止血処置は術後出血の原因となる．確実な止血が確認できたあとで患者を帰宅させることが重要である．

参考文献
1) 佐久間聖仁：公益財団法人循環器病研究振興財団発行「知っておきたい循環器病あれこれ」(78)，肺塞栓症-その予防と治療，2010
2) 2008年度合同研究班報告：循環器疾患における抗凝固・抗血小板療法に関するガイドライン（2009年改訂版）
3) 高杉嘉弘，保田知生，梶川竜治：肺血栓塞栓症〔特集〕ICUにおける重症肺疾患の早期診断・治療および予防，ICUとCCU 34：69-77，2010
4) 呂　彩子，景山則正，谷藤隆信 ほか：急性広範性肺血栓塞栓症における下肢深部静脈血栓症の病理形態学的特徴，静脈学 15：365-9，2004

消化器疾患

肝 疾 患

消化器疾患

消化器官 / 基礎知識

消化器官

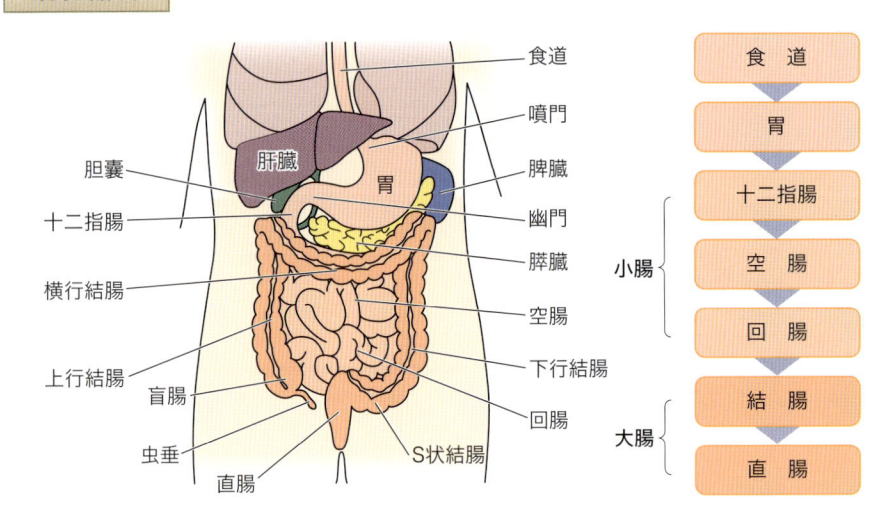

解剖図の名称: 食道、噴門、肝臓、胆嚢、十二指腸、胃、脾臓、幽門、膵臓、横行結腸、空腸、上行結腸、下行結腸、盲腸、回腸、虫垂、S状結腸、直腸

消化管の流れ:
食道 → 胃 → 十二指腸 → 空腸 → 回腸（小腸）→ 結腸 → 直腸（大腸）

消化酵素

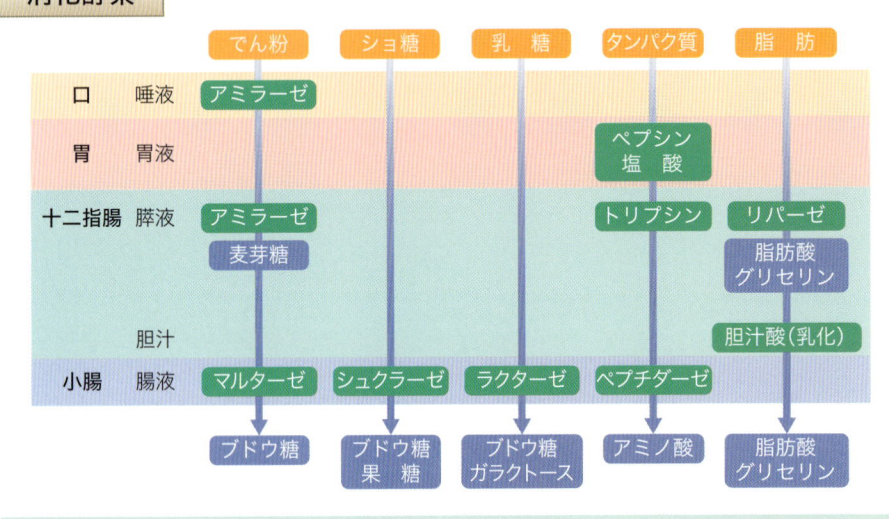

		でん粉	ショ糖	乳糖	タンパク質	脂肪
口	唾液	アミラーゼ				
胃	胃液				ペプシン 塩酸	
十二指腸	膵液	アミラーゼ（麦芽糖）			トリプシン	リパーゼ（脂肪酸 グリセリン）
	胆汁					胆汁酸（乳化）
小腸	腸液	マルターゼ	シュクラーゼ	ラクターゼ	ペプチダーゼ	
		ブドウ糖	ブドウ糖 果糖	ブドウ糖 ガラクトース	アミノ酸	脂肪酸 グリセリン

消化と吸収
食物を，体内に吸収しやすくなるまで小さくすることを消化といい，消化された栄養素などを体内に取り込むことを吸収という．

外分泌腺
外分泌細胞から，分泌物を，直接ないし導管を介して「体表あるいは管腔の上皮表面に放出される腺」をいう．消化管の内腔は，身体の外につながっているため，消化腺は外分泌腺に分類される．

内分泌腺
内分泌細胞で産生されたさまざまなホルモンを，直接，血管やリンパ管に放出する．内分泌腺組織には分泌物を外部に排出する導管はなく，内分泌腺組織の内部には，毛細血管が豊富に分布する．

胃液
主成分は，ペプシン，塩酸（胃酸），粘液である．pH 1〜1.5 の強酸性

小腸
十二指腸，空腸，回腸に分類される．空腸は筋層が発達し，食物をすみやかに運ぶため，腸管の中は空であることが多い．空腸という名は，これに由来する．

ファーター乳頭
十二指腸にある，総胆管と膵管の開口部

消化器官
消化器官は，食物を体内に摂取，消化し，消化された食物からの栄養素を吸収するとともに，不消化物の排泄を担う．消化器官は，消化管と，これに付属する消化腺からなる．

消化管
管状の消化管は，口腔，咽頭，食道，胃，小腸，大腸，肛門からなる．

消化腺
消化腺は，消化管に付随して消化液を分泌し，消化管の働きをコントロールする．消化腺は外分泌腺で，唾液腺，食道，胃，腸の各分泌腺，肝臓，膵臓がある．

消化管の外側にあって，導管が消化管につながっている消化腺は，肝臓と膵臓であり，いずれも十二指腸に開口する．

口腔には，大唾液腺（顎下腺，舌下腺，耳下腺）のほか，多くの小唾液腺があり，でん粉を消化するアミラーゼを分泌する．胃壁，腸壁には胃腺，腸腺があり，胃酸や消化酵素を分泌する．肝臓は胆管を経て胆汁を分泌し，脂肪を消化する酵素を十二指腸に放出する．膵臓から分泌される膵液は，タンパク質，脂肪，炭水化物を消化する酵素を含む．

1 肝疾患 / 基礎知識

肝臓に出入りする血管と胆管

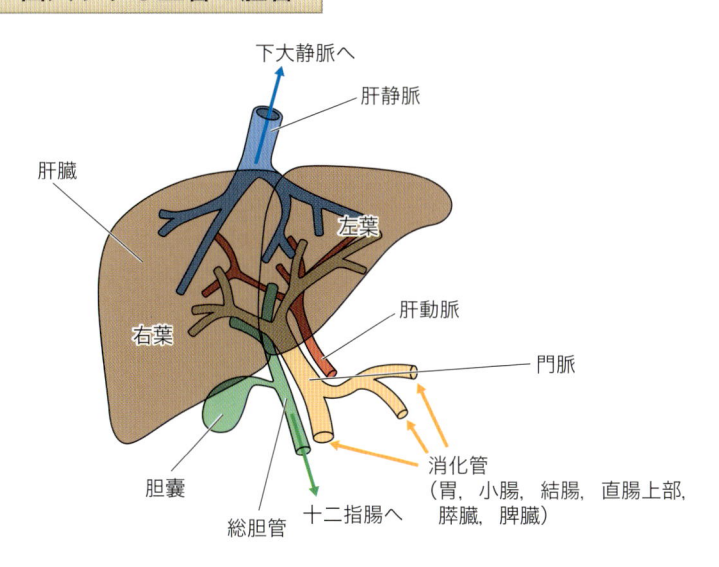

肝臓の働き

代謝機能	糖質代謝	ブドウ糖をグリコーゲンに変えて貯蔵し，必要に応じて再びブドウ糖をつくり，血液を介して組織に供給する．
	タンパク質代謝	アミノ酸からアルブミンなどの血漿タンパク質，フィブリノゲン，プロトロンビンなどの凝固因子をつくる． 使われないアミノ酸は分解され，窒素酸化物，アンモニアを経て，尿素として尿中に排泄される．
	脂質代謝	脂肪酸の合成，分解のほか，コレステロールやリン脂質を合成する．
解毒機能		酸化，還元，加水分解，抱合などによって，有害物質を毒性の少ない水溶性物質として，尿中や胆汁中に排泄する． 腸でつくられるアンモニアを尿素に変え，尿中に排泄する．
胆汁分泌		肝臓でつくられた老廃物を胆汁として分泌する． 胆汁は，脂肪の消化・吸収を助ける消化液でもある．
血液の貯蔵		全身の1/10の血液が蓄えられ，必要に応じて血管に戻す．

血管と胆管
　肝臓に入る血管は，肝動脈と門脈の2つ，出る血管は，肝静脈の1つである．総肝管と胆嚢管との合流部から十二指腸までを結ぶ胆管を，総胆管という．

胆嚢
　肝臓でつくられた胆汁を蓄え，必要に応じて収縮し，総胆管を通して十二指腸へ送り出す．

門脈
　消化管，膵臓，脾臓からの血液（門脈血）を肝臓に運ぶ．消化管で消化・吸収した栄養成分を処理するために肝臓に運ぶ血管である．
　肝硬変などで肝臓が門脈血を処理できないとき，門脈血は，食道静脈，直腸静脈，腹壁静脈などの迂回路を通って上大静脈，下大静脈に流れる．このため肝硬変では，食道静脈瘤や腹壁静脈瘤（メドゥーサの頭），直腸の静脈瘤である痔核を併発することがある．

肝　臓
　肝臓は，最大の臓器であり，重量は，成人男子で1,200〜1,400g，成人女子で1,000〜1,200gある．
　心臓から拍出される血液量の約1/4が肝臓を通る．肝臓には，肝臓に酸素を供給する肝動脈と，消化管で吸収した栄養素を運ぶ門脈の2つが入る．肝臓に入る血液量の70〜80％が門脈から供給され，残りは肝動脈から供給される．

肝臓の機能
　肝臓では，酵素の働きによって，腸で吸収された栄養素の代謝，貯蔵のほか，胆汁の生成，解毒や排泄など，500を超える重要な機能を担っている．

　代謝機能：肝臓は，吸収した糖や脂肪を別の成分に変換して貯蔵し，必要に応じて分解，エネルギー産生を行う．アミノ酸から血漿タンパク質や血液凝固因子を合成する．

　解毒機能：門脈から入った有害物質を，毒性の少ない水溶性物質に変換し，尿や胆汁中に排泄する．血液中のウイルス，毒素，色素，腫瘍細胞，壊れた赤血球などを取り込み，消化する．

　胆汁分泌：胆汁の成分の97％が水分で，残りの3％は消化液である胆汁酸，コレステロール，リン酸，脂肪酸，分解された赤血球中のヘモグロビンが変化してできたビリルビンからなる．

1 肝疾患 / 肝障害

肝障害の原因と進行

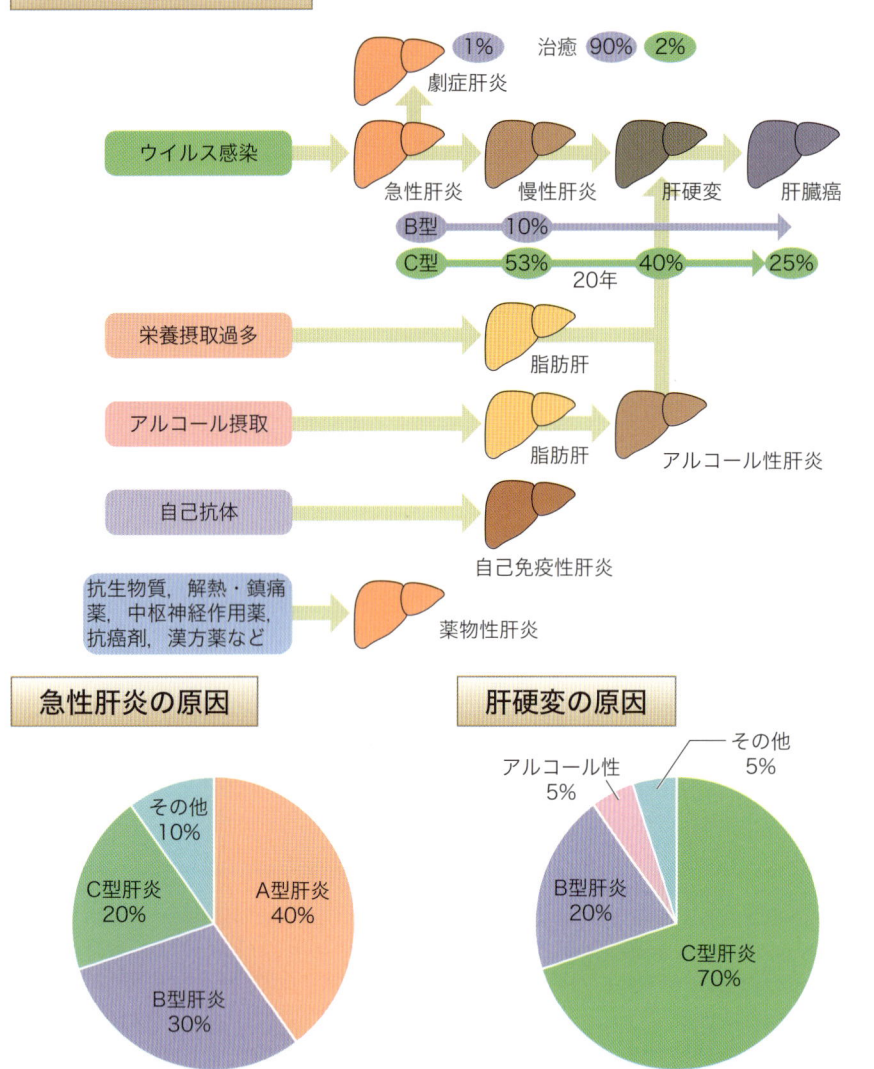

ウイルス感染 → 急性肝炎 → 慢性肝炎 → 肝硬変 → 肝臓癌
- 劇症肝炎 1%　治癒 90%　2%
- B型 10%
- C型 53%　20年　40%　25%

栄養摂取過多 → 脂肪肝
アルコール摂取 → 脂肪肝 → アルコール性肝炎
自己抗体 → 自己免疫性肝炎
抗生物質, 解熱・鎮痛薬, 中枢神経作用薬, 抗癌剤, 漢方薬など → 薬物性肝炎

急性肝炎の原因

- A型肝炎 40%
- B型肝炎 30%
- C型肝炎 20%
- その他 10%

肝硬変の原因

- C型肝炎 70%
- B型肝炎 20%
- アルコール性 5%
- その他 5%

A型肝炎
2〜6週間の潜伏期を経て, 風邪に似た症状が現れ, 黄疸がつづく. 症状は一過性で, 慢性肝炎には移行せず, 永久免疫ができる.

B型肝炎
一過性感染：1〜6か月間の潜伏期間を経て, 不顕性感染（70〜80％）から発熱や黄疸などさまざまな症状の急性肝炎を発症する. 再感染はない.

持続性感染（キャリア）：10〜20％は慢性肝炎, 肝硬変, 肝細胞癌へと進行する.

C型肝炎
潜伏期間は2〜16週である. 急性肝炎の症状は軽いが, 多くが慢性肝炎に移行し, 約20年の経過で約30〜40％が肝硬変に進行する. さらに年率約7％で肝細胞癌の合併がみられる.

D型, E型肝炎
日本ではまれである.

薬物性肝障害
投与された薬物の副作用として肝臓が障害を受ける. すべての薬物が原因となり得る.

脂肪肝
食べすぎによる肥満や糖尿病で, 中性脂肪が肝臓に過剰に沈着する.
飲酒が原因の脂肪肝は, 飲酒をやめれば短期間で改善する.

肝　炎
肝炎とは, ウイルス, アルコール, 自己免疫などによって肝細胞が破壊されることで, 肝機能障害から, 発熱, 黄疸, 全身倦怠感などの症状をきたす疾患の総称である. 肝臓は「沈黙の臓器」ともよばれ, 非常に自覚症状の出にくい臓器である. 肝臓は予備能があり, 再生能が高い. このため, 症状が出たときには, かなり悪化している.

ウイルス性肝炎
肝炎ウイルスには, 水や食べ物を介して感染するA型, E型肝炎ウイルスと, 血液や体液を介して感染するB型, C型, D型肝炎ウイルスとがある.

急性肝炎：A型, B型, C型肝炎ウイルスによるものが多い. 肝細胞の破壊によって, 発熱, 全身倦怠感, 黄疸などを示すが, 自然経過で治癒することが多い.

劇症肝炎：急性肝炎のなかでも, とくに重症のものをいい, 高度の肝機能障害と意識障害をきたす, 生存率は30％程度である.

慢性肝炎：B型, C型肝炎に多く, 軽度の肝障害が長期間つづく. 肝硬変や肝癌に至ることがある.

アルコール性肝炎
アルコールの飲みすぎにより脂肪肝となり, さらに大量の飲酒をした場合にアルコール性肝炎（腹痛, 発熱, 黄疸の症状）を生じ, 死亡することがある.

1 肝疾患 / 慢性肝炎，肝硬変

肝機能検査（基準値）

項目	基準値	説明
ALT（GPT）	5～35 IU/L	肝障害（肝細胞の破壊），肝臓の中で起きている炎症の激しさ（活動性）を反映する．
AST（GOT）	5～40 IU/L	
乳酸脱水素酵素（LDH）	50～400 IU/L	血液，肺，筋肉，心臓などにも含まれる．
γ-GTP	60 IU/L 以下	アルコール性肝障害，薬物性肝障害，脂肪肝などで上昇する．
アルカリホスファターゼ（ALP）	80～240 IU/L	肝臓，骨，小腸，胎盤などに多く含まれる．骨の病気や成長期の子どもは上昇することがある．
総ビリルビン（T-Bil）	0.2～1.0 mg/dL	黄疸の原因になる黄色い色素 赤血球が大量に破壊されたり，胆汁の通過障害で上昇する．
総タンパク（TP）	6.5～8.0 g/dL	栄養障害，肝機能障害，腎臓障害（ネフローゼ）などで低値となる．
アルブミン（ALB）	3.8～5.0 g/dL	
コリンエステラーゼ（ChE）	男 242～495 IU/L 女 200～459 IU/L	肝臓でつくられ，肝障害の進行に伴って低下する．
血小板（PLT）	16.0～37.0 万/mL	慢性肝疾患が進行し，脾臓が大きくなると，脾臓で血小板が壊され，減少する．
ICG15分停滞率	10%以下	肝臓で処理されるインドシアニングリーン色素の血中停滞率で，肝臓の解毒機能を診断する．

チャイルド・ピュー分類

	1点	2点	3点
脳　症	なし	軽度	ときどき昏睡
腹　水	なし	少量	中等量
血清ビリルビン（mg/dL）	2.0未満	2.0～3.0	3.0超
血清アルブミン（g/dL）	3.5超	2.8～3.5	2.8未満
プロトロンビン活性（%）	70超	40～70	40未満

A：5～6点　　B：7～9点　　C：10～15点

肝逸脱酵素
ALT（GPT），AST（GOT），LDH
　肝細胞に含まれる．肝細胞が破壊されたとき血液に出る．

胆道系酵素
γ-GTP，ALP
　胆汁の流れが妨げられると，血液中で増加する．

肝機能障害の程度（肝障害度）の評価
　チャイルド・ピュー分類（Child-Pugh分類）が広く用いられている．脳症（肝性脳症），腹水，総ビリルビン値，血清アルブミン値，プロトロンビン活性値を1, 2, 3点と点数をつけ，その総和からA，B，Cに分類する．
　スコアが8～9点の場合には，1年以内に死亡する例が多く，10点以上になると，その予後はおよそ6か月と報告されている．

肝機能検査

　肝機能障害に伴うタンパク合成，アンモニア・薬物・アルコールの代謝・解毒，胆汁分泌などの低下を調べる．血液生化学検査以外に，肝炎ウイルス検査（HBs抗原，HCV抗体），腹部超音波検査（エコー検査）や胃カメラ検査も行われる．

　肝細胞変性・壊死：トランスアミナーゼ（ALT，AST），LDHなどの肝細胞に含まれる酵素は，肝細胞が破壊されたとき血液に出る（肝逸脱酵素）．
　肝細胞の排出・合成機能障害：胆道系酵素であるγ-GTP，ALPは，胆汁の流れが妨げられると，血液中で増加する．

　老廃赤血球由来のヘモグロビンの代謝産物であるビリルビンは，肝障害による胆汁のうっ滞が生じると，血液中に漏れ出し，黄疸が生じる．
　肝臓で合成されるタンパク質，アルブミン，コリンエステラーゼは，肝障害によって減少する．血漿タンパク質の低下は，膠質浸透圧を下げ，腹水を生じる．
　タンパク合成能が低下すると，フィブリノゲン，プロトロンビンなどの血液凝固因子が減少して，出血傾向が現れる．
　解毒作用の障害：肝細胞は異物である色素を取り込み，胆汁に排泄する．インドシアニングリーンによる色素排泄試験は，解毒作用を測定し，慢性の肝疾患の進行度を調べる．

2 消化器疾患／消化管疾患

おもな消化管疾患

食道の疾患	胃食道逆流症	食道括約筋の機能異常（食道裂孔ヘルニアなど）によって，胃内容，すなわち胃酸や，胆汁，膵液を含んだ十二指腸内容が，食道に逆流する． 症状として，胸焼けや喉の違和感が現れる．
	食道静脈瘤	肝硬変症や門脈圧亢進症に伴って，門脈から大静脈へのバイパス経路として静脈瘤が形成される． 静脈瘤の破裂は，肝硬変の死因の1つである．
胃の疾患	胃　炎	原因は，NSAIDs によるものが半数で，次いでアルコールとストレスによる． コーヒーや緑茶，唐辛子などの香辛料のとりすぎも原因となる． ヘリコバクター・ピロリ菌感染が慢性胃炎の原因の1つとして注目されている． 症状には，食欲不振，心窩部痛，嘔吐，吐血などがある．
	胃・十二指腸潰瘍	原因のほとんどはヘリコバクター・ピロリ菌感染による． NSAIDs 服用なども一因となる． 症状には，心窩部痛，悪心，嘔吐，吐血などがある．
	ダンピング症候群	胃切除後症候群の1つで，胃切除後，摂取した食物が胃にとどまらず，急速に腸まで送られる（墜落的排出）ことで生じる． 食事直後には，高濃度，高浸透圧の食物が小腸に入るため，血管運動性症状（倦怠感，冷汗，動悸，息苦しさ，顔面紅潮など）や，腹部症状（下痢，嘔吐，腹痛，腹部膨満感など），食後2～3時間後には，高血糖に対するインスリンの過剰分泌による低血糖症状（めまい，脱力感，冷感，頭痛など）が現れる． 胃切除手術を受けた人の15～30％にみられる．
大腸の疾患	クローン病	大腸および小腸の粘膜に，慢性の炎症または潰瘍を生じる，原因不明の疾患である． 腹痛や下痢，血便，体重減少などが生じる．
	潰瘍性大腸炎	大腸粘膜にびらんや潰瘍ができる原因不明の大腸の炎症性疾患である． 若年成人に多く，下血を伴う，または伴わない下痢と，腹痛が生じる．
	ウイルス性腸炎	ノロウイルス，ロタウイルス，アデノウイルスなどの感染による感染性胃腸炎（流行性嘔吐下痢症）である．

NSAIDs：非ステロイド性抗炎症薬

消化管の悪性腫瘍

食道癌：食道内面の粘膜から発生し，粘膜下層，筋層に広がる（扁平上皮癌）．食道には漿膜がないため，浸潤転移しやすい．約半数が胸部中部食道，1/4が胸部下部食道に発生する．

胃癌：ヘリコバクター・ピロリ菌感染による炎症が危険因子である．持続性の萎縮性胃炎をもたらし，腸上皮化生によって胃に腸に似た組織ができ，胃癌に至ると考えられている．

大腸癌：S状結腸癌，直腸癌が約30％ずつを占める．60歳代にピークがあり，40～70歳に多い．

消化性潰瘍

NSAIDs のほか，ステロイド薬，骨粗鬆症治療薬でもみられる．

ストレス潰瘍

胃壁は，強力な消化液である胃液（攻撃因子）から守る防御機能として粘液（防御因子）を出しているが，慢性的なストレスによって，このバランスがくずれると，胃液の分泌が増加して，胃潰瘍や十二指腸潰瘍を生じる．

腸閉塞（イレウス）

腸管の通過障害が生じた状態を，腸閉塞症という．腸管の血行障害を伴う絞扼性イレウスと，血行障害を伴わない単純性イレウスとに分類する．

消化器疾患

消化器疾患は，消化管（食道，胃，十二指腸，小腸，大腸），胆囊，肝臓，膵臓などに関係する疾患である．
消化器疾患に共通した症状は，腹痛，嘔気，嘔吐，食欲不振，下痢，便秘などの腹部症状である．

消化性潰瘍

消化管の炎症，潰瘍，癌などの危険因子として，ヘリコバクター・ピロリ菌感染が指摘されている．消化性潰瘍のもう1つの原因は，医薬品による潰瘍であり，鎮痛下熱薬や抗血小板薬として使用される非ステロイド性抗炎症薬によるものが多い（NSAIDs 潰瘍）．
NSAIDs 潰瘍は，自覚症状とはかかわりなく潰瘍や出血が発症し，発症率は20～25％である．

膵　炎

膵臓は，膵管を通して，タンパク質や脂肪を分解する膵液を十二指腸に出す．膵管の閉塞による膵液のうっ滞が起こると，膵臓内で膵酵素による膵臓自身の自家消化を起こし，強い炎症を生じる．これを急性膵炎という．原因は，アルコールや胆石によるものが多い．
継続的なアルコールの多飲などによって，膵臓に繰り返し炎症が起こると，膵臓の細胞が破壊されて膵臓が萎縮する．消化酵素の分泌低下による体重減少，脂肪便，インスリンの分泌低下による糖尿病を引き起こす．これを慢性膵炎という．

2　消化器疾患 / 診療上の留意点

消化器疾患の既往を聴取する

　消化器疾患（歯科疾患を除く）の罹患率は，循環器疾患に次いで多い．消化管（食道，胃，十二指腸，小腸，大腸）疾患のほか，胆嚢，肝臓，膵臓などの疾患の症状，治療歴，手術歴がないかを確認する．

　消化管手術後の合併症には，胃全摘術後のダンピング症候群，萎縮性胃炎や胃全摘，小腸病変などでのビタミン B$_{12}$ 欠乏による貧血（p. 97参照），食道癌手術や胃全摘術，噴門側胃切除術後の誤嚥などがある．

　肝炎の原因の多くがウイルス感染であり，進行に伴って，低タンパク血症，貧血，出血傾向などを生じる．肝炎の既往のある患者では，肝炎の種類，治療内容，現在の肝機能の状態について確認し，不明なときは，主治医から情報を得る．

　慢性膵炎患者では，インスリン産生の低下だけでなく，血糖値を上げるグルカゴン産生も低下し，高血糖だけでなく，低血糖にもなりやすく，血糖のコントロールが非常に困難な場合がある．

消化性潰瘍患者への抗菌薬などの投与に注意する

　消化性潰瘍・胃炎治療薬と抗菌薬などの薬物とのあいだに相互作用をきたすことがある．

　マグネシウム・アルミニウム合剤：キレートを形成し，テトラサイクリン系，ニューキノロン系，セフェム系抗菌薬の腸管からの吸収を阻害して，作用を減弱する．

　H$_2$ブロッカー（とくにシメチジン）：H$_2$ブロッカーによる胃酸の分泌抑制は，胃 pH を上昇させ，エステル型セフェム系抗菌薬は抗菌活性をもたないものに加水分解する．肝臓の薬物代謝酵素の活性を阻害し，肝血流量も減少させるため，肝臓からの排泄が抑制される．肝臓で代謝される薬物（テオフィリン，フェニトイン，ワルファリン，ニフェジピンなど）は，シメチジンとの併用により血中濃度が上昇し，急性中毒に至る可能性がある．シメチジンやラニチジンは，胃壁内のアルコール分解酵素の働きを阻害して，急性アルコール中毒を起こすことがある．

急性期の消化性潰瘍患者へのストレスのかかる治療は延期する

　ストレスは消化性潰瘍の大きな要因となる．治療によるストレスは，消化性潰瘍を増悪させる恐れがあり，胃・十二指腸から出血，穿孔することがある．治療は，緩解期や治療が終了するまで延期するか，十分な鎮静と消化性潰瘍・胃炎治療薬との併用のもとに行う．

活動期胃・十二指腸潰瘍患者への NSAIDs 投与は禁忌である

　解熱・鎮痛・抗炎症薬や抗血小板薬である NSAIDs は，消化性潰瘍の大きな原因となる（NSAIDs 潰瘍）．

・NSAIDs 潰瘍予防に COX-2 選択的阻害薬が有用である．
・NSAIDs 投与を予定する患者では，ヘリコバクター・ピロリ除菌が勧められる．
・NSAIDs 潰瘍の高リスク患者での一次予防として，プロスタグランジン製剤，プロトンポンプ阻害薬が有効である．
・NSAIDs ではないアセトアミノフェンも有用であるが，長期，多量投与は肝障害を起こすことがある．

参考文献

1) 日本肝臓学会，肝炎診療ガイドライン作成委員会：B型肝炎治療ガイドライン 第1, 2版, 2013
2) 急性膵炎診療ガイドライン2010 改訂出版委員会：急性膵炎診療ガイドライン2010 第3版, 2010
3) 日本肝臓学会，肝炎診療ガイドライン作成委員会：C型肝炎治療ガイドライン 第2版, 2013
4) 日本消化器病学会 編：消化性潰瘍診療ガイドライン，南江堂, 2009
5) 厚生労働省：消化性潰瘍（胃潰瘍，十二指腸潰瘍，急性胃粘膜病変，NSAIDs 潰瘍），重篤副作用疾患別対応マニュアル, 2008

免疫疾患

膠原病
免疫不全

1 膠原病 / 基礎知識

膠原病の3要素

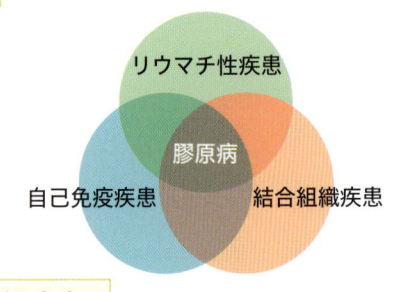

リウマチ性疾患
膠原病
自己免疫疾患　結合組織疾患

おもな膠原病と類縁疾患

古典的膠原病	関節リウマチ	全身性エリテマトーデス[*2]
	結節性多発性動脈炎	リウマチ熱[*1]
	強皮症（全身性硬化症）[*2]	多発性筋炎・皮膚筋炎[*2]
膠原病と類縁疾患	シェーグレン症候群	混合性結合組織病[*2]
	ウェゲナー肉芽腫症[*2]	ベーチェット病[*2]
	アレルギー性肉芽腫性血管炎	高安動脈炎（大動脈炎症候群）[*2]
	成人スティル病	強直性脊椎炎
	乾癬性関節炎	好酸球性筋膜炎

[*1] リウマチ熱は溶血性レンサ球菌感染による炎症反応であるため，膠原病から除外されている．
[*2] 疫学，病因，治療などが重点的に研究されている特定疾患

おもに障害を受ける組織，臓器による分類

内　臓	全身性エリテマトーデス，混合性結合組織病
関　節	関節リウマチ，スティル病
皮膚，筋肉	強皮症，多発性筋炎・皮膚筋炎
血　管	結節性多発性動脈炎，アレルギー性肉芽腫性血管炎，血管炎症候群
唾液腺	シェーグレン症候群
粘　膜	ベーチェット病

膠原病

　膠原病は，全身の関節，血管，皮膚，筋肉などの結合組織の変性をきたす慢性の自己免疫疾患である．膠原病の原因は明らかではなく，「自己免疫疾患」「リウマチ性疾患」「結合組織疾患」の特徴をもっている．膠原病には厳密な医学的基準がなく，多くの疾患が膠原病に分類される．また膠原病は，原因不明であり，慢性的な経過をたどることが多く，根治療法が確立されていない．

　自己免疫疾患：自分自身の正常細胞や組織に対して，リンパ球（自己反応性リンパ球）や抗体（自己抗体）が，誤って攻撃することで生じる疾患をいう．

　リウマチ性疾患：関節，筋肉，骨などの運動器官の痛みを伴う病気を，すべてリウマチ性疾患という．膠原病にほぼ共通して，全身の関節の痛みが高頻度にみられることから，膠原病のほとんどは，リウマチ性疾患である．

　結合組織疾患：結合組織に炎症をきたした状態をいう．膠原線維は，細胞同士を結びつけている結合組織の構成成分である．結合組織の中には，血管や神経が存在しており，細胞への栄養補給，老廃物の排除，異物の排除，新陳代謝などを司っている．膠原線維は全身に存在するため，症状は全身に現れる．

　膠原病とよばれている多くの疾患には，リウマチ因子，抗核抗体のほか，50種類以上の自己抗体が発見されている．
　膠原病では，自己抗体が直接障害を起こすのではなく，自己抗体と抗原が結合した免疫複合体が組織に沈着するために障害が起こると考えられている．

　橋本病（甲状腺機能低下症）や1型糖尿病も自己免疫疾患であるが，これらの疾患では，抗体が甲状腺や膵臓のβ細胞（インスリン産生細胞）のみを攻撃するので，膠原病とはいわない．

混合性結合組織病
　全身性エリテマトーデス，全身性強皮症，多発性筋炎・皮膚筋炎の症状が混合して現れる．

1 膠原病 / 関節リウマチ（RA）

関節リウマチでの関節の変形

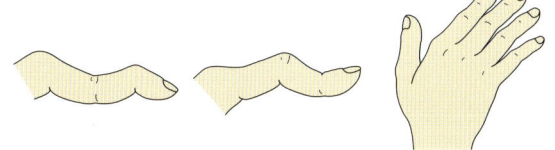

スワンネック変形　ボタン穴変形　尺側偏位　外反母趾と槌趾

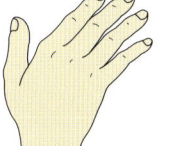

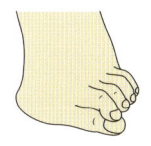

関節リウマチの分類（アメリカリウマチ学会，1987）

1. 1時間以上持続する朝のこわばり（6週間以上持続）
2. 3か所以上の関節の腫脹（6週間以上持続）
3. 手関節，中手指節関節，近位指節間関節の少なくとも1か所に腫脹（6週間以上持続）
4. 対称性の関節腫脹（6週間以上持続）
5. リウマトイド結節（皮下結節）
6. 血清リウマトイド因子の異常高値
7. 手指，手関節のエックス線異常所見

※以上の7項目のうち，4項目以上をみたすものを関節リウマチとする．

早期関節リウマチの診断基準（日本リウマチ学会，1994）

1. 3つ以上の関節で，指で押さえたり動かしたりすると痛みを感じる．
2. 2つ以上の関節に，炎症による腫れがみられる．
3. 朝のこわばりがみられる．
4. 皮下結節（リウマトイド結節）が，ひじやひざなどにみられる．
5. 血液検査で赤沈に異常がみられる，またはCRPが陽性である．
6. 血液検査で，リウマトイド因子が陽性である．

※上記6項目のうち，3項目以上あてはまる場合を早期関節リウマチとする．

スワンネック変形
手の指の第二関節が外側に，第一関節が内側に反る．

ボタン穴変形
手の指の第二関節が内側に，第一関節が外側に反る．

尺側偏位
手指が小指側に曲がる．

外反母趾
足の親指が外側に曲がる．

悪性関節リウマチ
心臓，肺，消化管，皮膚などに血管炎が起こり，発熱や心筋梗塞，間質性肺炎，腸梗塞などの症状を引き起こす．

リウマチ反応（リウマトイド因子）
関節リウマチ患者の80〜90％が陽性を示す．関節リウマチ患者が陰性を示したり，関節リウマチ以外の疾患や健康な人が陽性を示すこともある．

ACR/EULAR分類基準（2010）
早期に関節リウマチを診断し，かつ抗リウマチ薬（メトトレキサート）による関節破壊を阻止することを目的に，次の項目を基準とする分類が作成された．
1. 関節炎の程度とパターン
2. 血清学的検査異常の有無
3. 関節炎の持続時間
4. 急性炎症タンパク増加の有無

関節リウマチ
　関節リウマチは，自己抗体によって，腕，指，脚など，いくつもの関節が炎症を起こし，症状が進むと関節が機能しなくなる．障害は，関節のみでなく，血管や心臓，皮膚など全身の臓器にも及ぶことがある．
　関節痛，関節の腫れ：中手指節関節（指の付け根），近位指節間関節（指先から二番目），足趾，手首の関節，肘や膝の関節の痛みと腫れが，数週間から数か月のあいだに徐々に起こる．長いあいだには，左右の同じ部位の関節に起こる．
　朝のこわばり：朝，目を覚ましたときに，体や手足がこわばる．軽症では手足を動かすことによって改善するが，重度では改善されるまでの時間が長くなる．

　関節の可動範囲の制限：関節の骨や軟骨が破壊されて関節が変形し，関節を動かせる範囲が狭くなる．
　関節の変形：関節付近の骨や軟骨が破壊されて，関節の変形が生じる．靱帯などにも炎症が波及すると，手指変形，足趾変形，膝や肘が十分に伸ばせなくなる屈曲拘縮など，特有の変形が起こる．

治　療
　治療は，関節リウマチの症状，徴候が消失した状態（寛解）を目指す．薬物療法，手術療法，リハビリテーションなどが行われる．治療に用いられる薬物には，非ステロイド性抗炎症薬（NSAIDs），抗リウマチ薬，ステロイド薬，生物学的製剤がある．

免疫疾患　119

1 膠原病 / 全身性エリテマトーデス（SLE）

全身性エリテマトーデスの症状

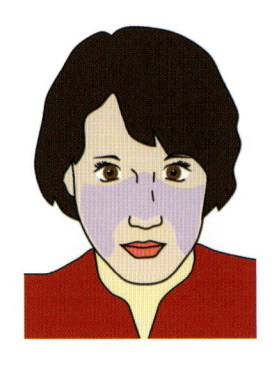

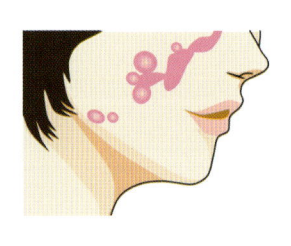

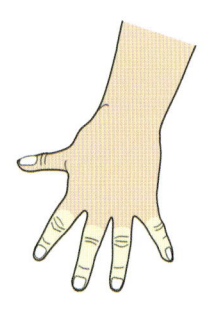

蝶形紅斑　　　ディスコイド疹　　　レイノー現象

皮膚・粘膜症状	蝶形紅斑, ディスコイド疹, 脱毛, 口腔潰瘍, 日光過敏症, レイノー現象
筋・関節症状	骨の破壊を伴わない多発性の関節痛や筋肉痛
腎症状	ループス腎炎（糸球体腎炎）, 進行するとネフローゼ症候群や腎不全
中枢症状	中枢神経ループス（痙攣, うつ状態, 不眠, 頭痛など）
心血管症状	心外膜炎, 心筋炎
肺症状	胸膜炎, 間質性肺炎, 肺胞出血, 肺高血圧症
消化器症状	腹膜炎, ループス腸炎（吐気, 嘔吐, 便秘, 下痢, 腹痛など）
血液症状	溶血性貧血, 血小板減少による紫斑
神経症状	末梢神経炎
抗リン脂質抗体症候群	血栓形成（血栓性静脈炎, 肺梗塞, 脳梗塞）

全身性エリテマトーデス systemic lupus erythematosus (SLE)

lupus（ループス）は，ラテン語で「狼」，erythematosus（エリテマトーデス）は「紅斑」を意味する．全身性エリテマトーデスは，狼に噛まれた跡のような赤い発疹が全身に出ることからついた病名である．

蝶形紅斑
頬から鼻の左右につながる，左右対称の丘疹状の紅斑

ディスコイド疹（円板状皮疹）
正常部分との境界が明瞭な，丸く連なったディスク状の発疹．顔面，耳，首の周りなどに好発する．

レイノー現象
寒冷刺激や精神的緊張によって起こる手指の蒼白化

抗リン脂質抗体症候群
血液中に抗リン脂質抗体という自己抗体ができることで，全身の血液が固まりやすくなり，動脈塞栓，静脈塞栓を繰り返す疾患である．全身性エリテマトーデス患者の約10％が，抗リン脂質抗体症候群を合併している．

全身性エリテマトーデス

全身性エリテマトーデスは，全身の皮膚，血管，関節，内臓がおかされる膠原病である．鼻から頬にかけて現れる，蝶が羽を広げたような蝶形紅斑が特徴である．発熱，全身倦怠感などのほか，関節，皮膚，内臓などにさまざまな症状が生じる．

全身症状：発熱，全身倦怠感，易疲労感，食欲不振，体重減少，脱毛などが，ほとんどの患者に現れる．

皮膚，粘膜症状：蝶形紅斑，ディスコイド疹，大量の脱毛，口腔内や鼻咽腔での無痛性の浅い潰瘍，皮膚に発疹や水疱ができる日光過敏を認めることが多い．

中枢神経症状：中枢神経ループスといい，精神症状，痙攣，脳血管障害などの多彩な精神神経症状を示す．

臓器障害：腎臓，心臓，肺，肝臓，腸間膜，膀胱など多くの臓器に症状が現れる．糸球体腎炎（ループス腎炎）が進行すると，透析が必要になる場合がある．

血液症状：貧血，白血球減少，リンパ球減少，血小板減少，抗リン脂質抗体症候群などがみられる．

治療

免疫の働きを抑えることと，炎症を止めることを目的に行われる．第一選択薬はステロイド薬で，効果が不十分なときは，ステロイド薬によるパルス療法や免疫抑制剤の併用が行われる．

1 膠原病 / ベーチェット病

ベーチェット病の症状と診断

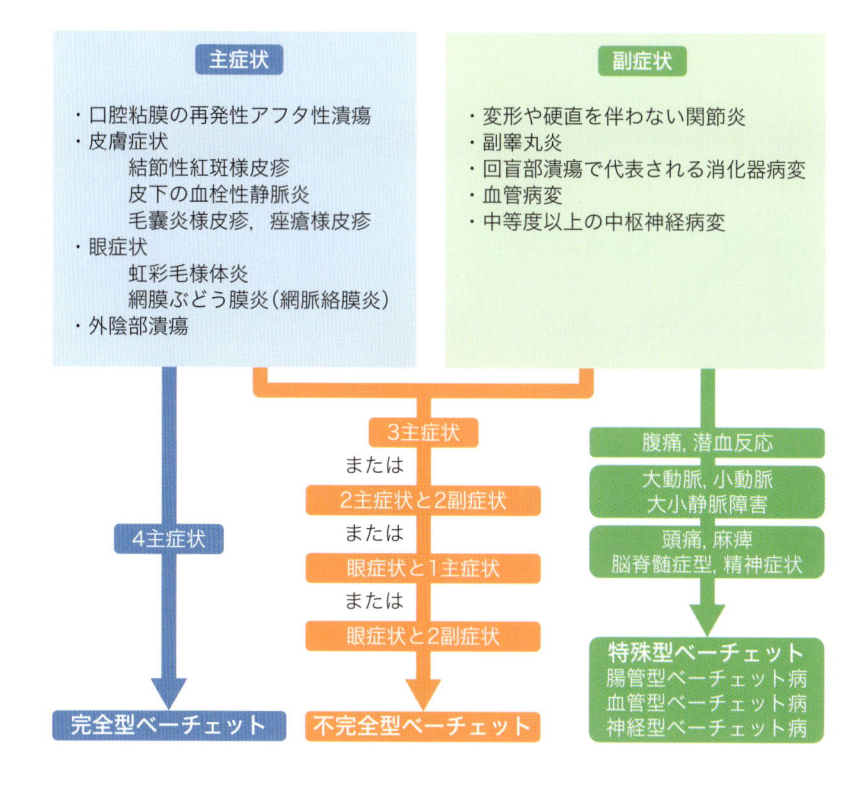

主症状
- 口腔粘膜の再発性アフタ性潰瘍
- 皮膚症状
  - 結節性紅斑様皮疹
  - 皮下の血栓性静脈炎
  - 毛囊炎様皮疹，痤瘡様皮疹
- 眼症状
  - 虹彩毛様体炎
  - 網膜ぶどう膜炎（網脈絡膜炎）
- 外陰部潰瘍

副症状
- 変形や硬直を伴わない関節炎
- 副睾丸炎
- 回盲部潰瘍で代表される消化器病変
- 血管病変
- 中等度以上の中枢神経病変

4主症状 → **完全型ベーチェット**

3主症状 または 2主症状と2副症状 または 眼症状と1主症状 または 眼症状と2副症状 → **不完全型ベーチェット**

腹痛，潜血反応
大動脈，小動脈 大小静脈障害
頭痛，麻痺 脳脊髄膜型，精神症状
→ **特殊型ベーチェット**
腸管型ベーチェット病
血管型ベーチェット病
神経型ベーチェット病

ベーチェット病の病因
Streptococcus sanguinis（口腔内に存在）が遺伝素因にかかわり，自己免疫異常や好中球機能過剰をはじめとした自然免疫系の異常を引き起こし，発症するという考え方が有力である．

消化器症状（腸管型ベーチェット病）
回盲部末端から盲腸にかけての打ち抜き型の潰瘍性病変が特徴で，多発することが多い．

血管病変（血管型ベーチェット病）
静脈では，血栓性静脈炎が多く，深部静脈血栓，上大静脈症候群，肝静脈や肝部下大静脈の閉塞が生じる．動脈では，大動脈や中小の動脈に血栓性閉塞や動脈瘤を形成する．

精神神経症状（神経型ベーチェット病）
急性型の髄膜炎，脳幹脳炎，慢性進行型の片麻痺，小脳症状，錐体路症状などのほか，認知症などの精神症状が現れる．

ベーチェット病

ベーチェット病は，口腔粘膜のアフタ性潰瘍，皮膚症状，眼のぶどう膜炎，外陰部潰瘍の4つを主症状とし，関節炎，副睾丸炎，血管炎，消化管病変，さらに難治性で最も予後不良である神経型ベーチェット病といわれる中枢神経病変などの副症状が現れる．急性炎症性発作を繰り返すことを特徴とする．局所症状に加え，しばしば発熱や関節炎など全身症状を伴うことから，膠原病類縁疾患に分類されている．

口腔症状：口唇，頬粘膜，舌，歯肉などの口腔粘膜に，境界鮮明な浅い有痛性潰瘍（アフタ性潰瘍）ができる．

皮膚症状：膝から足首にかけての前面に好発する結節性紅斑，皮下の血栓性静脈炎，顔面，頸部，背部などにみられる毛囊炎様皮疹または痤瘡様皮疹などがある．男性では陰囊，女性では陰唇に痛みを伴う潰瘍（外陰部潰瘍）がみられる．

眼症状：ぶどう膜に炎症が起こるぶどう膜炎が主体で，両眼性におかされることが多い．

治療

失明の危険性のあるぶどう膜炎に対しては，痛風治療薬でもあり，白血球の働きを弱める作用をもつコルヒチンや，免疫抑制剤のシクロスポリンなどが用いられる．生命が脅かされる危険性があるものに対しては，中等量～大量のステロイド薬投与が行われる．

1　膠原病 / シェーグレン症候群

シェーグレン症候群の症状

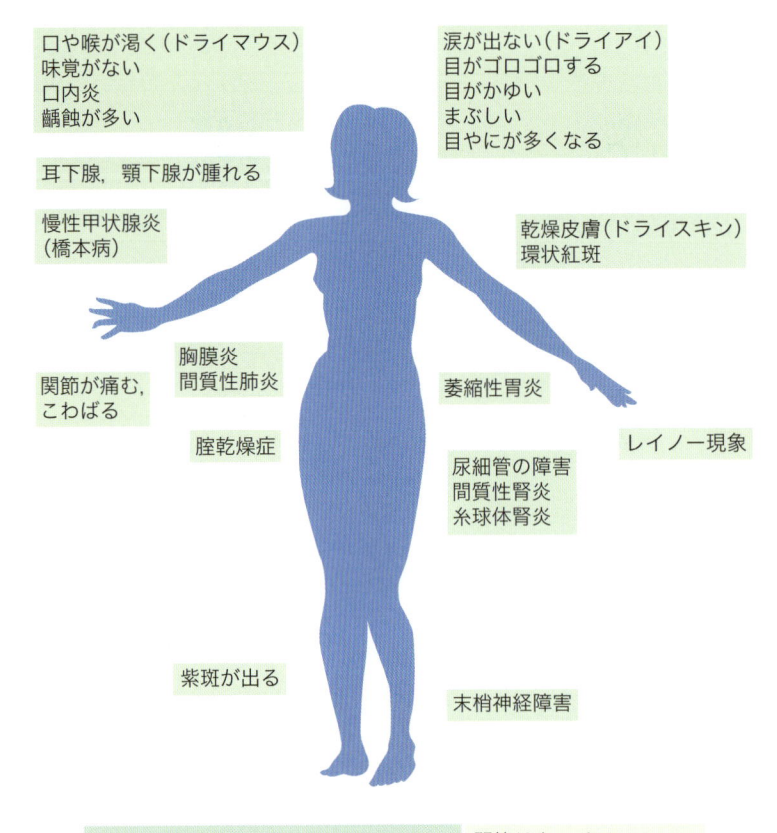

口や喉が渇く（ドライマウス）
味覚がない
口内炎
齲蝕が多い

耳下腺，顎下腺が腫れる

慢性甲状腺炎（橋本病）

涙が出ない（ドライアイ）
目がゴロゴロする
目がかゆい
まぶしい
目やにが多くなる

乾燥皮膚（ドライスキン）
環状紅斑

関節が痛む，こわばる

胸膜炎
間質性肺炎

萎縮性胃炎

腟乾燥症

尿細管の障害
間質性腎炎
糸球体腎炎

レイノー現象

紫斑が出る

末梢神経障害

続発性（2次性）シェーグレン症候群（シェーグレン症候群を合併する膠原病）
- 関節リウマチ
- 全身性エリテマトーデス
- 強皮症
- 多発性筋炎・皮膚筋炎
- 血管炎
- 混合性結合組織病
- 慢性甲状腺炎

基礎分泌と反射性分泌

涙の分泌には，常時目を潤ませるための基礎分泌と，感情に伴った涙や，異物や刺激を感じて涙が出る反射性分泌の2種類がある．

シェーグレン症候群ではないドライアイでは，基礎分泌が減っていても反射性分泌は正常である．

一方，シェーグレン症候群では，基礎分泌と反射性分泌の両分泌が障害されており，悲しいときや痛いときでも涙が出ず，角結膜上皮は乾燥と炎症によってび漫性に障害され，視力が低下する．

シェーグレン症候群患者の25～40％に慢性甲状腺炎（橋本病），約30％に寒冷時のレイノー現象が認められる．

末梢神経障害

三叉神経，眼神経，下肢神経障害などが現れる．

シェーグレン症候群

シェーグレン症候群は，涙腺や唾液腺を標的とする慢性炎症による外分泌腺障害を起こし，全身性の臓器病変を伴う全身性自己免疫疾患である．女性に多く，関節リウマチをはじめ，多くの膠原病に合併しやすい．

涙の分泌減少（ドライアイ）：シェーグレン症候群の最も重要な症状である．

口内乾燥（ドライマウス）：唾液腺からの唾液分泌が減少する．分泌量が低下すると，会話や嚥下が困難になり，口腔カンジダ症や齲蝕，歯周病を発症する．

関節痛，関節炎：関節の変形を起こすことはほとんどないが，関節リウマチなどの膠原病に合併することがある（続発性シェーグレン症候群）．

腟乾燥症：性交時の痛みや，腟炎の原因となる．

気道の乾燥：気道の粘液腺の分泌障害によって，約10％に間質性肺炎がみられる．

皮膚症状：乾燥皮膚（ドライスキン），環状紅斑，血管炎，紫斑病などが現れる．

治　療

乾燥症状を軽快させることと，疾患の活動性を抑えて進展を防ぐことを目的に行われる．目の角膜を保護するための人工涙液の点眼，人工唾液の口腔内噴霧，少量のステロイド軟膏の使用などが行われる．

1 膠原病 / 診療上の留意点

　膠原病は，全身の関節，血管，皮膚，筋肉などの結合組織の変性をきたす慢性の自己免疫疾患である．膠原病の治療には，ステロイド薬や免疫抑制剤が用いられる．易感染，高血圧，糖尿病，骨粗鬆症などの副作用に対する管理が重要である．

膠原病の種類と症状，投薬内容について確認する

　膠原病に含まれる疾患は多く，共通する全身の症状とともに，障害を受ける臓器，器官によって多彩な症状を呈する．また，さまざまな障害に対する治療薬のおもな作用を理解するとともに，副作用による循環器系，内分泌系，消化器系などへの影響を知ることが必要である．

多臓器にわたる障害があるときは，主治医から機能障害の状態について情報提供を得る

　膠原病患者に対するストレスは，病状を悪化させる．症状を悪化させないためには，症状が落ち着いているときに治療を行うことが重要である．侵襲の大きい治療を行う場合には，さまざまな臓器，器官の機能障害についての情報は，患者の予備力を知り，合併症の発現を予測するために重要である．

ステロイド薬の投与量，投与期間を確認する

　多くの膠原病患者はステロイド薬を投与されている．投与量は，病状に応じて維持量から大量投与までさまざまである．ステロイド薬の長期投与は，副腎機能に大きな影響を与えるとともに，易感染，高血圧，糖尿病，骨粗鬆症，骨壊死など，さまざまな副作用を引き起こす．副腎機能の低下している患者への侵襲の大きな手術の前には，ステロイド薬の補充（ステロイドカバー）を行う必要がある．

　またステロイド薬，免疫抑制剤の投与は易感染を引き起こすことから，抗菌薬による十分な感染対策を必要とする．

循環器，呼吸器に障害があるときは，循環，呼吸のモニタリング下に治療を行う

　膠原病患者は，全身の血管病変によって高血圧や間質性肺炎，肺高血圧症など，循環・呼吸器障害をきたすことがある．血圧測定，パルスオキシメーターによる経皮的酸素飽和度（SpO_2）の測定は，患者の循環・呼吸機能を評価するために重要である．

ビスホスホネート系薬物を使用している患者への観血的歯科処置は，主治医と協議したうえで行う

　骨粗鬆症に対してビスホスホネート系薬物を投与されている患者への抜歯などの観血的処置後に，難治性の骨壊死（ビスホスホネート系薬物関連顎骨壊死：BRONJ）が現れることが知られている．観血的処置を予定している膠原病患者に骨粗鬆症がないか，ビスホスホネート系薬物が投与されていないかを事前に確認し，歯科処置の時期などについて主治医に相談する．

参考文献
1) 足立　満，笠間　毅 編：アレルギー・リウマチ膠原病診療最新ガイドライン，総合医学社，2012
2) 厚生省特定疾患自己免疫疾患調査研究班：シェーグレン症候群治療指針マニュアル，1996
3) 厚生省特定疾患自己免疫疾患調査研究班：全身性エリテマトーデス（SLE）の病態別治療指針，1991
4) リウマチ情報センター：治療ガイドライン
5) 日本リウマチ財団：診断のマニュアルとEBMに基づく治療ガイドライン，2004

2 免疫不全

免疫系

```
血液 ─┬─ 白血球 ─┬─ 顆粒球 ─┬─ 好中球
     │         │         ├─ 好塩基球
     │         │         └─ 好酸球
     │         ├─ リンパ球 ─┬─ T細胞
     │         │          ├─ B細胞
     │         │          └─ NK細胞
     │         └─ マクロファージ
     └─ 補体
```

感作T細胞
 ヘルパーT細胞
 キラーT細胞
 サプレッサーT細胞

免疫不全症

原発性 （先天性，1次性） 免疫不全症	遺伝性	女児より男児に多い．
続発性 （後天性，2次性） 免疫不全症	長期間の重症疾患	癌，血液疾患（再生不良性貧血，白血病，骨髄線維症など），腎不全，糖尿病，肝疾患，脾疾患など
	感染	ヒト免疫不全ウイルス（HIV）感染（後天性免疫不全症候群）
	薬物など	ステロイド薬，免疫抑制剤，化学療法，放射線療法

自然免疫（非特異的免疫）
　ウイルス，細菌など，どのような病原体も，体内に侵入すると，好中球やマクロファージによって貪食される．

獲得免疫（特異的免疫）
　病原体を構成するタンパク質の一部を，特定の異物として認識し，強力に排除しようとする応答．感染症にかかったあとや，ワクチンによって感染症への抵抗性を獲得するのがこれである．

白血球の働き
　好中球：貪食作用
　好塩基球：Ⅰ型アレルギー反応
　好酸球：寄生虫の殺傷
　T細胞：未熟リンパ球が胸腺で分化したもの．
　ヘルパーT細胞：マクロファージを活性化し，炎症反応を起こす．
　キラーT細胞：異物を認識して破壊する．
　サプレッサーT細胞：免疫反応を抑制する．
　NK細胞：自然免疫に属し，非特異的な腫瘍細胞やウイルス感染細胞を傷害する．
　B細胞：免疫グロブリンの産生
　マクロファージ（単球）：貪食作用，抗原提示作用

補体
　抗体の機能を補助，補完する．

免疫系

　自己にとっての異物（細菌，ウイルス，癌細胞など）を認識して，攻撃，排除する機構を免疫という．免疫系には，T細胞を中心とする細胞性免疫と，B細胞でつくられる抗体（免疫グロブリン）による体液性（液性）免疫の2つがある．マクロファージは，外来異物を細胞内に取り込み，消化するとともに，その情報をリンパ球に伝えて，免疫応答を活性化する．

　細胞性免疫：T細胞による異物の処理をいう．①ヘルパーT細胞がキラーT細胞を活性化，②キラーT細胞は，感染細胞から抗原決定基の提示を受けて増殖，③キラーT細胞が感染細胞を攻撃する．NK細胞は，腫瘍細胞やウイルス感染細胞を破壊する．

　体液性免疫：体液性免疫の主体は抗体である．マクロファージなどの食細胞によって提示された抗原を，B細胞が認識して形質細胞に分化し，抗体を産生する．

免疫不全

　B細胞，T細胞，マクロファージなどの異常，補体の欠陥などのために，免疫機能になんらかの欠損がある状態をいう．その結果，免疫機能が正常であればかかることのない感染症や癌が発症する．

　遺伝的原因による免疫機構自体の障害によって起こる原発性免疫不全症と，ステロイド薬や免疫抑制剤の投与，感染症，悪性腫瘍などが原因となって生じる続発性免疫不全症とに大別される．

精神疾患

うつ病
統合失調症
不安障害
認知症
てんかん
アルコール・薬物依存症

1 うつ病

症状によるうつ病の分類

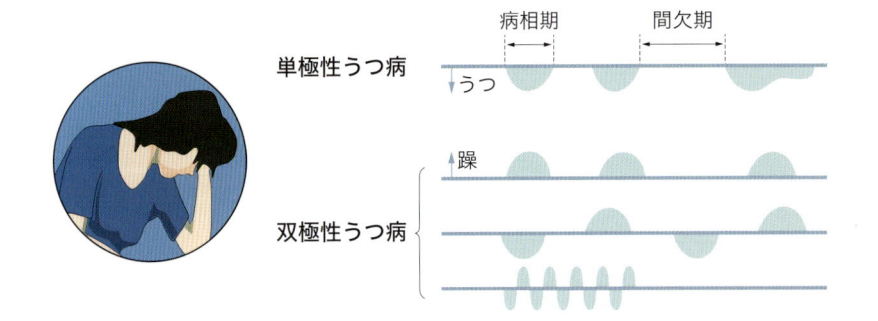

単極性うつ病
双極性うつ病

病相期　間欠期
うつ
躁

単極性うつ病
　うつ状態のみが、単独で一定期間繰り返される。

双極性うつ病（いわゆる躁うつ病）
　うつ状態と躁状態が、周期的に繰り返される。

大うつ病エピソード

1. その人自身の言明（例：悲しみまたは、空虚感を感じる）か、他者の観察（例：涙を流しているように見える）によって示される。ほとんど1日中、ほとんど毎日の抑うつ気分
   注：小児や青年では、いらだたしい気分もありうる。
2. ほとんど1日中、ほとんど毎日の、すべて、またはほとんどすべての活動における興味、喜びの著しい減退（その人の言明、または他者の観察によって示される）
3. 食事療法をしていないのに、著しい体重減少、あるいは体重増加（例：1か月で体重の5％以上の変化）、またはほとんど毎日の、食欲の減退または増加
   注：小児の場合、期待される体重増加がみられないことも考慮せよ。
4. ほとんど毎日の不眠または睡眠過多
5. ほとんど毎日の精神運動性の焦燥または制止（他者によって観察可能で、ただ単に落ち着きがないとか、のろくなったという主観的感覚でないもの）
6. ほとんど毎日の易疲労性、または気力の減退
7. ほとんど毎日の無価値観、または過剰であるか不適切な罪責感（妄想的であることもある。単に自分をとがめたり、病気になったことに対する罪の意識ではない）
8. 思考力や集中力の減退、または決断困難がほとんど毎日認められる（その人自身の言明による、または他者によって観察される）。
9. 死についての反復思考（死の恐怖だけではない）、特別な計画はないが反復的な自殺念慮、自殺企図、または自殺するためのはっきりとした計画

大うつ病
　一定の症状の特徴や重症度をもつもの。

気分変調障害
　大うつ病の診断基準をみたすほどではないが、病的なうつ状態が長期間持続するもの。

大うつ病エピソード
　左記症状のうち5つ（またはそれ以上）が同じ2週間のあいだに存在し、病前の機能からの変化を起こしている。これらの症状のうち少なくとも1つは、(1)抑うつ気分、または(2)興味または喜びの喪失である。
　注）明らかに、一般身体疾患、または気分に一致しない妄想、または幻覚による症状は含まない。
(American Psychiatric Association : Diagnostic and statistical manual of mental disorders 4th ed. Text Revision, 2000／厚生労働省：みんなのメンタルヘルス総合サイトより)

うつ病

　抑うつ状態が重症であるとき、うつ病という。うつ病には、大きく精神症状と身体症状の2つがある。
　精神症状：憂うつで寂しい、好きなこともやりたくない、死にたくなるなど思い悩む。
　身体症状：寝つきが悪く、早朝に目が覚める（早朝覚醒）などの睡眠障害、日中ずっと寝るなどの過眠症状、食欲不振、味覚を感じない、過食、強い倦怠感などの症状が現れる。落ち着きがなく歩き回る（焦燥感）など、精神運動機能の障害を示すことがある。

うつ病の原因

　外因性あるいは身体因性うつ病：脳疾患、糖尿病、更年期障害や、ステロイド薬などの薬物による。
　内因性うつ病：遺伝などの先天的要因が関係する。
　心因性あるいは性格環境因性うつ病：性格や環境が関係する心理的ストレス（いわゆるノイローゼ）や、精神的ショックに起因する。

治　療

　十分な休養と睡眠の確保が重要である。
　脳内のセロトニンやノルアドレナリンを増やす薬物を用いた、抗うつ薬療法が有効である。

2 統合失調症

統合失調症の症状

陽性症状（本来ないはずのものがある）	幻聴（幻声），幻視などの幻覚 妄想	思考の混乱 異常な行動
陰性症状（本来あるはずのものがない）	感情，意欲の減退 社会的引きこもり	集中力の低下 無関心
認知障害（見る，覚える，学ぶ，考える，決めるなどの知的な機能の障害）	意識散漫 作業スピードの低下	融通がきかない 記憶力の低下

統合失調症の経過

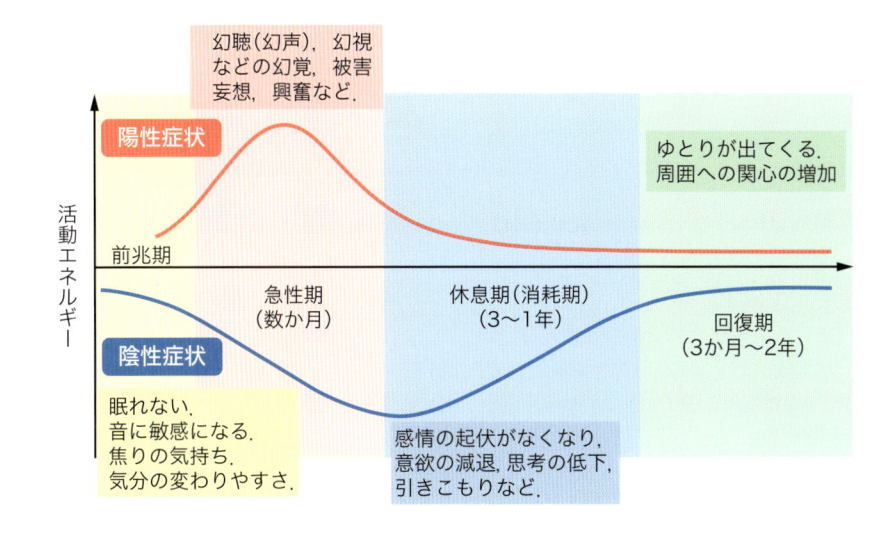

陽性症状：幻聴（幻声），幻視などの幻覚，被害妄想，興奮など

急性期（数か月）／休息期（消耗期）（3か月〜1年）／回復期（3か月〜2年）

前兆期 → 急性期では陽性症状がピーク、休息期にゆとりが出てくる．周囲への関心の増加

陰性症状：
- 急性期前：眠れない，音に敏感になる，焦りの気持ち，気分の変わりやすさ．
- 休息期：感情の起伏がなくなり，意欲の減退，思考の低下，引きこもりなど．

統合失調症

これまで精神分裂病という病名が用いられてきたが，「理性が崩壊する病気」と誤って解釈されることが多かったため，2002年，「統合失調症」に変更された．

陽性症状

中脳辺縁系とよばれるドパミン神経の活動が過剰になることと関係している．

陰性症状

中脳皮質系でのドパミン神経の活動が低下するために起こる．

統合失調症

統合失調症 schizophrenia とは，思考や感情などの精神機能のネットワークがうまく働かなくなった状態，すなわち脳内の統合する機能が失調している状態をいう．統合失調症には，遺伝（素因）と環境が関係しており，遺伝の影響が約 2/3，環境の影響が約 1/3 とされる．統合失調症の 70〜80％が思春期から 30 歳までに発症し，男性に多い．

統合失調症では，脳のある部位ではドパミンが過活動となり，別の部位では活動性が低下する状態になっている．このため幻覚や妄想などの陽性症状と，意欲や感情が乏しくなる陰性症状が，同時並行で起こっている．

症　状

陽性症状，陰性症状，認知障害の3種類がある．しかし統合失調症でみられる症状は多彩で，すべての症状が出るとはかぎらない．

急性期，休息期（消耗期），回復期の順に経過するが，休息期には，わずかな刺激により再発しやすい．

治　療

急性期の陽性症状は，神経伝達物質（ドパミン）に作用することで，脳内のバランスを修正する抗精神病薬（メジャートランキライザー）によく反応する．ドパミンだけでなく，セロトニンという神経伝達物質にも作用する非定型抗精神病薬も用いられる．

3 不安障害

不安障害と下位分類（アメリカ精神医学会のDSM-Ⅳ分類）

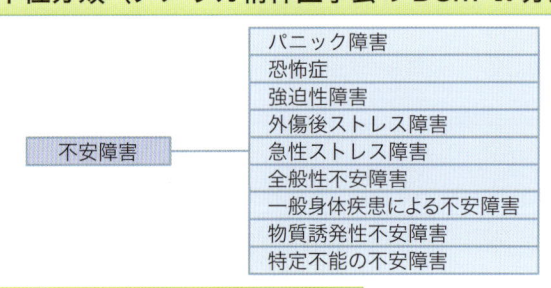

不安障害
- パニック障害
- 恐怖症
- 強迫性障害
- 外傷後ストレス障害
- 急性ストレス障害
- 全般性不安障害
- 一般身体疾患による不安障害
- 物質誘発性不安障害
- 特定不能の不安障害

全般性不安障害の診断基準（DSM-Ⅳ）

A．（仕事や学業などの）多数の出来事や活動についての過剰な不安と心配（予期憂慮）が，少なくとも6か月間，起こる日のほうが起こらない日より多い．
B．心配をコントロールすることがむずかしいと感じている．
C．不安と心配は，下記の6つの症状のうち3つ（またはそれ以上）を伴う（過去6か月間，少なくとも数個の症状が，ある日のほうがない日より多い）．
　（子どもでは1項目だけが必要）
　1．そわそわと落ち着かない，緊張する，イライラする．
　2．疲労しやすい．
　3．集中できない，心が空白になる．
　4．過敏に反応する．
　5．筋肉が緊張する．
　6．睡眠障害
　　　（入眠または睡眠をつづけられない，または落ち着かず熟睡感がない）
D．不安と心配の対象が，ほかの障害（パニック障害，社会恐怖，強迫性障害，分離不安障害，神経性無食症，身体化障害，心気症など）の特徴にかぎらず，多様である．
E．不安，心配，または身体症状が，臨床的に明らかな苦痛，または社会的，職業的ほか，重要な領域での障害を引き起こしている．
F．障害は，乱用薬物や投薬などの物質，または甲状腺機能亢進症などの疾患による直接的な生理学的作用によるものではなく，また気分障害，精神病性障害，または広汎性発達障害の期間中にのみ起こるものではない．

(American Psychiatric Association : Diagnostic and statistical manual of mental disorders 4th ed. Text Revision, 2000 より訳, 一部改変)

不安障害
以前は神経症（ノイローゼ）とよばれ，フロイトは，神経そのものには器質的病変がないのに，心理的原因によって起こるさまざまな症状の意味で用いた．
フロイトの時代には，心身症のような身体症状も神経症に含まれていたが，現在では，神経症は心因による精神症状であり，心身症は心理社会的因子による身体症状であると区別されている．精神医学では，神経症は不安による精神的な障害であることから，心因性であることを強調するために，「不安障害」という名称が用いられている．

強迫性障害
「わかっちゃいるけどやめられない症候群」といわれる．

不安障害

不安とは，自己が対処できない脅威やストレスに対して発生する感情で，正常な反応である．正常な不安は，危機に備え危険を回避するための大切な機能である．しかし危険ではないものにまで不安が生じる，誰もが感じる程度をはるかに超える不安を感じるなど，不安感が症状の中心となる病気を，不安障害という．

パニック障害：突然，原因やきっかけもなしに，10分くらいから，長くても1時間以内に治まるパニック発作といわれる，激しい動悸や発汗，頻脈，ふるえ，息苦しさ，胸部の不快感，めまいなどの症状と，死ぬのではないかという強い不安に襲われる．

恐怖症性不安障害：恐怖の対象が，それほど危険ではないことを自覚しているが，無意識のうちに特定の事物や状況に恐怖感を覚え，強い不安や苦痛を感じ，それをさけようとする．

全般性不安障害：特定の状況が限定されない不安や心配が長くつづいて，心身の調子が悪くなり，日常生活に支障をきたす．以前は不安神経症といわれた．

強迫性障害（強迫神経症）：強迫観念や強迫行為があり，それに強い不安や苦痛を感じ，これにとらわれるため日常生活や社会生活が障害された状態をいう．

外傷後ストレス障害（PTSD），急性ストレス障害：生命の危険を伴うか，それに匹敵する強い恐怖をもたらす出来事のあとに起こる心的外傷（トラウマ）による，ストレス障害，あるいは情緒障害をいう．

4 認知症

認知症の原因

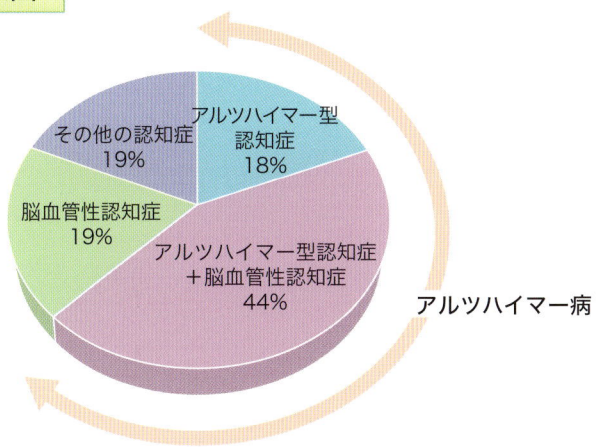

アルツハイマー型認知症 18%
その他の認知症 19%
脳血管性認知症 19%
アルツハイマー型認知症＋脳血管性認知症 44%

アルツハイマー病

(Meguro K, et al: *Arch Neurol*, 59:1109-14, 2002より)

認知症の経過

加齢によるもの忘れ
少し前のことを忘れる
第1期

アルツハイマー型認知症

健忘期
健忘症状
道に迷う（空間的見当識障害）
多動，徘徊など

第2期

混乱期
高度の知的障害
話の内容を理解できない（失語）
見えているのに見えていると認識できない（失認）
方法はわかるのにできない（失行）

臥床期
寝たきり，しばしば失禁
拒食・過食，反復運動，痙攣
言葉が失われる
生活全般において介護が必要

第3期

重症度／経過

認知症
従来，「痴呆」として扱われていた．2004年，「痴呆」に代わる用語として「認知症」が用いられるようになった．

認知症の原因
アルツハイマー病，レビー小体病，パーキンソン病，ハンチントン病などの変性疾患，クロイツフェルト・ヤコブ病，HIVウイルス感染などの感染症，脳梗塞，脳出血，脳動脈硬化などの脳血管障害などがある．
脳血管性認知症の原因の多くは，ラクナ梗塞である．

認知症と加齢によるもの忘れの違い

加齢によるもの	認知症によるもの
病的な状態ではない．	病的な状態
行為や出来事の一部を忘れる．	行為や出来事そのものを忘れる．
思い出すのに時間がかかる．	新しいことがまったく覚えられない．
自分が忘れやすくなったと自覚している．	自分が忘れていることに気づかない．
忘れたことを「忘れていた」と認められる．	つくり話でつじつまを合わせようとする．
時間や場所がわかる．	時間や場所がわからなくなっている．
日常生活に支障をきたすほどではない．	日常生活に支障がある．
悪化のスピードはゆるやか．	悪化のスピードが速い．

(大友英一：認知症にならない，進ませない，講談社，p.12-13, 2009より改変)

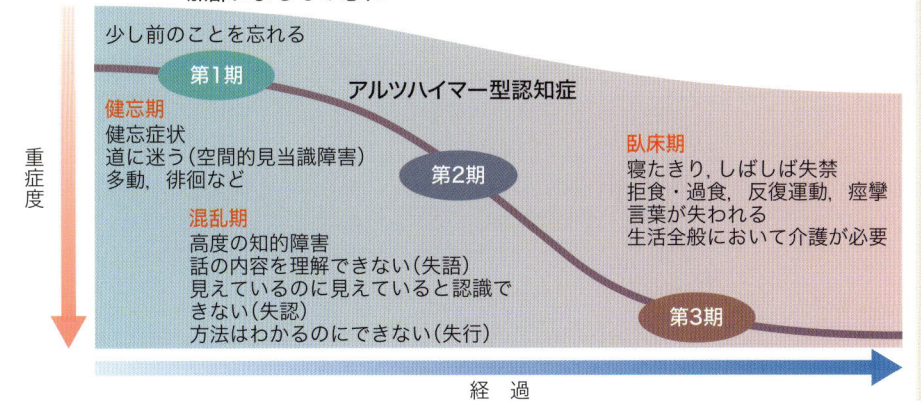

認知症

認知症とは，正常に発達した認知機能が，後天的な脳の器質的障害によって低下し，日常生活や社会生活が困難になった状態をいう．

アルツハイマー病

認知症の50%，老年期の認知症の約80%を占める．老人斑（βアミロイドタンパク）とよばれる異常タンパク質の沈着と，神経細胞脱落による大脳皮質の広範な萎縮が進行することで痴呆を示す．アルツハイマー病は，脳の老化に関係し，年をとれば誰でも発症する可能性があるが，遺伝子が関与する家族性にみられるアルツハイマー病も存在する．

症状

中核症状：脳の細胞が壊れることで，記憶障害，見当識障害，理解・判断力の低下，実行機能の低下など現実を正しく認識できなくなること．

周辺症状：環境や人間関係，性格などが関与して，周囲の人とのかかわりのなかで起こる幻覚，妄想，暴力，徘徊，夜間せん妄，失禁，異食，抑うつ状態など．

治療

アルツハイマー病に対する根本的治療薬はみつかっていない．現在使用されているアルツハイマー病の治療薬には，コリンエステラーゼ阻害薬とNMDA受容体拮抗薬とがある．

精神疾患

5 てんかん

脳機能の局在

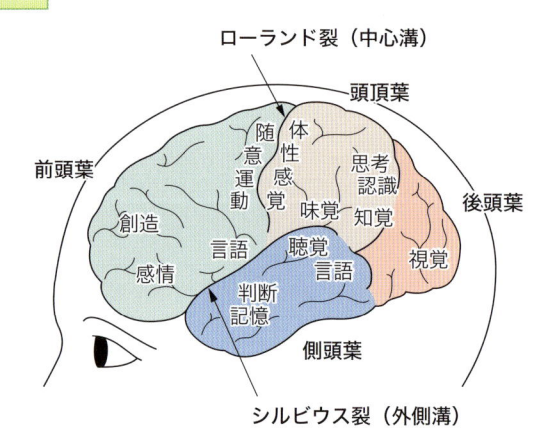

（図：大脳の外側面。前頭葉，頭頂葉，後頭葉，側頭葉，ローランド裂（中心溝），シルビウス裂（外側溝）。領域：随意運動，体性感覚，思考認識，知覚，視覚，聴覚，言語，味覚，言語，判断・記憶，創造，感情）

てんかんおよびてんかん症候群の国際分類（ILAE：1989）と頻度

1. 局在関連性（焦点性，局所性，部分性）てんかんおよびてんかん症候群
   - 1.1 特発性（年齢関連性に発症する）…………………………… 0.4%
   - 1.2 症候性 ………………………………………………………… 49.5%
   - 1.3 潜因性（症候性であるが病因不明のもの）………………… 0.4%
2. 全般てんかんおよびてんかん症候群
   - 2.1 特発性（年齢関係性に発症する）…………………………… 25.2%
   - 2.2 潜因性あるいは症候性 ……………………………………… 6.2%
   - 2.3 症候性 ………………………………………………………… 10.3%
3. 焦点性か全般性か決定できないてんかん，およびてんかん症候群 …… 7.6%
4. 特殊症候群
   - 4.1 状況関連性発作（機会発作）
     - ・熱性痙攣
     - ・孤発性発作あるいは孤発性てんかん重積
     - ・アルコール，薬物，子癇などの急性代謝性あるいは中毒性障害のある場合にのみみられる発作

※各分類の頻度は，厚生省精神・神経疾患委託研究，難治てんかんの病態と治療に関する研究，平成3年度研究報告書から引用
（日本神経学会：てんかん治療ガイドライン2002より）

全般発作の種類

強直発作：突然意識を失い，全身を硬直させて激しく倒れる．

間代発作：膝などを折り曲げる格好をとり，一定のリズムでガクガクと全身が痙攣する．

強直間代発作（大発作）：15～30秒間の強直発作と，30～90秒間の間代発作を起こし，眠りに移行することがある．

欠神発作：話をしたり，何かをしているときに，突然意識がなくなって話が途切れたり，動作が止まる．

ミオクロニー発作：自覚することが少なく，瞬間的に筋肉の一部が強く収縮することで，ほぼ対称性に手が一瞬もち上がったり，体全体が後屈して，よろめいたり，倒れたり，手に持っているものを落とすことがある．

脱力発作：発作の持続時間は数秒以内と短いが，全身の筋肉の緊張が低下・消失するため，くずれるように倒れる．

攣縮発作（てんかん性スパズム）：うなずくように頭を前屈し，同時に，体全体を折り曲げ，肩をすくめ，手足を屈曲，または伸展させる点頭発作を，数秒から十数秒の間隔をおいて何度も繰り返す．

ウエスト症候群：数秒間隔で何回か繰り返す，両腕を上げると同時に頭部を前屈する強直発作（点頭てんかん）が，1日数回〜数十回生じる．

レノックス・ガストー（レノックス）症候群：強直発作のほか，欠神発作やミオクロニー発作，脱力発作など，多様な発作のタイプを示す．

てんかん

大脳の神経細胞の細胞体が存在している灰白質の一部，もしくは全体が過剰に興奮（過剰放電）して起こるのが，てんかん発作である．症状は，過剰放電が起こる部位によって異なる．特徴的なてんかん発作以外にも，意識や運動機能の低下など，多種多様な症状を伴う．

全般てんかん：脳の両側にまたがる広範な領域に過剰な興奮が起こる全般発作では，一般に，発作のはじまりから「意識消失」を伴い，左右対称に痙攣が起こる．

局在関連性てんかん：大脳の限局した部位での過剰な興奮による部分発作（焦点発作）では，その部位の働きに一致して，身体の一部の痙攣，恐怖感，奇妙な臭いや味，幻視，幻聴，感覚の異常，以前にも体験したことがあるように感じる（デジャブー）などの症状が出現する．

治療

ベンゾジアゼピン系薬物，バルプロ酸，フェニトイン，カルバマゼピン，フェノバルビタールなどの抗てんかん薬による薬物療法が基本である．

薬物だけでてんかん発作を抑制できない難治性てんかんに対しては，てんかん原性焦点を切除する手術，脳梁離断術，半球離断術などの外科手術が考慮される．

6 アルコール・薬物依存症

薬物の依存性と，おもな作用の特徴

薬物のタイプ	中枢作用	精神依存	身体依存	耐性	乱用時のおもな症状
アルコール（酒，ビール）	抑制	++	+++	++	振戦，せん妄，痙攣酩酊，運動失調
アンフェタミン類（メタンフェタミンなど）	興奮	+++	－	++	瞳孔散大，血圧上昇，興奮，不眠，食欲低下
バルビツレート（バルビツール酸誘導体，ベンゾジアゼピン誘導体）	抑制	++	+++	++	振戦，せん妄，痙攣
大麻（マリファナなど）	抑制	+	±	－	眼球充血，感覚変容，情動の変化
コカイン	興奮	+++	－	－	瞳孔散大，血圧上昇，興奮，不眠，食欲低下
幻覚発現薬（LSD-25，メスカリンなど）	興奮	+++	－	++	幻覚，多幸症，不安発作，運動失調，構音障害
オピオイド（モルヒネ，ヘロインなど）	抑制	+++	+++	+++	鎮痛縮瞳，便秘，呼吸抑制，血圧低下
有機溶剤（トルエン，シンナーなど）	抑制	+	±	?	酩酊，運動失調
ニコチン（たばこ）	興奮，抑制	++	±	++	発揚，食欲低下

アルコール依存症の ICD-10 診断ガイドライン

過去1年間に，次の項目のうち3項目以上が同時に1か月以上つづいたか，または繰り返し出現した場合
1. 飲酒したいという強い欲望，あるいは強迫感
2. 飲酒の開始，終了，あるいは飲酒量に関して行動をコントロールすることが困難
3. 禁酒，あるいは減酒したときの離脱症状
4. 耐性の証拠
5. 飲酒に代わる楽しみや興味を無視し，飲酒せざるを得ない時間や，その効果からの回復に要する時間が延長
6. 明らかに有害な結果が起きているにもかかわらず飲酒

薬物乱用
社会規範から逸脱した目的や方法で，薬物をみずから使用すること．未成年者の飲酒，喫煙は法により禁じられているため，1回の飲酒や喫煙でも乱用である．

精神依存
依存性薬物を連用することで，薬物に対する渇望，欲求が生じる状態．薬物がないと探し回ったり，わざわざ買いに出かけるなど，行動に変化が現れる．

身体依存
薬物の摂取をやめると，離脱症状とよばれる痙攣発作や流涎，発汗，悪寒などの自律神経症状が起こる．薬物を摂取した状態が普通の状態であると身体がみなし，薬物が体内にあるとき，身体は正常に機能するが，薬物が切れると離脱症状が現れる．

耐性
最初は著明な効果があった薬物が，薬物の反復投与により，同じ効果を得るために使用量を増加しなくてはならなくなる現象

薬物中毒
急性中毒：乱用による薬物の直接的薬理作用
慢性中毒：薬物依存が存在し，さらに乱用を繰り返した結果，原因薬物の使用を中止しても，症状は消えず，ときに進行性に悪化する．

薬物依存症

薬物依存症とは，自分の意志で薬物の使用をコントロールできなくなる進行性の病気である．日常的に用いられるニコチン，アルコール，カフェインなどへの過剰な依存も薬物依存症として扱われる．

薬物依存では，中脳の脳内報酬系とよばれる神経系に共通して異常が起こる．依存性のある薬物は，脳機能を活発化させ，快感をつくり出し，意欲的な活動をつくり出す神経伝達物質であるドパミンを増加させるため，精神依存をつくると考えられている．

薬物依存症に対する薬物療法はない．薬をやめつづけることが重要であり，薬物依存症からの回復プログラムへの参加が必要である．

アルコール依存症

アルコール依存症は，薬物依存症の1つである．アルコールはタバコと異なり，健康問題に加えて，社会問題も大きな比重を占めるのが特徴である．

アルコール依存症は，「大切にしていた家族，仕事，趣味などより飲酒をはるかに優先させる状態」で，飲酒のコントロールができない，離脱症状がみられる，健康問題などの原因が飲酒とわかっていながら断酒ができない，などの症状が認められる．

厚生労働省は，「健康日本21」のなかで，「節度ある適度な飲酒とは1日平均純アルコールで約20g程度の飲酒」であり，「多量飲酒とは1日平均純アルコールで約60gを超える飲酒」と明確に定義している．

精神疾患 / 診療上の留意点

精神疾患に対する治療を受けている患者の治療では，症状と内服薬，治療内容を確認する

精神・身体症状を悪化させないためには，症状の安定しているときに治療を行うことが重要である．また抗うつ薬が血管収縮薬の効果を増強させるなどの相互作用を引き起こすことがある．

精神科，心療内科，神経科などで治療を受けている患者に治療を行うときは，疾患名とともに，ふだんどのような状況であるか，内服している薬物の種類，また，これまでどのような治療を受けてきたかを確認する．

患者とのコミュニケーションが困難なときは，家族に，日常での生活について確認する

進行した精神疾患患者では，患者から十分な情報を得るのがむずかしいことがある．このようなときは，日常生活をともにしている家族から，日ごろの様子や，精神疾患の治療についての情報を得る．

歯科治療恐怖症の症状が強いときは，侵襲の少ない治療から愛護的に行う

多くの恐怖症性不安障害には，馴化によって不安を徐々に緩和させる暴露療法が有効であり，歯科治療恐怖症の原因となった過去の経験を十分に理解しながら，侵襲の少ない治療から徐々に進めることで，恐怖を緩和させることができる．

吸入鎮静法，静脈内鎮静法を併用して歯科治療を行う

精神鎮静法は，ほとんどの精神疾患患者の治療で有用である．とくに静脈内鎮静法は，患者の不安を緩和するのに有効である．

てんかん患者が受診したときは，どのような症状が，いつごろから始まったのか，治療薬は何かについて十分に聴取し，発作時の対応について主治医から情報を得る

てんかんの発作時の対応について知ることは，円滑な治療を行うために重要である．発作中に意識のないタイプのてんかん患者では，家族などから聴取する必要がある．

患者の意識，応答，痙攣などに十分な注意を払う

てんかん患者への治療の内容に制限はない．治療中は，問診で得た発作の前兆がないか患者をよく観察し，発作が現れたときは，治療を中断して，患者の様子を注意深く観察する．

てんかん発作が生じたときは，十分に観察し，主治医に，対応についての指示を受ける

全身の痙攣を伴う発作が起きたときは，治療器具を患者から遠ざけ，転落などによってけがをしないように気を配る．また衣服の襟元やベルトをゆるめ，下顎挙上による気道の確保を行い，窒息や舌を噛むのを防止する．嘔吐に対してはバキュームで嘔吐物や唾液を吸引し，誤嚥しないように顔を横に向ける．発作中は，患者をゆすったり，叩いたり，大声をかけてはいけない．また発作が終わっても，意識が混濁しているあいだは観察をつづける．

参考文献

1) Meguro K, et al. Prevalence of dementia and dementing diseases in Japan：the Tajiri project, *Arch Neurol*, 59：1109-14, 2002
2) DSM-Ⅳ-TR 精神疾患の分類と診断の手引 新訂版, 医学書院, 2003
3) 国際アルツハイマー病協会：2009年世界アルツハイマーレポート概要版, 2009
4) 米国アルツハイマー病協会：アルツハイマー病を疑う10の症状（10 Early Signs and Symptoms of Alzheimer's）, 2009
5) 久保木富房, 不安抑うつ臨床研究会 編：強迫性障害―わかっちゃいるけどやめられない症候群, 日本評論社, 1999

神経・筋疾患

パーキンソン病
多発性硬化症
重症筋無力症
筋萎縮性側索硬化症（ALS）
筋ジストロフィー

神経・筋 / 基礎知識

体性運動神経系 / 錐体路と錐体外路

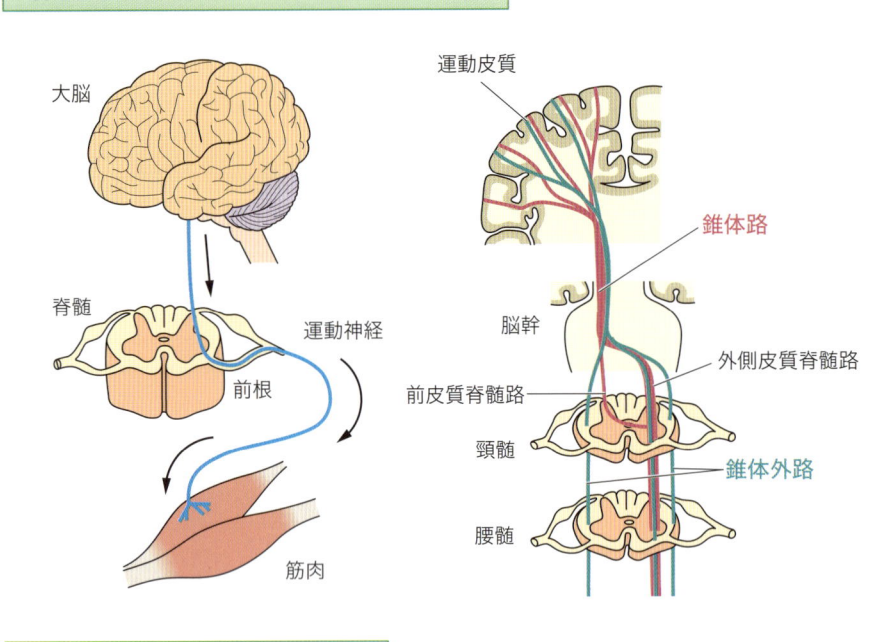

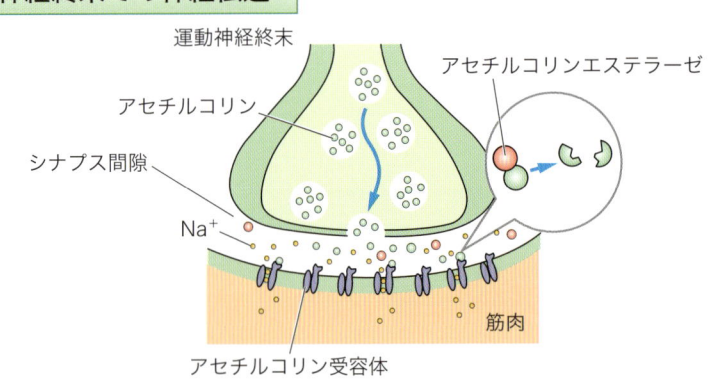

錐体路
運動神経は，皮質から脊髄を通って下行する．延髄で，腹側面に膨隆している錐体とよばれる部分を通るため，錐体路という．

延髄で 90％の線維が反対側へ移動（錐体交叉）して，側索を下行する（外側皮質脊髄路）．残りの 10％は，同側の前索を下行（前皮質脊髄路）して，脊髄で反対側の前索に移動する．

錐体外路
無意識のうちに筋肉の緊張を調節して，運動を円滑に行うための錐体路以外の経路

運動神経終末での神経伝達

運動神経終末からシナプス間隙に放出されたアセチルコリン（ACh）は，筋肉側の ACh 受容体を活性化して，Na^+ を細胞内に流入させる．AChは，ただちにアセチルコリンエステラーゼ（AChE）で分解され，ACh受容体は，再び不活性化される．

神経変性疾患

神経変性疾患とは，脳や脊髄にある認知機能に関係する神経細胞群や，運動機能に関係する神経細胞群などが，徐々に障害を受けて脱落する疾患である．脱落する細胞は病気によって異なり，それぞれに特有な認知障害，運動失調，ふるえ，筋力低下などの症状を示す．

代表的な神経変性疾患には，パーキンソン病，ハンチントン病，脊髄小脳変性症，筋萎縮性側索硬化症，アルツハイマー病などがある．

免疫性神経疾患

免疫性神経疾患とは，脳，末梢神経などを異物と誤認して抗体を産生する自己免疫が関与し，中枢神経系，末梢神経，神経筋接合部，筋肉の病気をさす．

代表的な免疫性神経疾患には，多発性硬化症，重症筋無力症，ギラン・バレー症候群などがある．

1 パーキンソン病

パーキンソン病の症状

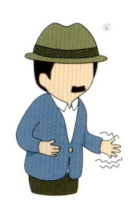

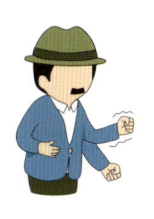

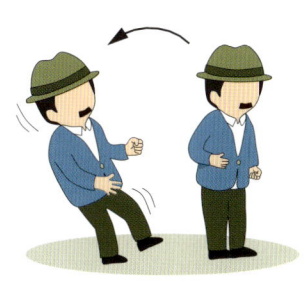

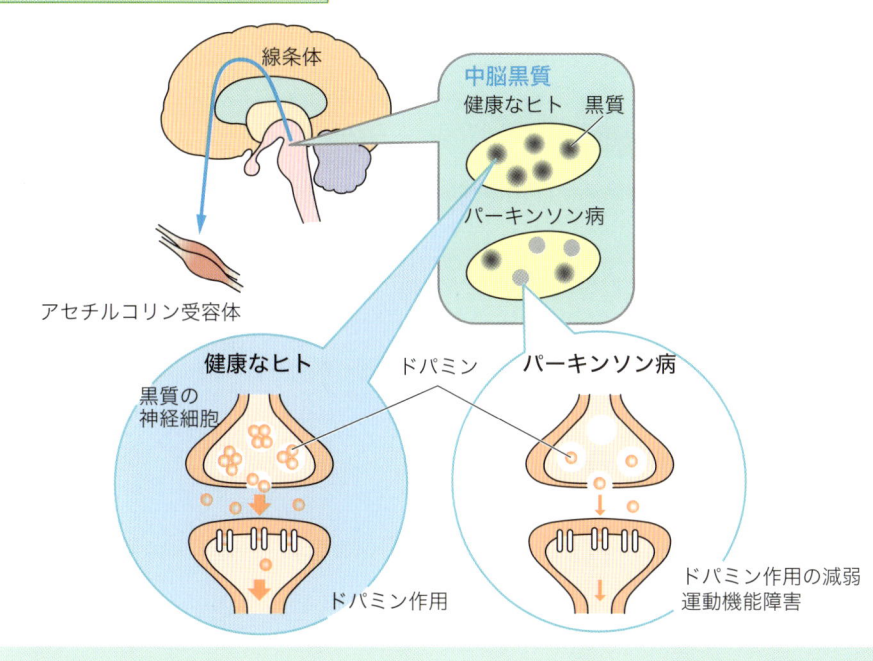

1. 手足がふるえる（安静時振戦）
2. 身体の動きが遅くなる（無動・寡動：動きが少ない）
3. 手足の筋肉がこわばる（固縮）
4. 倒れやすくなる（姿勢反射障害）

パーキンソン病の原因

線条体／中脳黒質／健康なヒト／黒質／パーキンソン病／アセチルコリン受容体／黒質の神経細胞／ドパミン／健康なヒト／パーキンソン病／ドパミン作用／ドパミン作用の減弱 運動機能障害

錐体路が障害されると、脳からの命令が筋肉に伝わらないため麻痺が生じ、錐体外路が障害されると、麻痺はなくても運動が円滑に行えなくなる．

初発症状は、振戦が最も多く、次が動作の緩慢である．動作緩慢は、動作が遅いだけでなく、動きそのものが少なくなる．筋固縮は頸部や四肢の筋にみられる．姿勢反射障害は、初期にはみられないが、ある程度進行すると、足がすぐに出ない、歩き出すと、小走りで止まらなくなる、バランスをくずして倒れることが多くなる．

黒質線条体系

線条体とは、尾状核と被殻黒質をいう．被殻は書字など訓練された巧緻に関与し、尾状核は認知に関与する．黒質の神経細胞でつくられたドパミンは、線条体で放出される．パーキンソン病は、線条体でドパミンが枯渇し、特有な諸症状が出現する．線条体や視床下核の神経細胞が脱落すると、異なるタイプの神経変性疾患であるハンチントン病が発症する．

ハンチントン病

大脳基底核や前頭葉が萎縮する遺伝性の神経変性疾患である．以前は、全身の進行性の不随意運動（舞踏様運動、ヒョレア）が特徴的であったため、ハンチントン舞踏病とよばれた．

パーキンソン病

パーキンソン病は、原因不明のふるえ、動作緩慢、小刻み歩行などを主症状とする神経変性疾患である．

中脳黒質のドパミン神経細胞が減少して、ドパミン不足と相対的なアセチルコリンの増加が起こり、機能がアンバランスになることが原因と考えられている．

症　状

パーキンソン病は、錐体外路症状を主徴とする．代表的な症状として、安静時のふるえ、動作緩慢、筋固縮、姿勢反射障害などがあげられる．

パーキンソン病では、運動機能障害とともに、精神症状や自律神経症状などが現れる．精神症状として、快感喪失、感情鈍麻、強い不安症状、幻視などの精神症候、認知障害を引き起こす．

治　療

薬物療法と手術療法が行われる．薬物治療では、原因である不足したドパミンを補い、症状を緩和する補充療法が行われる．したがって服薬中は症状が改善するが、服薬を中止すると、もとに戻る．

最も一般的に行われている外科療法は、頭部に電極を埋め込む深部脳刺激術である．

2 多発性硬化症

MRIによる時間的多発性と空間的多発性

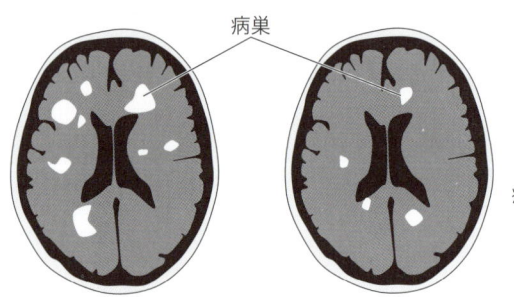

初回発作開始から3か月以降に，初回発作と異なる部位に病巣を検出する．

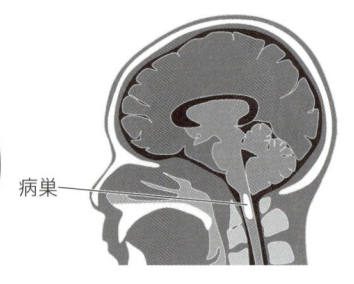

大脳，脳幹，小脳，脊髄や視神経などの中枢神経に脱髄病変が生じる．

脱髄

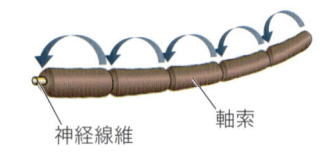

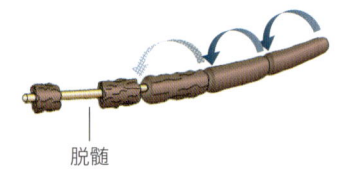

多発性硬化症の症状

障害された神経	症　状
視神経	視力の低下，視野が狭くなる．
球後視神経	目の奥の痛み．
脳　幹	物が二重に見える（複視），目が揺れる（眼振），顔の感覚や運動の麻痺，物が飲み込みにくい，しゃべりにくい．
小　脳	まっすぐ歩けない，手のふるえ．
大　脳	少々傷ついただけなら無症状が多い．
脊　髄	胸や腹の帯状のしびれ，ぴりぴりした痛み，手足のしびれや運動麻痺，尿失禁，排尿障害

時間的多発性
　症状の寛解や再発がある．

空間的多発性
　中枢神経内の2つ以上の病巣に由来する症状がある．

有髄神経線維
　神経線維の周囲が髄鞘で巻かれている．髄鞘のない神経線維を無髄神経線維という．無髄神経線維（C線維）は，冷温覚，内臓痛，自律神経などの細い神経で，これ以外の神経線維は有髄神経線維である．有髄神経線維の興奮伝導速度は，跳躍伝導のため，無髄神経線維に比べて100倍以上速い．

脱髄
　正常な有髄神経軸索から髄鞘が脱落すること．髄鞘の消失により神経伝導速度が遅くなり，さまざまな神経症状が引き起こされる．

脱髄疾患
　中枢神経疾患として多発性硬化症，急性散在性脳脊髄炎など，末梢神経疾患としてギラン・バレー症候群などがある．

多発性硬化症

　多発性硬化症は，大脳，脳幹，小脳，脊髄や視神経などの中枢神経に，神経線維を覆う髄鞘がおもに障害される脱髄病変が生じ，2つ以上の病巣が斑状（脱髄斑）に散在してでき（空間的多発），時間的にも次々と出たり消えたりして（時間的多発），多様な神経症状が再発と寛解を繰り返す疾患である．原因として，ウイルス感染を契機に，髄鞘を傷つける自己免疫反応が考えられている．
　破壊された髄鞘の再生が起こると，神経機能は再び回復し，症状は改善する．しかし脱髄を繰り返したり，軸索も障害されると，症状は改善されず，進行性に増悪する場合がある．

症　状

　病変部位によって，視力障害，しびれ感，運動麻痺，歩行障害などが急性に発症する．症状が強く現れる増悪期と，症状が和らぐ寛解期を繰り返す．また再発を繰り返すうちに，さまざまな症状が後遺症として残り，生活機能が失われ，知能が低下することもある．

治　療

　増悪期や再発時には，ステロイド薬を大量投与するパルス療法と，安静が必要である．再発の予防と長期予後を改善させる目的でインターフェロンβを投与する．

3 重症筋無力症

重症筋無力症の初期症状

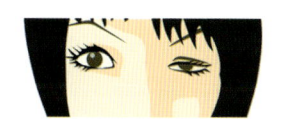

眼瞼下垂

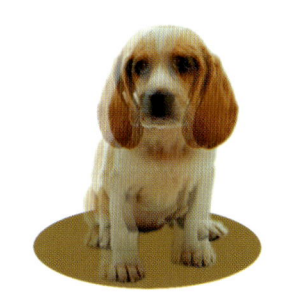

複視

重症筋無力症の原因

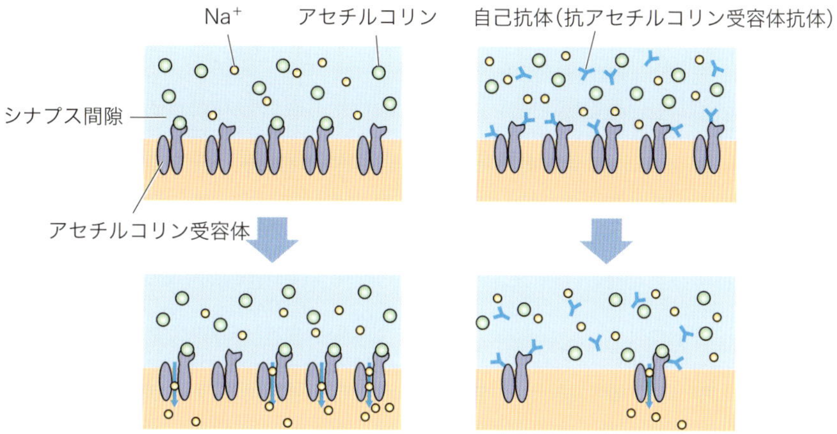

正常なヒト: Na⁺、アセチルコリン
重症筋無力症: 自己抗体（抗アセチルコリン受容体抗体）

シナプス間隙
アセチルコリン受容体

神経筋接合部（運動終板）に存在するアセチルコリン受容体にアセチルコリンが結合することで、受容体を通してNa⁺が流入して活動電位が生じる．

アセチルコリン受容体に対する抗体によって、受容体が破壊される．

複視
眼球運動を支配する外輪筋の筋力低下によって生じる．複視による、頭痛、めまい、気分の混乱などが現れる．

抗アセチルコリン受容体抗体をもつ患者の約70％に、胸腺の異常（胸腺腫、胸腺過形成）がみられ、発病の誘引として胸腺の関与が疑われている．

重症筋無力症のおもな禁忌薬物

分類	薬物	作用
ベンゾジアゼピン系薬物	ジアゼパム、クロチアゼパム、エチゾラム、アルプラゾラム、トリアゾラム、ゾピクロン、リルマザホン	筋弛緩作用、抗コリン作用
パーキンソン病治療薬	トリヘキシフェニジル、ビペリデン、プロフェナミン	抗コリン作用
排尿障害治療薬	トルテロジン、ソリフェナシン、イミダフェナシン、オキシブチニン、プロピベリン	抗コリン作用
抗菌薬	テリスロマイシン	症状悪化

重症筋無力症
神経筋接合部で、アセチルコリン受容体が自己抗体により攻撃され、神経からの刺激が筋肉に十分に伝わらなくなり、筋力が低下する自己免疫疾患である．

症状
著しい易疲労性が特徴で、朝は軽く、夕方に増悪するという日内変動を示す．眼症状（眼瞼下垂や眼球運動障害による複視）が初発症状となることが多い．四肢の筋力低下は近位筋に強く、歯磨きでの腕のだるさや、階段を昇るときの下肢のだるさを認める．軟口蓋、咽喉頭筋、舌筋の障害のために、嚥下障害や構音障害が現れる．重症では呼吸筋麻痺を起こす．

診断
コリンエステラーゼの活性を抑え、アセチルコリンの作用を増強させる短時間作用の抗コリンエステラーゼ薬によって改善することを調べるエドロホニウム試験、抗アセチルコリン受容体抗体値の測定、筋電図検査での運動神経連続刺激などによって行われる．

治療
抗コリンエステラーゼ薬やステロイド薬が投与される．また胸腺摘出術が行われる．

神経・筋疾患

4 筋萎縮性側索硬化症（ALS）

上位運動ニューロンと下位運動ニューロン

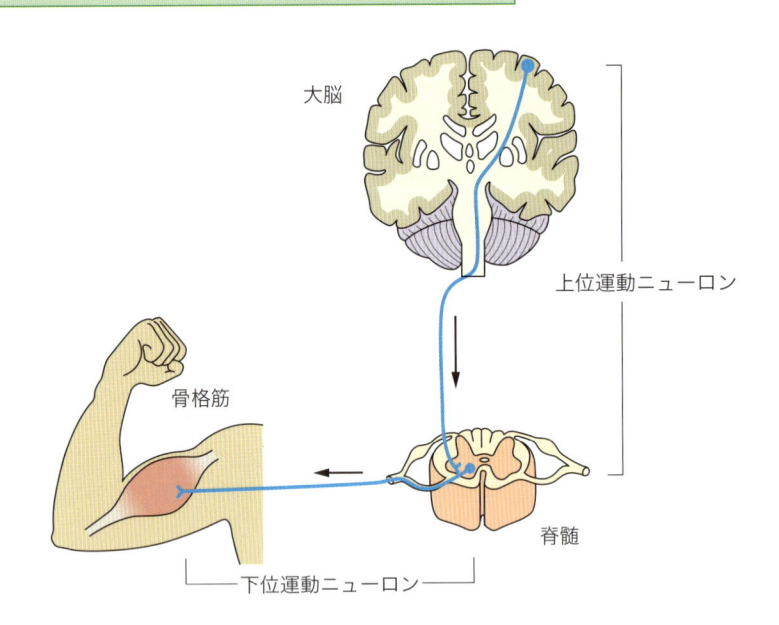

球症状	舌の麻痺・萎縮・線維束性収縮（筋のピクつき），構音障害，嚥下障害
上位運動ニューロン徴候	痙縮，腱反射亢進，病的反射
下位運動ニューロン徴候	線維束性収縮，筋萎縮，筋力低下

運動ニューロン病（MND）の分類

筋萎縮性側索硬化症（ALS）	上位と下位運動ニューロンの両方が障害される．
原発性側索硬化症（PLS）	上位運動ニューロンだけが障害される．
脊髄性進行性筋萎縮症（SPMA）	下位運動ニューロンの障害が脊髄運動神経細胞のみ．
進行性球麻痺（PBP）	下位運動ニューロンの障害が延髄の脳運動神経細胞のみ．

上位運動ニューロン
　大脳皮質運動野や脳幹にはじまり，運動情報を下位運動ニューロンに伝える経路

下位運動ニューロン
　脊髄または延髄から筋肉までの神経

球症状
　延髄（球ともいう）と橋にある脳神経の運動神経核の障害によって生じる嚥下障害や構音障害など．

線維束収縮
　肉眼ではわからない，筋線維束の小さな，速い，非律動的な収縮

痙縮
　筋緊張が亢進して，関節を他動的に速く動かすと抵抗が強くなり，ゆっくり動かすと抵抗が弱くなる状態．手足が動きにくかったり，勝手に動く．

腱反射亢進
　上位運動ニューロンの障害により，抑制性介在ニューロンへの刺激がなくなり，同じ刺激でも強く収縮する．代表例：膝蓋腱反射

病的反射
　上位運動ニューロンの障害により，下位運動ニューロンへの抑制が消失するために起こる反射をいう．

筋萎縮性側索硬化症

　脊髄，脳幹や大脳皮質の運動ニューロンのみが選択的に障害される病気を，運動ニューロン病といい，このなかで最も多いのが，筋萎縮性側索硬化症である．

　筋萎縮性側索硬化症は，筋肉そのものの病気ではなく，筋肉を動かす神経（運動ニューロン）だけが障害を受け，体の感覚や知能，視力や聴力，内臓機能などはすべて保たれるのが普通である．上位運動ニューロンの障害では，深部腱反射の亢進やバビンスキー反射（乳幼児にみられる原始反射で，発育に伴い消失する），異常反射などの錐体路徴候，下位運動ニューロンの障害では筋萎縮，筋力低下，線維束収縮などが認められる．

症　状

　患者の3/4は，手指の使いにくさや，肘から先の力が弱くなり，筋肉が痩せることではじまり，約1/4は，話しにくい，食べ物が飲み込みにくいという症状ではじまる．いずれの場合も，やがて呼吸筋を含めて全身の筋肉が痩せて力が入らなくなり，歩けなくなる．さらに進行すると，呼吸が困難になり，人工呼吸器をつけるのが一般的な経過である．

治　療

　対症療法が行われる．嚥下障害に対しては経管栄養を，呼吸筋麻痺に対しては鼻マスクや気管切開を行い，人工呼吸器で呼吸を補助する方法が用いられる．

5 筋ジストロフィー

登はん性起立（ガワーズ徴候）

登はん性起立（ガワーズ徴候）

健康なヒトでは，寝ている状態などから起き上がるとき，手で支えながら，腰と膝を曲げてしゃがむ姿勢をとってから立つ．

下肢近位部の筋力低下がある場合には，床の上に手と膝をついた四つ這い姿勢をとり，その姿勢から足を伸ばし，上体を支えながら，自分の足を手でよじ登るように，左右の手を交互に足首から下腿，膝まで上げて立ち上がる．

デュシェンヌ型筋ジストロフィーに特徴的な症状であるが，筋炎などの筋原性疾患でも認められる．

動揺性歩行

下肢の筋力低下が進むと，上体を左右に振って歩くようになる．

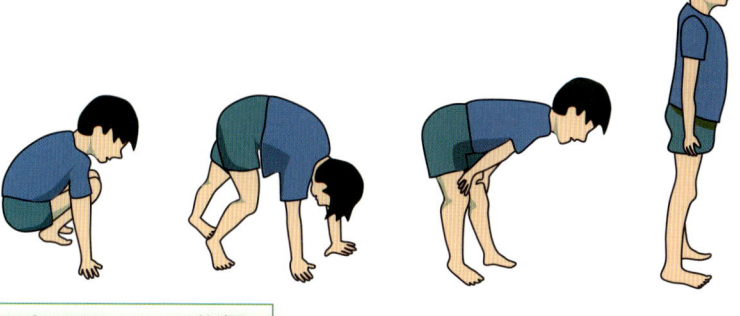

筋ジストロフィーの分類

病型	発症年齢	性別	症状
デュシェンヌ型	3～6歳	男性	動揺性歩行，階段昇降困難などが発症し，比較的速く症状が進行する． 登はん性起立（ガワーズ徴候）が現れ，自力で立ち上がることが困難になる． 10～12歳ころには，寝たきりとなり，心臓肥大，呼吸不全が生じ，20歳前後で肺炎，呼吸不全，心不全などで死亡するとされる．
ベッカー型	5～25歳	男性	発症時期が遅く，症状の進行も緩徐である． 一般に予後はよく，50歳以上まで自力歩行が可能な患者もいる．
筋緊張型（筋強直性）	4～5歳	男性	側頭筋，胸鎖乳突筋や四肢遠位優位の筋力低下や萎縮を示す． 筋強直症，前頭部が禿げ上がる，白内障，心伝導障害や心筋障害などが現れる． また糖尿病や認知症状，性格変化，傾眠などの性格異常などが高頻度にみられる．
先天型	0～8か月	男女とも	典型的には「floppy（だらりとした）」な状態を呈し，筋の緊張低下や関節拘縮を認める． 先天性筋ジストロフィーは，中枢神経症状を合併する福山型と，中枢神経症状のない非福山型の2つに大別される．
顔面肩甲上腕型	10～30歳	男女とも	顔面筋の障害による閉眼力低下，口輪筋障害による口笛が吹けないなどの症状が生じて，独特の顔貌（ミオパチー顔貌）を呈する． 肩や上腕の筋萎縮が高度なのに比べて，前腕部は比較的保たれる（ポパイの腕）．

筋原性疾患と神経原性疾患

筋線維，または線維束の容積が部分的に減少した状態を，筋萎縮という．筋萎縮が起こる原因には，筋肉そのものに原因があって筋肉が萎縮する筋原性疾患（ミオパチー）と，脳からの信号を筋肉に伝える脊髄神経や末梢神経が障害されて筋肉が萎縮する神経原性疾患（ニューロパチー）の2つがある．神経に原因がある疾患を，神経原性筋萎縮症，あるいは運動ニューロン疾患とよぶ．

筋原性疾患では筋ジストロフィーが，神経原性疾患では筋萎縮性側索硬化症が代表的疾患であり，いずれも極度の筋力低下を伴う重篤な難病である．

筋ジストロフィー

筋ジストロフィーは，筋線維の変性・壊死を主病変とし，進行性の筋力低下をみる遺伝性疾患である．筋ジストロフィー症とは，筋原性疾患のなかで，遺伝性で，骨格筋がジストロフィー変化を示し，進行性の筋力低下を示す疾患群をいう．筋ジストロフィーでは，筋力低下や筋萎縮が左右対称に生じ，皮膚の知覚がよく保たれる点で，神経原性の障害とは区別される．

筋ジストロフィー患者は，巨舌，高口蓋，歯列異常などの解剖学的問題，咀嚼障害，嚥下障害，言語障害などの機能的問題があり，口腔ケアが困難なことから，重症の歯科疾患に罹患していることが多い．

神経・筋疾患 / 診療上の留意点

中枢神経，末梢神経や筋肉の疾患には，パーキンソン病，多発性硬化症，重症筋無力症，筋ジストロフィーをはじめ，多くの難病が含まれる．これらの疾患の多くは，進行に伴って嚥下障害や運動障害，認知障害を生じるなど，日常生活動作（ADL）に著しく支障をきたし，治療においてもさまざまな困難を伴う．

手や足がふるえる，ろれつが回らないなどの症状のある患者が受診したときは，脳や脊髄，神経，筋肉の病気がないか確認する

手や足がふるえる，ろれつが回らないなどの症状は，脳梗塞やクモ膜下出血などが原因で現れるほかに，慢性の経過をたどるさまざまな中枢神経，末梢神経の病気や，筋肉の病気によっても生じる．

次のような症状が，進行性に現れるとき，脳や脊髄，神経，筋肉の病気を疑う必要がある．

・手足の動きが悪い，力が入らない，手足が痩せてきた．
・手足，口などが，意志とは関係なく動く，ふるえる．
・ふらつく，足が突っ張り歩きにくい，よく転倒する．
・手足がしびれる，感覚が鈍い．
・物が二重に見える，瞼が重い．
・物忘れが強い，計算ができない，字が読めなかったり書けない．
・ろれつが回らない，飲み込むときにむせる．
・意識がなくなる，痙攣を起こすことがある．
・頭痛がする．

これまで症状のなかった患者に，手や足がふるえる，ろれつが回らないなどの症状が現れたときは，いつから，どのような症状が出たのか，脳神経外科や神経内科を受診したか確認する

神経・筋疾患の発症時期は，疾患によって幼児期から高齢までさまざまである．

脳神経外科や神経内科などを受診しているときは，主治医から情報を得る

神経・筋疾患の治療を受けている患者の治療では，病状，治療内容，合併症の有無などについて，主治医から情報を得るとともに，治療中に注意すべきことを聞いておくことが重要である．

神経・筋疾患患者に対する治療では，意志と関係なく動く不随意運動や嚥下障害に注意する

歯科治療に対して神経・筋疾患が禁忌となることはほとんどない．しかし神経・筋疾患患者の多くは，運動失調，ふるえ，筋力低下，嚥下障害などの症状を示し，これに伴って誤嚥から肺炎を引き起こす危険性が増すため，十分な注意が必要である．

さまざまな反射が減弱している神経・筋疾患患者の歯科治療では，誤嚥の予防のために，できるだけ頭部をあげた体位で治療する．また歯の切削時の水や唾液，血液なども容易に気管に流れ込む可能性があることから，口腔内にためることのないように，確実に吸引しながら歯科治療を行う．

参考文献

1) 日本神経学会 監：パーキンソン病治療ガイドライン 2011
2) 「多発性硬化症治療ガイドライン」作成委員会 編：多発性硬化症治療ガイドライン 2010
3) 日本神経治療学会・日本神経免疫合同神経免疫疾患治療ガイドライン委員会：神経免疫疾患治療ガイドライン
4) 日本神経学会 監：筋萎縮性側索硬化症診療ガイドライン 2013
5) 日本神経病理学会：脳・神経系の主な病気 14, 進行性核上麻痺

小児・高齢者・妊婦

小　児
高齢者
妊　婦

1 小児 / 基礎知識

年齢区分と生理

	乳児 4週以上 1歳未満	幼児 1歳以上 7歳未満	小児 7歳以上 15歳未満	成人 15歳以上	高齢者 65歳以上
脈拍数（毎分）	120～140	80～120	80～90	60～100	50～80
呼吸数（毎分）	30～40	20～30	18～20	15～20	
体 温（℃）	36.0～37.4	36.0～37.4		35.5～36.9	
血 圧（mmHg）	100/60	100/60		120/80	150～160/90
尿 量（L/1日）	0.2～0.5	0.6～1.0		1.0～1.5	
体 重（kg）	10	15	40	60	

医薬品の年齢区分
医薬品の添付文書に用いられている年齢区分では，1歳未満を乳児という．
小児科領域では，生後4週間までを新生児，2歳未満を乳児という．

血圧
加齢とともに上昇していく傾向がある．

スキャモンの発達・発育曲線

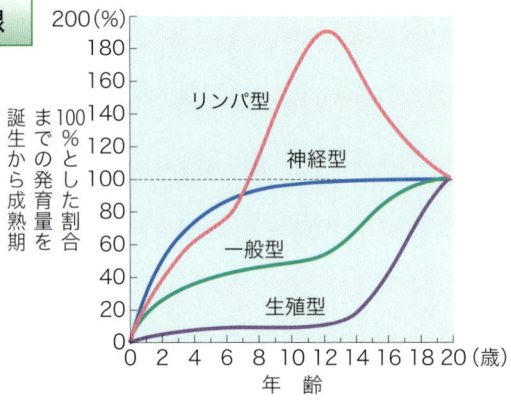

（グラフ：リンパ型，神経型，一般型，生殖型　縦軸：誕生から成熟期までの発育量を100％とした割合（%），横軸：年齢（0～20歳））

スキャモンの発達・発育曲線
子どもの成長において，器官や機能は，それぞれ発達する時期が異なる．
一般型：全身の外形，呼吸器，消化器，腎臓，心臓，脾臓，呼吸器，筋全体，骨，血液量など．
神経型：脳，脊髄，視覚器，頭径など．
生殖型：睾丸，副睾丸，卵巣・子宮，前立腺など．
リンパ型：胸腺，リンパ節，間質性リンパ組織など．

体水分組成の割合

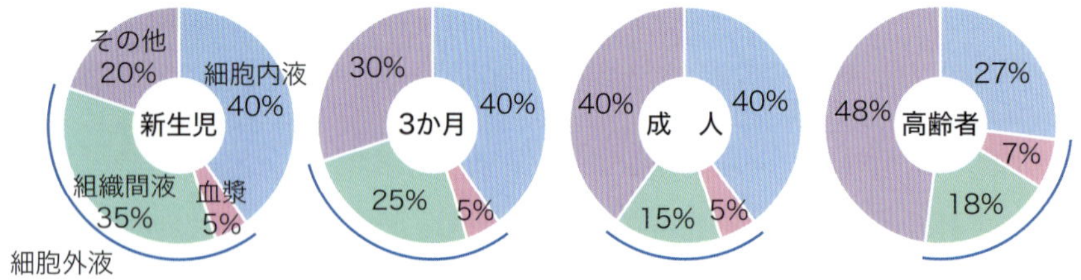

新生児：その他 20%，細胞内液 40%，組織間液 35%，血漿 5%（細胞外液）
3か月：30%，40%，25%，5%
成人：40%，40%，15%，5%
高齢者：27%，48%，18%，7%

体液
体重の約60％を占める．新生児，乳児では，組織間液の割合が大きく，高齢者では細胞内液の割合が小さい．

子どもは大人のミニチュア版ではない
子どもの器官や機能は，脳・神経，一般臓器，生殖器の順に成長する．神経型は，5歳ころ成人の約80％まで発達する．免疫機能に関与するリンパ型は，12歳ころ大人のレベルを超えるまでに発達するが，思春期をすぎると低下する．胸腹部臓器の発育を示す一般型は，幼時期までに急速に発達したあと，しだいに緩やかになり，思春期に再び発達して，大人のレベルに達する．生殖型は，14歳ころから急激に発達する．

免疫機能の発達
免疫は，受動免疫（母子免疫など）と能動免疫がある．
母子免疫：胎盤を介した母体の免疫グロブリンなどの胎児への移行や，母乳を介した免疫グロブリンの乳児への移行は，感染症の予防，治療に役立つ．
能動免疫：能動免疫は，ウィルスや細菌などが身体に侵入することで成熟する．はじめての異物の侵入に対する免疫応答には時間がかかり，症状が長引きやすいが，免疫ができると，再度の侵入時に早く応答できるため，年長になるにしたがって症状は軽くなる．

脱水症を起こしやすい
原因として，①とくに細胞外液が多い，②体重あたりの不感蒸泄が多い，③腎臓での再吸収が十分ではない，④自分の意志で水分補給できない，⑤1日に細胞外液の1/2が入れ替わるなどがあげられる．

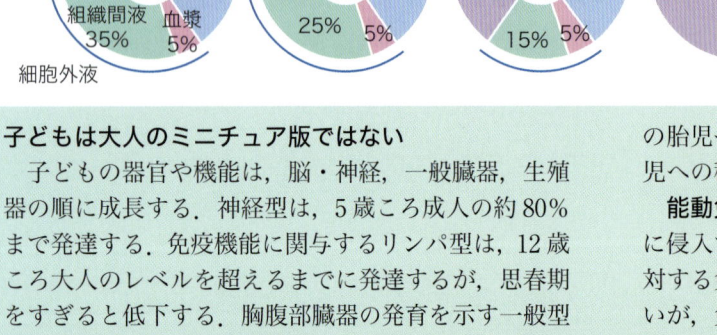

2 高齢者 / 基礎知識

30 歳以降の老化に伴う生理機能の変化

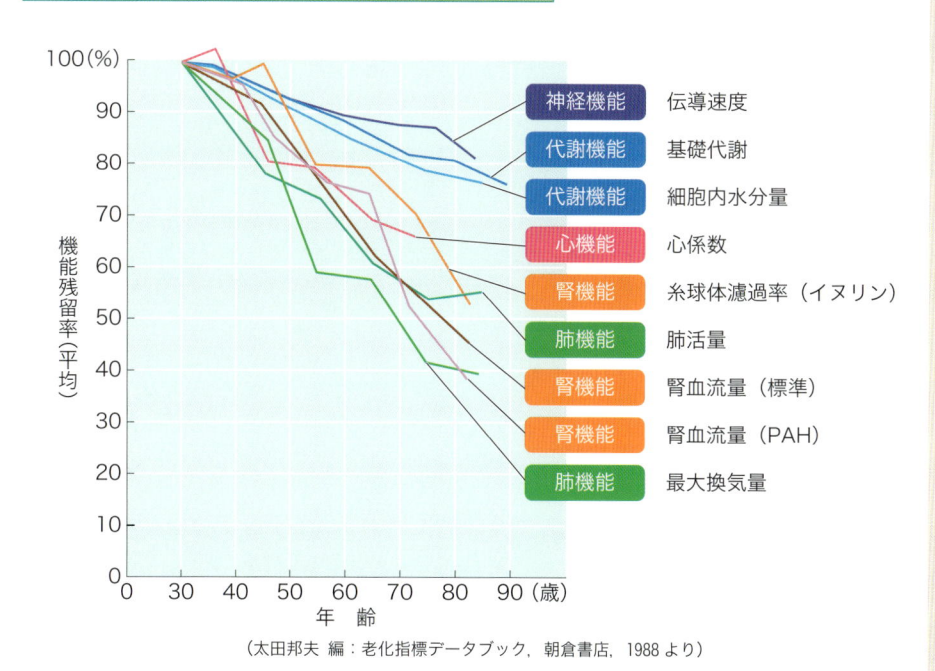

グラフ：機能残留率（平均）（％）対 年齢（歳）

神経機能	伝導速度
代謝機能	基礎代謝
代謝機能	細胞内水分量
心機能	心係数
腎機能	糸球体濾過率（イヌリン）
肺機能	肺活量
腎機能	腎血流量（標準）
腎機能	腎血流量（PAH）
肺機能	最大換気量

（太田邦夫 編：老化指標データブック，朝倉書店，1988 より）

高齢者の定義
老年医学では，65歳以上を高齢者とし，そのなかで75歳以上を後期高齢者，85歳以上または90歳以上を超高齢者とする．

廃用症候群
過度の安静や，活動性が低下することで，想像をはるかに超えた速さで生じる身体的・精神的機能の低下をいう（生活不活性病）．
健康人の安静による筋力低下は，1週目20％，2週目40％，3週目60％といわれ，1日の安静による体力低下の回復には1週間，1週間の安静による体力低下の回復には1か月かかる．

廃用症候群の症状
運動器障害：筋萎縮，筋力低下，関節拘縮，骨粗鬆症など．
循環器障害：起立性低血圧，静脈血栓症，肺塞栓症，褥瘡など．
自律神経障害：便秘，失禁，低体温症など．
精神障害：抑うつ，睡眠障害，仮性痴呆など．

高齢者の特徴

- 加齢に伴う疾患や慢性疾患を複数もっている．
- 内部環境の恒常性維持機能が低下している．
- 廃用症候群を起こしやすい．
- 脱水や電解質の異常を起こしやすい．
- 低栄養になりやすい．
- 認知機能が低下しやすい．

高齢者の脱水の特徴
- 自覚症状が乏しく，初期に発見することがむずかしい．
- 意識の鈍化から，混濁（脱水性せん妄），失神を起こすことがまれではない．
- 基礎疾患の悪化を起こすことがある．

高齢者の脱水の原因
- 体液量，とくに細胞内液の減少
- 腎臓の濃縮力の低下
- 口渇感の減弱
- 活動力の低下
- トイレに行く回数を減らしたいなど．

老化とは
老化とは，心身の生理的機能が不可逆的に低下する過程をいう．身体組織の細胞数の減少，臓器の萎縮などの変化を伴う．しかし加齢による変化は個人差が大きく，「加齢＝生理機能低下」と考えることは適当ではない．

複数の病気や症状をもっている
低栄養，免疫機能の低下など，生体防御機構の低下によって感染症を発症しやすく，疾患が慢性化する．また多くの臓器の機能が低下しており，多臓器に及ぶ障害があることが特徴である．高齢者では，疾患に特徴的な症状が現れにくく，発見が遅れやすい．

恒常性維持機能が低下している
高齢者は，加齢とともに熱産生が減少し，体温調節機能も低下するため，体温が低くなる傾向がある．一方，体温調節能力の低下，水・電解質バランスの異常，耐糖能の低下などは，容易に発熱，下痢，嘔吐，脱水，低血糖などを引き起こす．

廃用症候群の悪循環に陥りやすい
手術や病気など，なんらかの原因によって廃用症候群が起こり，歩行が困難になると，生活はさらに不活発になり，廃用症候群が増悪するという悪循環に陥り，最終的に寝たきり状態になる．さらに筋力低下だけでなく，意欲低下や認知機能の低下も現れる．

3 妊婦 / 基礎知識

妊娠区分と胎児の成長

妊娠区分	妊娠月数	身長(cm)	体重(g)	胎児の状態	母体の状態
妊娠初期	第1月(0〜3週)				
	第2月(4〜7週)	2〜3	4	心臓の動きがわかる. 目, 口, 耳が形成される. 手足が発達する.	月経が止まり, 妊娠に気づく.
	第3月(8〜11週)	8〜9	30	内臓がほぼできあがる. 頭と胴の区別がはっきりする. 人間らしい顔つきになる.	つわりや便秘に悩む. 流産しやすい.
	第4月(12〜15週)	15	120	手指ができあがる. 外性器ができる.	胎盤が完成し, 流産の心配がほとんどなくなる. つわりがおさまる.
妊娠中期	第5月(16〜19週)	25〜26	300	胎児の動きが胎動として伝わる. 聴診器で心音が聞けるようになる.	胎動を感じはじめる.
	第6月(20〜23週)	30	600	脳が発達してくる.	膀胱が圧迫され, 頻尿になりやすい.
	第7月(24〜27週)	35	1,000	目, 鼻, 口などがはっきりしてくる. 耳が聞こえるようになる.	お腹が前にせり出し, 姿勢が反りぎみになる.
妊娠後期	第8月(28〜31週)	40	1,700	筋肉と聴覚が発達し, 神経の動きも活発になる.	
	第9月(32〜35週)	45	2,400	頭が骨盤内にあるため, 胎児の動きが鈍くなる.	子宮が胃を圧迫する. 頻尿になりやすい.
	第10月(36〜39週)	50	3,100	外見上の発育は完成している. 早く生まれても十分育つ.	子宮が下がり, 圧迫感がうすれる.

妊娠週数
最終月経の第1日目より満で数える.

流産
妊娠22週未満に, なんらかの原因で胎児が母体から出て, 妊娠を継続できないこと. 妊娠12週未満の流産を早期流産, 妊娠12週以降を後期流産と分ける. すべての妊娠の10〜15%にみられる.
　早期流産の半数近くは, 母体に原因はなく, 染色体異常などに伴う. 後期流産では, 子宮頸管無力症など母体側の原因が増える.

早産
妊娠22〜37週未満の出産. 37週以降を正期産という. 早産の場合, 生存できる可能性がある.

成育可能限界
早産でも生きていける可能性のある時期. 妊娠20週くらい.

仰臥位低血圧症候群

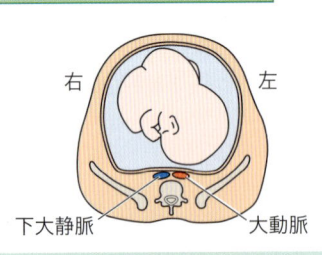

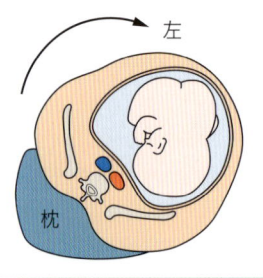

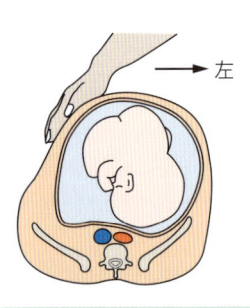

仰臥位低血圧症候群
妊娠中期〜後期に仰向け(仰臥位)で寝ると, 子宮の重みで下大静脈が圧迫されて心臓への静脈還流が減り, 血圧が低下して, 顔面蒼白や嘔吐, 冷汗などを引き起こす. 気分の不快や, 低血圧がみられるときは, 腰に枕などを入れて, 左側臥位としたり, 用手的に子宮を左右に寄せること(左方移動)で, 下大静脈への圧迫を解除する.

妊娠高血圧症候群
　妊娠中, 心拍出量は増加し, 妊娠後期には妊娠前より20〜50%増加する. 正常な妊婦では, 末梢血管抵抗が減少するため, 血圧の大きな変化はないが, 約20人に1人は, 妊娠20週以降にタンパク尿を伴う高血圧が現れ, 産後12週までに血圧が正常になる妊娠高血圧症候群を発症する. 重症な場合, 母体では痙攣発作(子癇), 脳出血, 肝臓や腎臓の機能障害, 肝機能障害に溶血と血小板減少を伴うヘルプ症候群などを引き起こす. 胎児では胎児発育不全, 常位胎盤早期剥離, 胎児機能不全, 胎児死亡などの原因となる.

妊娠糖尿病
　妊娠中にはじめて発見された糖代謝異常をいう. 妊娠時には, 子宮内の血糖値を上げて胎児にエネルギーを供給するため, 胎盤からインスリン拮抗ホルモンが産生される. このため妊娠中期以後, インスリンが効きにくくなり, 8人に1人の妊婦は, 必要なインスリンを分泌することができず, 血糖値が上昇しやすくなる. 母体では早産, 妊娠高血圧症候群, 羊水過多症, 肩甲難産など, 胎児では巨大児, 新生児の低血糖, 胎児死亡などの原因となる.

　妊娠中は, このほか循環血液量の増加に伴う貧血, 血液凝固能の亢進などが生じる.

3 妊婦 / 基礎知識

ヒトで催奇形性，胎児毒性を示す証拠が報告されている薬物

一般名または薬物群名	代表的な商品名	報告された催奇形性，胎児毒性
アミノグリコシド系抗結核薬	カナマイシン注，ストレプトマイシン注	非可逆的第Ⅷ脳神経障害，先天性聴力障害
アンギオテンシン変換酵素阻害薬（ACE-I）/アンギオテンシン受容体拮抗薬（ARB）	カプトプリル，レニベースほか/ニューロタン，バルサルタンほか	《妊娠中期・後期》胎児腎障害・無尿・羊水過少，肺低形成，四肢拘縮，頭蓋変形
エトレチナート	チガソン	催奇形性，皮下脂肪に蓄積されるため継続治療後は年単位で血中に残存
カルバマゼピン*1	テグレトールほか	催奇形性
サリドマイド	個人輸入，治験（多発性骨髄腫）	催奇形性：サリドマイド胎芽病（上肢・下肢形成不全，内臓奇形ほか）
シクロホスファミド*2	エンドキサンP錠	催奇形性：中枢神経系ほか
ダナゾール	ボンゾールほか	催奇形性：女児外性器の男性化
テトラサイクリン系抗菌薬	アクロマイシン，レダマイシン，ミノマイシンほか	《妊娠中期・後期》歯の着色，エナメル質の形成不全
トリメタジオン	ミノ・アレビアチン	催奇形性：胎児トリメタジオン症候群
バルプロ酸ナトリウム*1	デパケン，セレニカRほか	催奇形性：二分脊椎，胎児バルプロ酸症候群
非ステロイド性抗炎症薬（NSAIDs）（インドメタシン，ジクロフェナクナトリウムほか）	インダシン，ボルタレンほか	《妊娠後期》動脈管収縮，胎児循環持続症，羊水過少，新生児壊死性腸炎
ビタミンA（大量）	チョコラAほか	催奇形性
フェニトイン*1	アレビアチン，ヒダントールほか	催奇形性：胎児ヒダントイン症候群
フェノバルビタール*1	フェノバールほか	催奇形性：口唇裂・口蓋裂ほか
ミソプロストール	サイトテック	催奇形性：メビウス症候群 子宮収縮，流早産
メソトレキセート	リウマトレックスほか	催奇形性：メソトレキセート胎芽病
ワルファリン	ワーファリンほか	催奇形性：ワルファリン胎芽病，点状軟骨異栄養症，中枢神経系の先天異常

※抗癌剤としてのみ用いる薬物は，本表の対象外とした．
*1 てんかん治療中の妊婦では，治療上の必要性が高い場合には投与可．妊婦に催奇形性に関する情報を提供したうえで，健常児を得る確率が高い（抗てんかん薬全般として90％程度）ことを説明し，励ますことが必要と，アメリカ小児科学会薬物委員会より勧告されている．
*2 保険適用外で，膠原病（難治性の全身性エリテマトーデス，強皮症に合併する肺線維症，血管炎症候群ほか）に処方されることがあり，注意が必要である．

（林　昌洋：日本産科婦人科学会雑誌58(6)：N77-N85，2006より）

催奇形性と胎児毒性

胎児への薬物の悪い作用には，奇形をつくる催奇形性，発育や機能を悪くする胎児毒性の2つがある．

催奇形性

100人に2～3人の割合で，先天性心疾患，口唇裂・口蓋裂などの奇形が現れる．このうち薬物が原因となるのは，奇形全体の1％にすぎないといわれている．

危険度の高い薬物には，抗凝固薬のワルファリン，乾癬治療薬のエトレチナート，C型肝炎治療薬のリバビリン，特殊なホルモン系の薬物，放射性医薬品，抗てんかん薬，一部の抗癌剤や免疫抑制剤などがある．

受精前～妊娠27日目（無影響期）：この時期は，基本的に，胎児への薬物の影響を考慮する必要はない．

妊娠28～50日目（絶対過敏期）：中枢神経，心臓，消化器，四肢などの臓器が発生，分化する時期にあたり，胎児が最も薬物の影響を受けやすい時期である．

妊娠51～112日目（相対過敏期，比較過敏期）：重要な器官は形成され，奇形に関する感受性は低下するが，催奇形性のある薬物の投与は慎重に行う．

妊娠113日～分娩（潜在過敏期）：薬物投与による形態的異常は形成されない．

胎児毒性

睡眠薬や鎮痛薬などによる胎児毒性は，妊娠初期よりも，後期から分娩に近いほど影響が現れやすい．

小児・高齢者・妊婦 / 薬物動態

投与された薬物の動態

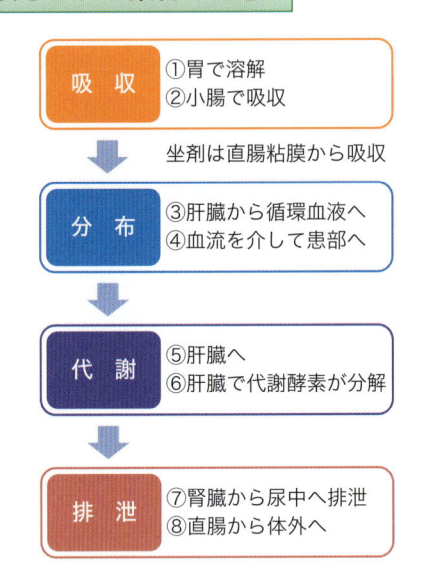

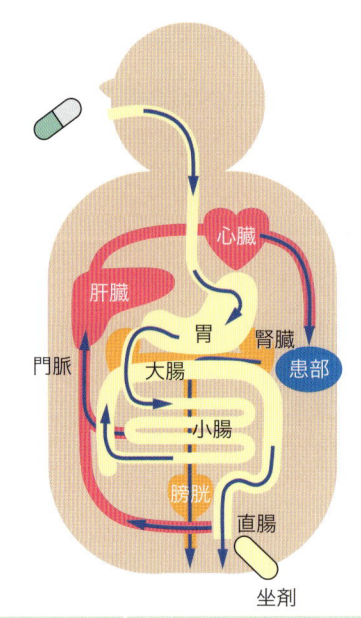

吸収
① 胃で溶解
② 小腸で吸収

坐剤は直腸粘膜から吸収

分布
③ 肝臓から循環血液へ
④ 血流を介して患部へ

代謝
⑤ 肝臓へ
⑥ 肝臓で代謝酵素が分解

排泄
⑦ 腎臓から尿中へ排泄
⑧ 直腸から体外へ

	小児	高齢者	妊婦
吸収	消化管通過時間が短く，吸収速度の遅い薬物は吸収されにくい．	消化管血流量，胃内酸度，腸管の表面積などの低下のため，薬物吸収能が低下している．	
分布	体重に占める水分量の割合が高く，投与量を増量する必要がある．	水分量は減少し，脂肪が増えるため，脂溶性の薬物は蓄積しやすい．	妊娠時は，組織間液量や循環血流量が増加し，分布容積が増加する．
代謝	薬物代謝は成人より速く，消失半減期は短い．	薬物代謝が低下し，効果が強く現れたり，副作用が起こる．	妊娠中は，肝血流に大きな変化はなく，薬物の肝排泄については大きな変化はない．
排泄	新生児，乳児は，腎臓での排泄能が低く，腎排泄型薬物は蓄積しやすい．GFRは，5か月で成人値になる．	GFRの低下によって，薬物排泄能が低く，薬効が強く現れ，長くつづき，副作用が現れやすい．	腎血流量が増加して排泄が促進される．腎排泄型の薬物は，排泄が速くなり，血中濃度が低下する可能性がある．

薬の吸収
胃のpHに関係する．出生時には，胃のpHは中性に近く，3歳ころには成人と同じ値になる．

チトクロム P-450（CYP450）酵素系
小腸および肝臓での薬物を不活性化することから，薬物代謝に最も重要な系とされる．
CYP450酵素の活性は，新生児で低く，しだいに亢進し，生後数年までに成人を上回る．青年期に低下し，思春期後期までに成人と同程度となる．

タンパクと薬物
多くの薬物はタンパク（おもにアルブミン，α1-酸性糖タンパク，リポタンパク）と結合する．アルブミンおよび総タンパク濃度は，新生児では低いが，生後10〜12か月までに成人と同等の値に達する．高齢者では，タンパク量が減少するため，遊離した薬物の量が増え，効果が強く現れたり，副作用の原因となる．

妊娠初期から中期には，非妊娠時と比較して，循環血液量が40〜50%（1,400〜1,800 mL）増加し，さらに組織間液が著明に増加し，分布容積が増加することで，十分な薬効が現れない．一方，血中アルブミン量が低下して，効果が強く現れる場合がある．

薬物動態
薬物動態とは，薬物の吸収，分布，代謝，排泄の過程を意味する．

小児の薬物動態
小児の薬物代謝は成人より速く，消失半減期は短くなる．腎臓での薬物排泄能は，ほぼ成人と同じである．
年少の小児ほど，体重に占める水分割合が高くなるため，体重1 kgあたりの投与量を増量する必要がある．

高齢者の薬物動態
高齢者は，薬物の吸収・代謝・排泄能が低下している．高齢者の代謝・排泄能の低下は，吸収能の低下を上回るため，薬物の作用・副作用は増大する．高齢者は，体の水分量が少なく，分布容積が減少し，血清アルブミンは減少している．薬物の血中濃度が上昇するため，投与量や投与間隔の調節が必要である．

妊婦の薬物動態
妊婦は，組織間液量や循環血流量の増加によって分布容積が増加し，腎臓からの排泄も増大するため，血中濃度が減少する．
胎盤通過性は，母体と胎児間の濃度勾配に依存し，イオン型よりも非イオン型薬物のほうが透過しやすい．タンパク結合性が高い薬物は胎児に移行しやすい．

小児・高齢者・妊婦 / 診療上の留意点

小児への治療は，体調のよいとき，午前中に行う

小児期，とくに乳幼児期には，神経型，一般型，リンパ型のいずれもが発育途中であり，ストレスによる影響を受けやすい．体調不良であったり，1日のなかでも疲れが出やすい午後の治療は，さけることが望ましい．

確実な局所麻酔下に治療を行う

疼痛を伴ったり，強制下での治療は，心身ともに大きなストレスとなる．少しでも疼痛を伴う治療では，確実な局所麻酔を行うことが重要である．このとき表面麻酔薬を用いて刺入時の疼痛を予防する．可能であれば，吸入鎮静法も有効である．

投薬量を確認する

小児への抗菌薬や鎮痛薬の投薬では，年齢などを十分に加味して投薬量を決定する．また小児への適応の可否を必ず確認する．

高齢者への治療を開始する前に，十分な既往の聴取と，主治医からの情報提供を求める

高齢者の循環器疾患などの罹患率は，きわめて高い．また複数の疾患に対する治療を受けていたり，自覚していないこともまれではない．治療をはじめる前に，十分に問診して，疾患の状況を把握することが重要であり，情報提供が得られるまでは保存的処置にとどめるべきである．

重大な心疾患や呼吸器疾患などに罹患している患者に対しては，大学病院や専門施設に治療を依頼することを考慮する．

妊婦への治療は，安定期といわれる妊娠中期以降に行う

胎盤が完成する妊娠中期までは，精神的・身体的ストレスによって流産する可能性が高い．侵襲を伴う治療は妊娠中期以降に行うことが望ましい．また妊娠113日（16週）以降は，胎児の臓器，器官は完成していることから，局所麻酔や投薬も可能であるが，産科主治医と十分に打ち合わせを行ったうえで投薬することが重要である．

妊婦への投薬では，投与時期，催奇形性，胎児毒性について十分に考慮する

多くの薬物で催奇形性，胎児毒性についての報告がある．一般に，妊娠初期には催奇形性，妊娠後期から分娩に近いほど胎児毒性の影響が出やすい．十分に安全性の確立した薬物を確認して使用する（添付文書の確認）．

参考文献

1) Scammon RE.：The measurement of the body in childhood, The measurement of man (Harris JA, Jackson CM, Patterson DG, Scammon RE ed.), University of Minnesota Press, pp171-215, 1930
2) 林　昌洋：妊娠と薬物，日本産科婦人科学会雑誌 58(6)：N77-N85, 2006
3) 太田邦夫 編：老化指標データブック，朝倉書店，1988
4) Birnbach DJ, Browne IM：産科麻酔，ミラー麻酔科学第6版，Miller RD 編，メディカル・サイエンス・インターナショナル，2009

和文索引

あ

アイゼンメンガー症候群 39
亜急性甲状腺炎 87
悪性関節リウマチ 119
悪性腫瘍 98, 114
悪性貧血 97
朝のこわばり 119
アジソン病 91
亜硝酸薬 11, 14, 18
アスピリン
　14, 23, 31, 64, 65, 74, 104, 107
アスピリン喘息 49, 52
アセチルCoA 76
アセチルコリン 2, 134, 137
アセチルコリンエステラーゼ 134
アセチルコリン受容体 2
アセトアミノフェン 115
アセト酢酸 77
アセトン 77
アセトン臭 77
アダムス・ストークス症候群 28
アデノウイルス 114
アテローム 10
アテローム血栓性脳梗塞 63, 104
アトピー型喘息 49
アドレナリン 2, 8, 76, 90
アドレナリン受容体 2
アトロピン 31
アフタ性潰瘍 121
アミオダロン 29
アミラーゼ 110
アルカリホスファターゼ 113
アルコール依存症 131
アルコール性肝炎 112
アルコール性心筋症 42
アルツハイマー病 129, 134
アルドステロン 3, 90
アルブミン 113
アレルギー性喘息 49
アレルギー性肉芽腫性血管炎 118
アレルゲン 49
アンギオテンシノーゲン 3
アンギオテンシンⅠ 3
アンギオテンシンⅡ 3
アンギオテンシンⅡ受容体 3
アンギオテンシンⅡ受容体拮抗薬
　7, 18, 23, 72
アンギオテンシン変換酵素 3
アンギオテンシン変換酵素阻害薬
　7, 18, 23, 72

安静時狭心症 10, 11, 12
アンチトロンビン欠損症 106
アンドロゲン 90

い

胃・十二指腸潰瘍 114
胃液 110
胃炎 114
胃癌 114
異型狭心症 10, 11, 12
萎縮性胃炎 97, 114
異常Q波 12
異食症 96
胃食道逆流症 114
胃切除後症候群 97, 114
胃腺 110
一次凝集 95, 100
一次止血 95, 100
一次性高血圧 4
一過性感染 112
一過性脳虚血発作 64, 65, 107
イヌリン 68
イレウス 114
インスリン 76, 77, 78, 81, 83
インスリン製剤 83
インスリン注射 78
インスリン抵抗性 78, 83, 84
インスリン抵抗性改善薬 83
インスリン不足 77
インスリン療法 83
陰性症状 127

う

ウィリス動脈輪 58
ウイルス性肝炎 112
ウイルス性腸炎 114
ウィルヒョーの三徴 105
ウェゲナー肉芽腫症 118
植込型除細動器 18, 30, 43
ウエスト症候群 130
ウェンケバッハ周期 26
右脚ブロック 25
右心不全 17
ウロキナーゼ 104, 106
運動神経 134
運動ニューロン病 138
運動負荷心電図検査 21

え

エドロホニウム試験 137
エプスタイン奇形 37

エリスロポエチン 71, 72, 94, 98
エルゴメーター 12
エントリー 32
円板状皮疹 120

お

黄疸 112, 113
オキサロ酢酸 76

か

外因系凝固反応 95
外陰部潰瘍 121
下位運動ニューロン 138
外傷後ストレス障害 128
外反母趾 119
外分泌腺 110
潰瘍性大腸炎 114
解離腔 33
解離性大動脈瘤 33
芽球 98
核医学 18
拡張型心筋症 42, 43
獲得免疫 124
下行大動脈 32, 33
カサバッハ・メリット症候群 100
仮性大動脈瘤 33
下大静脈フィルター 106
褐色細胞腫 4, 91
褐色細胞腫クリーゼ 5, 91
活性型ビタミンD 71
活性化部分トロンボプラスチン時間
　95, 102
家庭血圧 4
カテーテル・アブレーション 30, 43
カテコラミン 18, 90
カリウムチャネル遮断薬 29
顆粒球 94
カルシウム拮抗薬 7, 14, 18, 23, 29
カルシトニン 86
ガワーズ徴候 139
冠（状）動脈 9
簡易酸素マスク 55
肝逸脱酵素 113
肝炎ウイルス 112
換気障害 48
肝機能検査 113
間欠性跛行 82, 104
間欠的空気圧迫法 106
冠血流量 9
眼瞼下垂 137
還元ヘモグロビン 36

肝硬変　98, 111, 112, 114
肝細胞癌　112
肝腫大　17
冠循環　9
肝静脈　111
冠性T波　12
関節リウマチ　118, 119
関節リウマチ分類　119
乾癬性関節炎　118
感染性心内膜炎　22, 41
完全大血管転位症　37, 38, 40
完全房室ブロック　26
間代発作　130
冠動脈インターベンション　14
冠動脈造影検査　12
冠動脈バイパス　12, 14
肝動脈　111
冠攣縮性狭心症　10, 11, 12

き

期外収縮　26, 27
機械弁　23
気管　46
気管支　46
気管支拡張症　48, 54
気管支拡張薬　50
気管支喘息　48, 49, 50, 54
気管切開陽圧換気療法　55
偽腔　33
起坐呼吸　17
気腫性COPD　53
基準値　94
基礎分泌　78
気道　46
気分変調障害　126
脚　25
キャリア　112
吸収　110
球症状　138
急性肝炎　112
急性冠症候群　5, 10, 107
急性骨髄性白血病　98
急性散在性脳脊髄炎　136
急性心筋梗塞　10, 11
急性心不全　17
急性ストレス障害　128
急性大動脈解離　5, 33
急性動脈閉塞症　104
急性肺血栓塞栓症　105, 106
急性副腎不全　91
吸息運動　46
吸入酸素濃度　55
吸入鎮静法　8
弓部大動脈　32
仰臥位低血圧症候群　144
強化インスリン療法　81

狭心症　10, 11
強心配糖体　29
強直間代発作　130
強直性脊椎炎　118
強直発作　130
共通系　95
強迫神経症　128
強迫性障害　128
強皮症　118
胸部エックス線写真　18
恐怖症性不安障害　128
胸部大動脈　32
巨核芽球　94
局在関連性てんかん　130
局所麻酔　8
虚血性心疾患　10, 11, 12
巨赤芽球性貧血　97, 100
キラーT細胞　124
ギラン・バレー症候群　134, 136
起立性低血圧　99
筋萎縮性側索硬化症　134, 138
筋原性疾患　139
筋ジストロフィー　139

く

空間的多発性　136
空腹時血糖値　79
クエン酸回路　76
クスマウル呼吸　77, 80
クッシング症候群　4, 91
クモ膜　58
クモ膜下腔　58
クモ膜下出血　60, 62
グリコーゲン　76, 77
グリコヘモグロビン　79
グルカゴン　76, 81
グルコース　76
グルコーストランスポーター　76, 78
グルココルチコイド　90
クレアチニン　68
クレアチニン・クリアランス　68
クレチン症　88
クローン病　114

け

経口血糖降下薬　81, 83
経口ステロイド薬　51
経口ブドウ糖負荷試験　79
形質細胞　94
経皮的冠動脈形成術　12, 14
経皮的冠動脈血栓溶解療法　14
経皮的酸素飽和度計　47
経皮的心肺補助　106
経皮的中隔心筋焼灼術　43
劇症肝炎　112
血圧　2

血液凝固カスケード　95
血液透析　72, 73, 74
血液の粘度　2
血管型ベーチェット病　121
結合組織疾患　118
血色素　96
血漿交換　73
血小板　94, 100, 113
血小板機能異常　100
血小板凝集　100
血小板血栓　104
血小板減少症　100
血小板増加症　100
血小板無力症　100
欠神発作　130
結節性多発性動脈炎　118
血栓性血小板減少性紫斑病　101
血栓性静脈炎　105
血栓溶解療法　64
血糖自己測定　83
血糖値　76, 78, 79, 81
血友病　95, 102
血友病A　102
血友病B　102
ケトアシドーシス　77, 80
ケトン体　77
幻覚　127
嫌気的代謝　76, 77
幻視　127
幻声　127
幻聴　127
原発性アルドステロン症　4, 91
腱反射亢進　138

こ

コイル塞栓術　62
抗アセチルコリン受容体抗体　137
降圧薬　7, 65
抗アルドステロン薬　18
高インスリン血症　78, 84
抗核抗体　118
口渇　80
交感神経　2
好気的代謝　76
抗凝固薬　24, 31, 65, 107
抗凝固療法　64, 104, 106
高血圧　4, 72
高血圧緊急症　5
高血圧性脳症　5, 6
高血圧切迫症　5
抗血小板薬　24, 31, 65, 107
抗血小板療法　64, 104
高血糖性昏睡　80
膠原病　98, 118
抗甲状腺ペルオキシダーゼ　88
抗甲状腺薬　87

抗コリンエステラーゼ薬　137
虹彩毛様体炎　121
抗サイログロブリン抗体　88
好酸球性筋膜炎　118
鉱質コルチコイド　90
甲状腺クリーゼ　87，89
甲状腺刺激ホルモン　86，87
甲状腺刺激ホルモン産生腫瘍　87
甲状腺刺激ホルモン放出ホルモン　86
甲状腺中毒症　88
甲状腺ホルモン　86
抗精神病薬　127
拘束型心筋症　42，43
拘束性換気障害　48
高炭酸ガス血症　105
抗てんかん薬　130
後天性免疫不全症候群　124
硬膜　58
抗リウマチ薬　97
抗リン脂質抗体症候群　106，120
高齢者の定義　143
呼吸運動　46
呼吸中枢　46
呼吸不全　55
黒質線条体系　135
呼息運動　46
骨髄異形成症候群　98
骨髄移植　97
コラーゲン　95
コリンエステラーゼ　113
コリンエステラーゼ阻害薬　129
コルチゾール　4，76，90
コルヒチン　121
混合性換気障害　48
混合性結合組織病　118
昏睡　80，81

さ

催奇形性　145
サイクラー　72
細小血管障害　82
再生不良性貧血　97
在宅酸素療法　55
再発性アフタ性潰瘍　121
細胞性免疫　124
細網内皮系　94
サイロキシン　86
左脚後枝　25
左脚前枝　25
左室駆出率　16
左室低形成　37
左室内径短縮率　16
左心不全　17
サプレッサーT細胞　124
残気量　47
三枝ブロック　28

三尖弁　20
三尖弁狭窄症　22
三尖弁閉鎖症　37
三尖弁閉鎖不全症　22
酸素解離曲線　47
酸素飽和度　36，47，55

し

シェーグレン症候群　118，122
子癇　5，144
時間的多発性　136
色素排泄試験　113
ジギタリス　29
ジギタリス製剤　18
糸球体　68，70
シクロスポリン　121
刺激伝導系　25
止血　95
自己抗体　88，118，137
自己免疫疾患　88，118
視床出血　61
視床痛　61
自然免疫　124
持続性感染　112
膝蓋腱反射　138
失語　63
失行　63
失認　63
自動体外式除細動器　30
自動腹膜灌流装置　72
シナプス間隙　134
ジペプチジルペプチダーゼ-4阻害薬
　　　　　　　　　　　83
脂肪　77
脂肪肝　112
シメチジン　115
尺側偏位　119
ジャテネ手術　40
重症筋無力症　134，137
重積発作　50
周辺症状　129
粥腫　10
出血時間　95
循環血液量　2
上位運動ニューロン　138
消化　110
消化管　110
消化器官　110
消化性潰瘍　114，115
消化腺　110
小球性低色素性貧血　96
症候性高血圧　4
症候性貧血　98
上行大動脈　32
小唾液腺　110
小腸　110

焦点発作　130
小児喘息　49
小脳出血　61
上皮小体　86
静脈血栓　105
静脈内鎮静法　8
食道癌　114
食道静脈瘤　111，114
食道裂孔ヘルニア　114
徐脈性不整脈　26
腎閾値　80
腎移植　73
腎盂　69
腎盂腎炎　69
心エコー検査　18，21
心拡大　21
腎機能　68
心筋梗塞　10，12
心筋症　42
心筋焼灼術　30
神経型ベーチェット病　121
神経原性疾患　139
神経症　128
神経性ショック　31
神経変性疾患　134
腎血管性高血圧　4
心原性脳塞栓症　64，104，107
人工血管置換術　34
人工唾液　122
人工弁置換術　23
人工涙液　122
腎後性腎不全　69
心雑音　21
診察室血圧　4
心室細動　27
腎実質性高血圧　4
心室性期外収縮　27
心室中隔欠損症　37
心室中隔欠損閉鎖術　40
心室頻拍　27
腎小体　68
腎性高血圧　74
腎性腎不全　69
真性大動脈瘤　33
腎性糖尿　80
腎性貧血　71，98
腎前性腎不全　69
腎臓　3，68
心臓移植　43
心臓カテーテル検査　18，21
心臓超音波検査　21
心臓ペースメーカー　30
心臓弁膜症　20，22
身体依存　131
心タンポナーデ　33
心電図　25

浸透圧性非ケトン性昏睡 80
腎毒性 74
腎乳頭 69
腎杯 69
心拍出量 2
深部腱反射 138
深部静脈血栓症 105, 106
心不全 17, 18, 39
腎不全 69, 71, 74
心房細動 22, 27, 30, 107
心房性ナトリウム利尿ペプチド 18
心房粗動 27
心房中隔欠損症 37
心房中隔欠損閉鎖術 40

す

随意血圧 4
膵液 114
推算糸球体濾過量 68
膵臓 76, 77, 78
錐体外路 134, 135
錐体交叉 134
錐体路 134, 135
スキャモンの発達・発育曲線 142
スタンフォード A 型 33
スタンフォード B 型 33
ステロイドカバー 91, 92
ステントグラフト内挿術 34
ステント留置術 12, 14
ストレス潰瘍 114
スパイログラム 47
スパイロメトリー 47, 54
スペル発作 39
スルホニル尿素薬 83
スワンネック変形 119

せ

生活習慣病 70
精神依存 131
成人スティル病 118
成人喘息 49
精神鎮静法 8
性ステロイド 90
生体弁 23
成長ホルモン 76
赤芽球 94
赤色血栓 100, 105
脊髄小脳変性症 134
赤血球 94, 96
接触因子 95
セロトニン 126, 127
線維性骨炎 71
線維素 95
線維束収縮 138
線維素溶解 95
線維素溶解系 95

潜在性甲状腺機能亢進症 88
潜在性甲状腺機能低下症 88
潜在性甲状腺中毒症 88
全身性エリテマトーデス 118, 120
全身性硬化症 118
選択的トロンビン阻害薬 64
穿通枝 58
先天性心疾患 37
前白血病状態 98
全般性不安障害 128
全般てんかん 130
線溶系 95

そ

躁うつ病 126
臓器移植者 73
早期関節リウマチの診断基準 119
双極性うつ病 126
造血幹細胞 94
早産 144
巣状糸球体硬化症 69
総胆管 111
総タンパク 113
総腸骨動脈 32
総動脈幹遺残 37
総肺静脈還流異常症 37
総ビリルビン 113
僧帽 P 18, 21
僧帽弁 20
僧帽弁狭窄症 22
僧帽弁閉鎖不全症 22
ゾーン管理システム 51
続発性心筋症 42
続発性貧血 98
組織因子 95
組織鉄 96
組織プラスミノゲンアクチベータ
　　　　　　　　64, 104, 106
速効型インスリン 80
速効型インスリン分泌促進薬 83
蹲踞の姿勢 39

た

ダイアライザー 72
第 1 度房室ブロック 26
第 2 度房室ブロック 26
第 3 度房室ブロック 26
大うつ病 126
体液 142
体液性免疫 124
大球性高色素性貧血 97
大血管障害 82
胎児毒性 145
体循環 16
耐性 131
大唾液腺 110

大腸癌 114
耐糖能異常 84
大動脈炎症候群 118
大動脈解離 32, 33, 34
大動脈スイッチ手術 40
大動脈洞 9, 32
大動脈の弾力 2
大動脈弁 20
大動脈弁狭窄症 22
大動脈弁閉鎖不全症 22
大動脈瘤 32, 33, 34
大脳動脈輪 58
第 VIII 因子 102
第 IX 因子 102
大発作 130
ダイヤモンドブラックファン貧血 97
多飲 80
高安動脈炎 118
多血症 36
たこつぼ心筋症 43
脱水 80
脱髄 136
脱髄疾患 136
脱髄斑 136
脱力発作 130
多尿 80
多発性筋炎 118
多発性硬化症 134, 136
単球 124
単極性うつ病 126
胆汁 110, 111, 113
単心室症 37, 38, 40
弾性ストッキング 106
胆道系酵素 113
胆嚢 111
タンパク尿 69, 71
ダンピング症候群 81, 114, 115

ち

チアゾリジン薬 83
チアノーゼ 36, 37, 38
チアノーゼ性心疾患 37, 38, 39
チェーンストークス呼吸 17
チクロピジン 104
チトクロム P-450 酵素系 146
チャイルド・ピュー分類 113
中核症状 129
中心枝 58
中枢神経ループス 120
腸管型ベーチェット病 121
蝶形紅斑 120
聴診 21
腸腺 110
腸閉塞 114
貯蔵鉄 96
チロシン 90

陳旧性心筋梗塞　11, 12
沈黙の臓器　112

つ

追加分泌　78

て

低カルシウム血症　71
低血糖　81, 83
ディスコイド疹　120
低タンパク血症　71
低ナトリウム血症　71
低分子ヘパリン　106
テオフィリン　51
デジャブー　130
テストステロン　90
鉄　94, 96
鉄欠乏性貧血　96, 99
鉄剤　96, 99
てんかん　130
てんかん性スパズム　130

と

糖化ヘモグロビン　79
洞結節　25
統合失調症　127
糖質コルチコイド　90
糖新生　76, 77, 90
洞性徐脈　26
洞性頻脈　27
透析器　72
透析療法　72
洞停止　26
糖尿病性自律神経障害　81
糖尿病性神経障害　82
糖尿病性腎症　70, 82
糖尿病性末梢神経障害　70
糖尿病性網膜症　70, 82
糖尿病内服薬　83
糖排泄閾値　80
登はん性起立　139
洞不全症候群　26
洞房結節　25
洞房ブロック　26
動脈管開存症　37, 40
動脈管切断術　40
動脈管多重結紮術　40
動脈血栓　104
動脈血栓症　104
動脈硬化　2, 84
動脈瘤頸部クリッピング　62
動揺性歩行　139
ドーパ　90
特異的免疫　124
特定心筋症　42
特発性血小板減少性紫斑病　100, 101

特発性心筋症　42
特発性門脈圧亢進症　100
ドナー　73
ドパミン　90, 127, 135
ドライアイ　122
ドライスキン　122
ドライマウス　122
トリヨードサイロニン　86
努力性肺活量　47
トルサード・ド・ポアント　28, 29
トレッドミル試験　12
トロンボポエチン　94
トロンボポエチン欠損症　100

な

内因系凝固反応　95
内頸動脈ステント　64
内頸動脈内膜剥離術　64
内シャント　73, 74
内臓脂肪　84
内臓脂肪型肥満　84
内分泌腺　110
ナトリウム　3
ナトリウムチャネル抑制薬　29
難治性てんかん　130
軟膜　58

に

二次凝集　100
二次止血　95, 100
二次性高血圧　4
二次性心筋症　42
二次性貧血　98
二次性副甲状腺機能亢進症　71
ニトログリセリン　14
ニフェジピン　8
乳酸　76
乳酸脱水素酵素　113
ニューヨーク心臓協会心機能分類　17
ニューロパチー　139
尿細管　3, 68
尿素窒素　68
尿毒症　71
尿毒素　71
妊娠高血圧症候群　4, 144
妊娠甲状腺中毒症　87
妊娠中毒症　4
妊娠糖尿病　78, 144
認知症　63, 129
認知障害　127

ね

ネッククリッピング　62
ネフローゼ症候群　69, 74
ネフロン　68
粘液水腫　88

の

ノイローゼ　126, 128
脳幹出血　61
脳血管性痴呆　63
脳血管性認知症　129
脳梗塞　60, 63, 104, 107
脳梗塞症　59
脳室出血　61
脳出血　60, 61
囊状大動脈瘤　33
脳脊髄液　58, 62
脳卒中　6, 59, 60
脳動静脈奇形　62
脳動脈　58
脳動脈瘤　62
能動免疫　142
脳貧血　99
脳ヘルニア　61
ノルアドレナリン　2, 90, 126
ノロウイルス　114

は

パーキンソン病　134, 135
肺活量　47
肺機能検査　47
肺血栓塞栓症　105
肺高血圧　16
肺循環　16
肺性P　18
肺塞栓症　107
肺動脈弁　20
肺動脈弁狭窄症　22
肺動脈弁閉鎖不全症　22
肺胞　46
廃用症候群　143
白色血栓　100, 104
橋本病　88, 122
播種性血管内凝固症候群　100
バセドウ病　87
バチスタ手術　18, 43
ばち指　36
白血球　94
白血病細胞　98
鼻カニューレ　55
パニック障害　128
バビンスキー反射　138
バルサルバ洞　9, 32
パルスオキシメーター　47, 55, 56
汎血球減少症　97
半月弁　20
伴性劣性遺伝　102
バンチ症候群　100
ハンチントン病　134, 135
ハンチントン舞踏病　135

ひ

非アトピー型喘息　49
非アレルギー性喘息　49
ピークフロー　48
ピークフロー値　48, 50, 51
ピークフローメーター　48
被殻出血　61
皮下脂肪　84
皮下脂肪型肥満　84
非気腫性COPD　53
脾機能亢進症　100
ビグアナイド薬　83
皮質下出血　61
皮質枝　58
脾腫　97
非侵襲的陽圧換気療法　55
ヒス束　25
非ステロイド性抗炎症薬　49, 52, 114
脾臓　94, 97
肥大型心筋症　42, 43
ビタミンB_{12}　94, 97
ビタミンB_{12}欠乏　97
ビタミンD　72
左-右シャント　37
非チアノーゼ性心疾患　37, 39
非特異的免疫　124
ヒト白血球抗原　97
ヒト免疫不全ウイルス感染　124
被囊性腹膜硬化症　72
皮膚筋炎　118
び漫性甲状腺腫　87
ヒュー・ジョーンズの分類　54
ヒョレア　135
ヒラメ静脈　105
ビリルビン　113
ピルビン酸　76
貧血　36, 96
頻脈性不整脈　27

ふ

ファーター乳頭　110
ファロー四徴症　37, 38, 39, 40
ファンコニ貧血　97, 100
不安障害　128
不安定狭心症　10, 11
フィブリノゲン　95
フィブリン　95
フィブリン血栓　105
フェニルアラニン　90
フェリチン　96
フェリプレシン　8
不応性貧血　98
フォン・ヴィレブランド因子　100, 101
フォン・ヴィレブランド病　100, 101

フォンタン手術　40
負荷心電図　12
副交感神経　2
副甲状腺　86
副甲状腺ホルモン　86
複視　137
副腎クリーゼ　91
副腎髄質　4, 90
副腎皮質　3, 4, 90
副腎皮質機能低下症　91
副腎皮質刺激ホルモン　91
腹水　17
副伝導路　25, 27, 30
腹部大動脈　32
腹壁静脈瘤　111
腹膜透析　72, 73
不顕性感染　112
不整脈　26
ブドウ糖　76, 77, 78, 79, 81
舞踏様運動　135
部分発作　130
ブラッドアクセス　73
ブラロック・タウシグ手術　40
プランマー病　87
フリーフロート血栓　105
プルキンエ線維　25
フローボリュームカーブ　48
プロテインC欠損症　106
プロテインS欠損症　106
プロトロンビン時間　95, 102
プロトロンビン時間国際標準比　95

へ

平均赤血球容積　96
閉塞性換気障害　48
閉塞性動脈硬化症　82, 104
ペーシングモード　30
ペースメーカー植込み　29
ベーチェット病　118, 121
ヘーリング・ブロイエル反射　46
ヘパリン　74, 95, 104
ヘモグロビン　36, 47, 79, 94, 96
ヘリコバクター・ピロリ菌感染　114
ヘルパーT細胞　124
ヘルプ症候群　144

ほ

放散痛　11
房室回帰性頻拍　27
房室結節　27
房室結節リエントリー性頻拍　27
房室中隔欠損症　37
房室ブロック　26
房室弁　20
放射性ヨード療法　87
紡錘状大動脈瘤　33

乏尿　71
ボウマン嚢　68
ボーン・ウィリアムズ分類　29
母子免疫　142
補体　124
ボタロー管開存症　37
ボタン穴変形　119
ホルター心電図　12
ホルター心電図検査　21
本態性高血圧　4

ま

膜性腎症　69
膜性増殖性系球体腎炎　69
膜様部　46
マクロファージ　94, 124
末梢血管抵抗　2
慢性肝炎　112
慢性気管支炎　48, 53
慢性甲状腺炎　88, 122
慢性骨髄単球性白血病　98
慢性糸球体腎炎　69, 74
慢性腎臓病　6, 70
慢性心不全　17
慢性膵炎　114
慢性肺気腫　48, 53, 54
慢性閉塞性肺疾患　50, 53

み

ミオクロニー発作　130
ミオパチー　139
ミオパチー顔貌　139
右-左シャント　38
ミトコンドリア　76, 77
ミネラルコルチコイド　90
未分画ヘパリン　106

む

無効造血　97
無酸素発作　39
無症候性心筋梗塞　11
無症候性脳血管障害　59
無症候性脳梗塞　59, 63
ムスカリン受容体　2
無痛性甲状腺炎　87
無痛性心筋梗塞　11
無尿　71
無フィブリノゲン血症　100

め

メイズ手術　23
迷走神経　2
メタボリックシンドローム　70, 84
メドゥーサの頭　111
メトトレキサート　97
メルゼブルク三徴　87

免疫性神経疾患　134
免疫不全　124
免疫抑制剤　73
メンデルの法則　102

も

網状赤血球　94
網膜剝離　82
網膜ぶどう膜炎　121
網脈絡膜炎　121
モービッツⅠ型　26
モービッツⅡ型　26
モルヒネ　14
門脈　111
門脈圧亢進症　114

や

薬剤溶出性ステント　14
薬物依存症　131
薬物性肝障害　112
薬物中毒　131
　　急性中毒　131
　　慢性中毒　131
薬物動態　146
薬物乱用　131

ゆ

有髄神経線維　136

よ

溶血性貧血　96, 97
葉酸　94, 97
葉酸欠乏　97
葉酸代謝拮抗薬　97
陽性症状　127
洋なし型肥満　84

ら

ラウン分類　27
ラクナ梗塞　63, 104, 129

り

リウマチ因子　118
リウマチ性疾患　118
リウマチ熱　20, 118
リウマチ反応　119
リウマトイド因子　119
リウマトイド結節　119
リザーバー付酸素マスク　55
利尿薬　7
リモデリング　49
流行性嘔吐下痢症　114
流産　144
両大血管右室起始症　37
緑内障　82
りんご型肥満　84

る

ループス腎炎　120
ループス腸炎　120

れ

レイノー現象　120, 122
レシピエント　73
レニン・アンギオテンシン・アルドステロン系　3
レニン・アンギオテンシン系　3, 71
レノックス・ガストー症候群　130
レノックス症候群　130
攣縮発作　130

ろ

老化　143
労作性狭心症　10, 11, 12
老人斑　129
ロタウイルス　114

わ

ワルファリン　14, 23, 31, 65, 74, 95, 104, 107

欧文索引

A
ACE　3
ACE 阻害薬　7
ACh　134
AChE　134
ACR/EULAR 分類基準（2010）　119
ACTH　91
AED　30
ALB　113
ALP　113
ALT　113
APTT　95, 102
ARB　7, 18, 23, 72
AST　113
ATP　76
A 型肝炎　112

B
BG 薬　83
BNP　18
B 型肝炎　112
B 細胞　94, 124

C
CABG　12
CCS 分類　11
ChE　113
Child-Pugh 分類　113
CKD　6, 70
CKD 病期分類　70
COPD　50, 53, 54, 55
COPD 病期分類　54
COX-2 選択的阻害薬　115
CYP450 酵素系　146
C 型肝炎　112

D
DES　14
DIC　100
DOPA　90
DPP-4 阻害薬　83
DSM-Ⅳ分類　128
D 型肝炎　112

E
eGFR　68
ejection fraction（EF）　16
E 型肝炎　112

F
FCV　47
FEV$_1$　47
FEV$_1$%　47

G
GLUT4　76, 78
GOT　113
GPT　113

H
H$_2$ブロッカー　115
HbA1c　79
HIV 感染　124
HLA　97

I
ICD　18, 30, 43
ICG15 分停滞率　113
IgA 腎症　69
ITP　101

L
LDH　113

M
MCV　96
MRI　18

N
NK 細胞　124
NMDA 受容体拮抗薬　129
NPPV　55
NSAIDs　49, 52, 114
NSAIDs 潰瘍　114, 115
NT-proBNP　18
NYHA 心機能分類　17

O
OGTT　79

P
PCPS　106
PDE Ⅲ阻害薬　18
PLT　113
PT　95, 102
PT%　95
PTCA　12, 14
PTCR　14
PTSD　128

Q
QT 延長症候群　29

R
R on T 現象　27
RV　47

S
SLE　120
SU 薬　83

T
T3　86
T4　86
T-Bil　113
TCA 回路　76
TIA　64
TP　113
t-PA　64, 104, 106
TRH　86
TSH　86
TTP　101
T 細胞　94, 124

V
VC　47

W
WPW 症候群　27, 30

＊
α-グルコシダーゼ阻害薬　83
α 作用　2
β$_2$刺激薬　51
β アミロイドタンパク　129
β 細胞　77, 78
β 作用　2
β 遮断薬　7, 14, 29
β-ヒドロキシ酪酸　77
γ-GTP　113
% VC　47
%肺活量　47, 48
1 秒率　47, 48, 50, 54
1 秒量　47, 48, 50, 54
1 型糖尿病　78, 80
2 型糖尿病　78, 80
24 時間心電図検査　21
5 つの P　104
Ⅰ型呼吸不全　55
Ⅱ型呼吸不全　55

著者略歴

高杉　嘉弘　（たかすぎ　よしひろ）
歯学博士，日本歯科麻酔学会認定医，専門医

1978年　日本歯科大学歯学部卒業
1986年　日本歯科大学歯学部歯科麻酔学教室講師
2001年　近畿大学医学部麻酔科学講座講師
　　　　現在に至る

著書
歯科診療で知っておきたい疼痛管理と全身管理の基本（学建書院）
歯科診療で知っておきたい全身管理の知識と対応（学建書院）
歯科麻酔学サイドリーダー（学建書院）
歯科臨床医のための疼痛管理と全身管理の基本（学建書院）
日常臨床における全身管理の指針（住友雅人　共著）（デンタルフォーラム）
歯科麻酔マニュアル（東理十三雄　編）（南山堂）
有病者・高齢者歯科治療マニュアル（上田　裕　ほか編）（医歯薬出版）
臨床研修医のための鎮痛・鎮痛薬ハンドブック（奥田隆彦　ほか編）（真興交易）
最新ラリンジアルマスク（安本和正　編）（克誠堂出版）
麻酔実践テキスト（武田純三　ほか編）（南江堂）
手術に欠かせない臨床麻酔のスキル（古賀義久　編）（真興交易）ほか多数

Advanced Side Reader
おさえておきたい全身疾患のポイント

2014年7月1日　第1版第1刷発行

著　者　高杉　嘉弘
発行者　木村　勝子
発行所　株式会社 学建書院
〒113-0033　東京都文京区本郷2-13-13　本郷七番館1F
TEL (03) 3816-3888
FAX (03) 3814-6679
http://www.gakkenshoin.co.jp
印刷製本　三報社印刷㈱

Ⓒ Yoshihiro Takasugi, 2014 [検印廃止]

JCOPY 〈㈳出版者著作権管理機構 委託出版物〉
本書の無断複写は著作権法上での例外を除き禁じられています．複写される場合は，そのつど事前に，㈳出版者著作権管理機構（電話 03-3513-6969，FAX 03-3513-6979）の許諾を得てください．

ISBN978-4-7624-0692-8

★ 好評発売中 ★

A5判 カラー

近畿大学医学部麻酔科学講座講師
日本歯科麻酔学会専門医
高杉嘉弘

歯科診療で知っておきたい 全身疾患の知識と対応

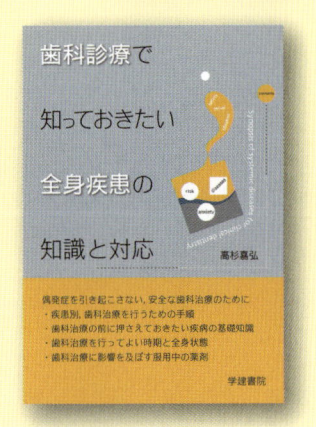

426頁 / 定価(本体9,000円＋税) / ISBN978-4-7624-0680-5（2013.1/1-1）

- 全身疾患患者の歯科治療のためのガイドブック
- 知っておきたい患者管理のポイントと疾患の基礎知識

偶発症を引き起こさない，安全な歯科治療のために歯科臨床で出会う全身疾患患者への対応法，疾患についての知識，さらに疾患に関わる話題について，新しいエビデンス，ガイドラインとともに解説．

- 疾患別，歯科治療を行うための手順
- 歯科治療の前に押さえておきたい疾病の基礎知識
- 歯科治療を行ってよい時期と全身状態
- 歯科治療に影響を及ぼす服用中の薬剤

主要目次

1 モニタリングの基本
- モニタリングの基本

2 循環器疾患
- 高血圧患者への対応
- 虚血性心疾患患者への対応
- 不整脈をもつ患者への対応
- 心臓弁膜症患者への対応
- 大動脈解離・大動脈瘤患者への対応
- 心筋症患者への対応
- 成人先天性心疾患患者への対応

3 代謝・内分泌疾患
- 糖尿病患者への対応
- 甲状腺疾患患者への対応

4 血液疾患・凝固異常
- 血栓性疾患患者への対応
- 貧血患者への対応
- 血小板減少症患者への対応

5 精神疾患
- 精神疾患患者への対応
- てんかん患者への対応

6 呼吸器疾患
- 慢性閉塞性肺疾患（COPD）患者への対応
- 気管支喘息患者への対応

7 骨格・結合組織疾患
- 膠原病患者への対応

8 腎疾患
- 腎不全患者への対応

9 脳血管障害・神経疾患
- 脳卒中患者への対応
- 神経・筋疾患患者への対応

10 近位伝達麻酔法
- 偶発症を起こさない近位伝達
- 対診書の書き方

歯科診療で知っておきたい 疼痛管理と全身管理の基本

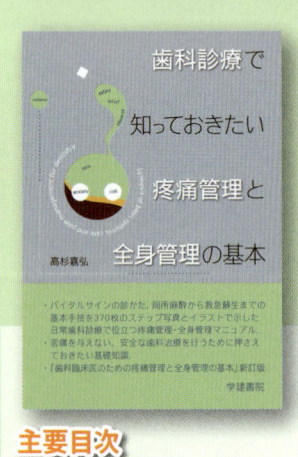

146頁 / 定価(本体4,500円＋税) / ISBN978-4-7624-0683-6（2013.6/1-1）

バイタルサインの診かた，局所麻酔から救急蘇生までの基本手技を370枚のステップ写真とイラストで示したマニュアル書

- 苦痛を与えない，安全な歯科治療を行うためにおさえておきたい基礎知識．
- 日常歯科診療で役立つ疼痛管理・全身管理のノウハウをまとめた実践書．
- 「歯科臨床医のための疼痛管理と全身管理の基本」新訂版．

主要目次

1 バイタルサインの診かた
- 脈拍の診かた
- 血圧測定
- 呼吸状態の把握
- 心電図
- 胸部の聴診
- 意識レベルの評価

2 静脈路の確保
- 穿刺しやすい静脈
- 点滴の準備
- 静脈確保
- 静脈注射
- 注射針による静脈確保
- 翼状針による静脈確保
- 筋肉注射

3 局所麻酔
- 歯科用局所麻酔薬と注射用器具
- 表面麻酔
- 浸潤麻酔
- 歯根膜内麻酔と周囲浸潤麻酔
- 伝達麻酔
- 下歯槽神経伝達麻酔にかかわる解剖
- 下顎孔伝達麻酔の実際
- 下顎孔伝達麻酔の問題点
- 下歯槽神経近位伝達麻酔法
- 後上歯槽枝伝達麻酔

4 精神鎮静法
- 笑気吸入鎮静法の準備
- 笑気吸入鎮静法の実際
- 静脈内鎮静法
- 静脈内鎮静法の実際

5 ペインクリニック
- 三叉神経痛
- 三叉神経麻痺
- 顔面神経麻痺

6 歯科治療が関与する全身的合併症
- 神経性ショック
- 血管収縮薬に対する過敏症
- アナフィラキシー
- 過換気症候群
- 局所麻酔薬中毒

7 救急蘇生
- 一次救命処置（BLS）
- 気道異物の除去
- 用手による気道の確保
- エアウェイによる気道の確保
- 人工呼吸
- 心臓マッサージ（胸骨圧迫）
- 自動体外式除細動器（AED）
- 二次救命処置（ALS）
- 歯科診療室に常備すべき救急薬